LA CONTAGION

DU

CHOLÉRA-MORBUS

DE L'INDE.

GRENOBLE, IMPRIMERIE DE L. VIALLET, PLACE NEUVE.

LA CONTAGION

DU

CHOLÉRA-MORBUS

DE L'INDE

DÉNONCÉE ET DÉMONTRÉE PAR LES FAITS ET LE RAISONNEMENT,

OU

OPINION D'UN MÉDECIN DE PROVINCE

SUR LA NATURE DE CETTE MALADIE,
SUR LES MOYENS D'EN RÉPRIMER PROMPTEMENT LE COURS
PAR DE NOUVELLES MESURES PRÉVENTIVES
DANS TOUTES LES CONTRÉES OU ELLE A FAIT IRRUPTION,
ET D'EN PRÉSERVER LES POPULATIONS QUI EN SONT ENCORE VIERGES,
AVEC L'INDICATION DES MOYENS CURATIFS
LES PLUS RATIONNELS ET LES PLUS EXPÉRIMENTÉS
POUR COMBATTRE LA MALADIE ELLE-MÊME;

Ouvrage dans lequel on traite à fond la question si controversée de la contagion miasmatique, et dans lequel on signale les écueils sur lesquels ont pris naissance les erreurs des anti-contagionistes.

PAR F. BILLEREY,

Docteur en médecine de la Faculté de Paris,
Médecin en chef de l'hôpital civil et militaire de Grenoble,
Professeur de médecine clinique à l'école secondaire de la même ville,
Inspecteur des eaux minérales du département de l'Isère,
Membre de l'Intendance sanitaire de Grenoble.

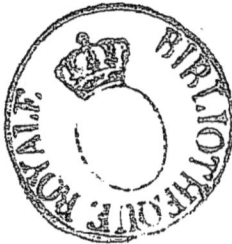

Opinionum commenta delet dies naturæ judicia confirmat.
Cic. de Natura deorum.

GRENOBLE,

CHEZ PRUDHOMME, LIBRAIRE, RUE LAFAYETTE.

1832.

LA CONTAGION

DU

CHOLÉRA-MORBUS

DE L'INDE.

CHAPITRE PREMIER.

INTRODUCTION.

Causes qui ont motivé la composition et la publication
de cet écrit. Erreur des anti-contagionistes et influence
funeste qu'a exercée cette erreur sur les gouvernemens
occidentaux de l'Europe, entre autres l'Angleterre et la
France.

Lorsqu'on voit, au milieu des lumières du dix-
neuvième siècle, un grand fléau, une maladie
évidemment pestilentielle, partie des bords du
Gange, à plus de quinze cents lieues du pays que
nous habitons, se répandre comme un torrent
dévastateur sur nos intéressantes populations
européennes, et pénétrer sans obstacles dans le
sein de nos plus brillantes cités, dans le cœur
des métropoles de l'Europe, comme au temps
des ténèbres et de l'ignorance; lorsqu'on observe

ensuite les funestes effets de ce venin délétère, et qu'on est témoin des efforts insuffisans de l'art, de la diversité, de l'incertitude, nous dirons même de la contradiction des moyens employés pour combattre et détruire les funestes effets de ce poison, on ne peut s'empêcher de gémir sur l'aveugle fatalité qui préside à nos destinées.

C'est dans ces cas de flagrante calamité publique, que l'humanité entière réclame du médecin éclairé et consciencieux le tribut de ses lumières, de son expérience et de ses méditations, en même temps que l'expression franche de son opinion sur la nature du mal dont elle est victime, et sur les moyens d'y remédier, soit en arrêtant ou en bornant le cours du fléau, soit en fournissant les secours les plus efficaces pour atténuer ses ravages.

Ces puissantes considérations seules, et non tout autre sentiment, m'ont fait éprouver le besoin de prendre la plume pour grossir encore d'une brochure les nombreux écrits qui ont été déjà publiés et qu'on publie journellement sur le choléra-morbus de l'Inde.

L'objet de celui-ci est, au surplus, de ramener l'attention sur la question, beaucoup trop abandonnée, de savoir si la maladie est le résultat d'un venin contagieux, ou bien, comme on semble le croire généralement aujourd'hui, le résultat d'une prétendue cause occulte de nature épidémique existante dans l'air atmosphérique.

Quant à moi, encore, pour quelques jours peut-être, éloigné du théâtre de la maladie, je n'ai pas eu jusqu'ici le triste avantage de l'observer dans l'agonie de ses victimes; mais je n'en ai pas moins mon opinion arrêtée sur sa nature, et c'est là le point capital du problème qu'il importe de résoudre dans cette grave occurrence.

En conséquence, plein de mon sujet et de ma conviction, par la lecture de tout ce qui a été publié jusqu'à ce jour et par une longue habitude de l'observation et de la méditation, je vais d'abord rappeler sommairement les notions convenables et nécessaires au lecteur, pour bien juger la question dont il s'agit. Je résumerai ensuite, avec exactitude, tout ce que l'on sait de cette affreuse maladie, me dispensant, par défaut de temps qui me presse, et aussi pour ne pas distraire le lecteur, de rappeler trop fréquemment les textes où j'ai puisé ma conviction, ainsi que de trop multiplier les citations; je n'emprunterai des auteurs que les faits qui seront susceptibles d'éclairer ce point culminant d'une aussi importante discussion (1).

(1) Tous ces documens seront principalement puisés dans le rapport de la commission de l'Académie royale

L'opinion que je vais professer est, je ne crains pas de l'avouer d'avance, toute en faveur de la contagion. Je vais plus loin, et j'ajouterai que je ne pourrais concevoir qu'il y eût encore des médecins de bonne foi qui puissent s'obstiner dans une opinion contraire, si je ne savais pas l'empire qu'exerce souvent sur les meilleurs esprits une idée préconçue ou des idées théoriques adoptées comme des articles de foi.

Attaquer et déraciner par des preuves irréfragables et par l'éloquence des faits l'opinion systématique de la non contagion, qui, bien que pouvant invoquer en sa faveur des faits bien observés, en a malheureusement tiré des inductions fausses ou erronées et des argumens plus spécieux que solides; ramener, s'il se peut, tous les médecins sous le giron salutaire de la vérité et éclairer enfin l'autorité sur l'usage qu'elle doit faire de son pouvoir et des moyens hygiéniques qui sont de sa compétence, tel est le but de mes efforts.

Je sais qu'en m'élevant contre le système généralement adopté aujourd'hui en France et en Angleterre, mon ouvrage pourra avoir le sort de la voix qui crie dans le désert, que je pour-

de médecine, qui les a admirablement analysés et concentrés.

rai, nouvelle Cassandre, dire la vérité, avec le malheur de ne pas être écouté; mais je sais aussi qu'en faisant connaître à mes confrères mes motifs de conviction avec bonne foi, et en parlant le langage de la raison aux hommes de toutes les classes de la société, je ne dois pas désespérer d'être entendu et compris.

C'est cette pensée qui soutient mon courage et me fait surmonter toutes les répugnances d'entrer dans une lice entièrement occupée par les partisans du système que j'attaque. Dans tous les cas, ma conscience me dit que j'aurai rempli un devoir sacré.

On me blâmera peut-être, puisque le choléra a envahi notre pays et qu'il a établi son domicile pestilentiel et son principal foyer dans la capitale de la France, de soulever si tardivement la grave question de sa contagion, qui, constatée, ne peut plus avoir d'autres résultats que de répandre une terreur funeste et d'étouffer en outre tous les sentimens généreux d'humanité qui nous portent à voler au secours de nos semblables, pour leur substituer la froide impassibilité de l'égoïsme qui concentre toutes nos sollicitudes vers l'unique objet de notre propre conservation individuelle.

Toutes ces réflexions je n'ai pas manqué de les faire, mais je déclare qu'elles ont été tout-

à-fait sans poids pour arrêter ma détermination ;
voici mes raisons qui, je l'espère, seront goûtées
de toutes les personnes de bon sens et amies de
l'humanité.

1° On a beaucoup trop exagéré les effets de
la peur dans les épidémies de maladies contagieuses en leur attribuant des effets pires que le
mal même et dont l'action pouvait aller jusqu'à
produire la maladie redoutée, ou du moins y disposer singulièrement. Les anti-contagionistes, à
la tête desquels il faut placer le docteur Lassis,
nous ont fait là-dessus le tableau le plus effrayant,
y puisant un argument tout-à-fait favorable à
leur système, et duquel il résulterait, selon eux,
que toutes les mesures hygiéniques de la police
ne pouvant point arrêter les progrès d'une maladie qui n'est contagieuse que dans l'imagination, doivent nécessairement semer l'alarme et
répandre ainsi, en terrifiant, l'élément le plus
dangereux de la propagation du mal, les passions débilitantes.

Je réponds à toutes ces assertions, qui ne sont
qu'un abus du raisonnement, avec lesquelles on
peut bien faire illusion aux gens du monde qui
adoptent comme monnaie courante tout ce qui
leur présente quelque degré spécieux d'intérêt,
je réponds, dis-je, que tout ce prétendu épou-
vantail, auquel on attribue tant de puissance

comme élément de causalité dans les maladies épidémiques n'est qu'un fantôme de l'erreur, que les faits seuls dissipent victorieusement dans toutes les occasions; car, outre qu'il est absurde de penser que la crainte d'une maladie épidémique spéciale puisse donner lieu à cette maladie, ou même y disposer, nous pouvons invoquer l'état actuel des esprits en France; bien qu'ils soient ter- rifiés par l'invasion du choléra à Paris, d'où l'on s'attend à chaque instant à le recevoir, personne néanmoins de ceux qui sont hors du foyer de l'infection n'en a encore reçu les atteintes et n'a même contracté aucune indisposition par l'effet de la peur. Cette circonstance d'ailleurs n'est ici que la répétition exacte de tout ce qu'on a vu dans tous les cas semblables; la source véritable du mal n'est pas là, et un individu isolé de l'in- fection aura beau être frappé de terreur nuit et jour, à coup sûr il ne contractera pas la maladie qui lui fait peur.

2° On objecte que la révélation de la nature contagieuse d'une maladie peut avoir pour fu- neste et incalculable conséquence de rompre tous les liens sociaux, d'écarter, en cas d'explosion de la maladie chez un individu, tous les soins qu'il a le droit d'attendre de ses proches, de ses ser- viteurs, voire même ceux de la pitié et de la charité.

Je réponds à cet argument qu'il est encore moins fondé que le précédent, et qu'il l'est d'autant moins qu'il est en contradiction complète avec la nature de l'homme, avec son organisation, ses mœurs, ses penchans et tous les sentimens généreux qui l'élèvent, au milieu des dangers, comme l'image de la divinité sur la terre.

Qui n'a pas vu le spectacle attendrissant de ces scènes souvent tumultueuses, mais toujours admirables, déterminées par un sentiment généreux d'abnégation, qui ont lieu à l'occasion de l'imminence de quelques désastres publics ou privés, tels qu'un incendie ou une inondation? Contemplez de sang-froid, si vous le pouvez, ce tableau pathétique où l'homme se dispute le premier rang du danger, où il se rue sans réserve au poste le plus périlleux, au risque d'y perdre la vie, où il se jette à l'eau pour arracher aux flots un malheureux qui se noie, et au milieu des flammes pour en soustraire celui qui va en être infailliblement la proie? rien ne le détourne, rien ne l'arrête dans sa détermination, il oublie jusqu'au sentiment de sa propre conservation pour celle de son semblable. Soyez témoin de cet entraînement qui subjugue la volonté, et si vous y restez étranger je vous plains, il y a plus, je sais de quelle épithète on a le droit de vous qualifier. On peut en dire autant du guerrier coura-

geux qui vole au combat sans hésiter, quelquefois en regard d'une mort certaine, et toujours
avec la chance de perdre la vie.

Eh bien! telle serait la position des hommes
les uns à l'égard des autres, dans le cas où il n'y
aurait qu'à choisir entre le péril de la vie et le
besoin de se secourir mutuellement dans les ravages d'une épidémie contagieuse. Telle était la
position des anciens médecins qui donnaient leurs
soins aux pestiférés, bien qu'ils ne doutassent pas
de la contagion à laquelle ils n'avaient aucun
moyen de se soustraire, dépourvus qu'ils étaient
des agens de désinfection dont nous ont enrichis
les découvertes modernes; ils n'en remplissaient
pas moins avec zèle et dévouement le devoir pénible et sacré de leur ministère.

Mais, grâce aux moyens infaillibles dont
l'homme est parvenu à se faire aujourd'hui un
bouclier contre les atteintes de la contagion, il
n'y a plus même de vertu à la braver, par conséquent, il n'y a plus d'imprudence et encore
moins de péril à la dénoncer. Je dis mieux, cette
dénonciation devient un devoir, une obligation,
une nécessité pour l'homme de l'art, véritable
sentinelle de l'humanité en pareil cas. Ainsi, ô
vous tous, mes confrères, qui croyez comme moi
à la contagion, embouchez à mon exemple la
trompette de la vérité, et arrachez ainsi par vos

avertissemens salutaires à la faulx de la mort, ou
au moins aux angoisses et aux douleurs de la maladie, les nombreuses victimes que l'opinion de
l'anti-contagion y condamne, en les laissant, ou
plutôt en les plongeant dans une sécurité perfide
qui les livre sans armes et sans défense aux coups
de la contagion, au milieu de l'exercice de la
bienfaisance !

Et vous qui affectez de ne pas croire à cette
doctrine de salut, à cette foi de nos devanciers,
à ce symbole dicté par l'expérience, je vous le
demande, pourquoi, puisqu'il n'y a aucune contagion à craindre en approchant des cholériques,
vous lotionnez-vous avec tant de soin et de précaution de liqueurs chlorurées? pourquoi remplis-
sez-vous de vapeurs de chlore les salles et les
appartemens où vous allez les visiter? pourquoi?
c'est parce que vos actes et votre pensée ne sont
pas dans un accord parfait avec vos paroles.
Vous avez été égarés par de trompeuses appa-
rences, par des observations superficielles, de
perfides anomalies, nous aimons à le croire, et
vous êtes partis sans doute de cette fausse base
pour faire relâcher l'autorité de la rigueur de ses
mesures préventives, mais la nature n'a pas
tardé à donner un démenti à toutes vos théories
spéculatives et la vérité est restée debout au milieu de la fluctuation de vos opinions vacillantes.

*Opinionum commenta delet dies naturæ judi-
cia confirmat.*

Alors pourquoi ne pas revenir franchement
d'une erreur qui n'a rien de répréhensible, qui
n'a même rien que de louable dans l'intention?
pourquoi enfin ne pas ouvrir les yeux et ne pas
éclairer tout le monde, et surtout les agens du
pouvoir, sur cette fausse route? les savans les
plus recommandables, les hommes qui ont le plus
versé de lumières sur nos connaissances les plus
utiles ou les plus relevées ont aussi, bien souvent,
embrassé des chimères pour des faits positifs,
caressé des erreurs dont le temps et les progrès
de l'esprit humain ont fait justice; pourquoi vous-
mêmes, en face de la vérité, attendriez-vous encore
ses terribles leçons? elles ne sont déjà que trop
expressives. Pourquoi ne feriez-vous pas une ré-
tractation solennelle d'une hérésie qui ne peut
porter aucune atteinte à vos talens, parce qu'elle
n'est que le résultat d'une induction trop légèrement hasardée de faits inconstans. Oh! je n'en
doute pas, il n'y aura bientôt plus en France et,
je ne crains pas de le dire, dans tout le monde
civilisé, qu'une seule opinion sur la nature de la
peste du Levant, de la fièvre jaune et du choléra
de l'Inde, savoir, que ces trois espèces de maladies, si meurtrières pour l'humanité, sont le plus
souvent simplement endémiques, mais aussi quel-

quefois voracement contagieuses, ainsi que j'espère pouvoir le démontrer plus bas.

Mais, avant d'aborder cette haute question d'hygiène et d'intérêt public, je ferai encore une observation pour dissiper les craintes mal fondées des hommes méticuleux qui, sans réfléchir, redoutent les funestes effets de la proclamation de la contagion du choléra. Je leur dirai, sous forme de dilemme : Le choléra est, de deux choses l'une, ou épidémique ou contagieux. Or, si nous nous entendons bien sur le sens des mots, une maladie épidémique est une affection qui se répand à la fois ou successivement sur un grand nombre d'habitans d'une contrée, et, comme elle procède d'une cause générale, inhérente aux qualités, ou aux altérations de l'air atmosphérique, la crainte d'être frappé par cette cause au-dessus de tous les efforts humains doit être bien plus grande que celle inspirée par la crainte de la contagion, dont il est si facile aujourd'hui de se garantir. Il est difficile de ne pas se rendre à un raisonnement aussi concluant. En voilà bien assez, j'espère, pour justifier mon entreprise aux yeux de tous les amis de l'humanité. J'aborde donc la matière sans crainte, mais non sans défiance de mes propres forces, en réclamant toutefois l'indulgence du public pour un travail aussi précipité, susceptible sans doute d'une bien plus grande perfection, avec l'aide du temps qui me manque, et surtout entre les mains d'un plus habile architecte. Mais, si je dis la vérité, on la reconnaîtra toujours assez à ses traits caractéristiques, qui n'ont pas besoin d'ornemens; et si je suis dans l'erreur, toutes les ressources de l'éloquence, tous les charmes du style ne sauraient la travestir aux yeux des juges éclairés qui vont me lire. Tout ce que je puis attester, c'est que j'écris dans la plus sincère bonne foi, et tout ce que je désire, c'est que je sois assez heureux pour que mon opinion soit pesée, examinée et même, au besoin, expérimentée *avec une sévère impartialité.* Dans une position aussi critique que celle où se trouve la France, c'est là l'unique but de mon ambition. Je sollicite donc toute l'attention du lecteur, car il s'agit d'un des plus grands intérêts de l'humanité.

CHAPITRE II.

Classification naturelle des maladies sous le rapport de leurs causes. Distinctions établies par les médecins entre les maladies, relativement à leur existence dans les populations, isolée ou multiple, générale ou locale, en sporadiques, épidémiques et endémiques. Les maladies épidémiques peuvent devenir contagieuses. Comment et dans quelles circonstances cela arrive. Elles prennent alors le nom de typhus, fièvres typhodes. Certaines maladies, habituellement endémiques, la peste orientale, la fièvre jaune, le choléra de l'Inde, deviennent aussi, dans quelques circonstances, contagieuses. L'observation de ces faits disparates, considérés isolément, a servi de fondement à l'opinion des anti-contagionistes, qui s'y trouvaient d'ailleurs disposés par les principes de l'école physiologique. Discussion à ce sujet préparatoire à la doctrine de la contagion.

§ 1er.

TOUTES les causes de maladies, réduites par l'analyse à leurs plus simples expressions, bornent leurs effets à quatre modes d'action sur l'économie animale, savoir :

1° Ou nous en apportons le germe en venant au monde, et l'on peut embrasser toutes les ma-

ladies dues à cette cause dans une classe que je
nomme maladies *congénées*, dans laquelle sont
rangées, dans un ordre particulier, toutes les
affections héréditaires.

2º Ou bien le principe du mal est un agent
chimique venant du dehors et s'introduisant par
les portes qui lui sont ouvertes à la surface de
notre corps. Je classe et désigne toutes les maladies produites par cette cause sous le nom de
toxicogénées, *engendrées par un poison*, classe
intéressante et nombreuse, qui se sous-divise naturellement en plusieurs ordres très-distincts.

3º Ou bien cette cause est un agent-physique
extérieur qui agit en modifiant notre organisme,
en troublant surtout les sécrétions et les excrétions destinées à entretenir l'équilibre ou la statique du corps, etc.; ainsi agissent les anomalies
des qualités physiques de l'atmosphère, pesanteur,
température, sécheresse, humidité; les vicissitudes de ces qualités, saisons, vents, etc.; les affections morales, les passions de toutes espèces.
Comme le résultat de toutes ces causes variées,
éloignées, est, en définitive, un trouble toujours
plus ou moins évident dans les sécrétions et excrétions, je classe les maladies qui en procèdent,
d'après leur cause prochaine, sous le nom d'*excrétogénées*. Dans ce cadre se rangent naturellement toutes les maladies épidémiques sans force

reproductive et toutes les sporadiques aiguës et chroniques.

4° Enfin, il est une quatrième classe de maladies dont la cause prochaine n'est pas toujours aussi facile à saisir dans son point de départ, mais dont les résultats évidens ne laissent néanmoins aucun doute sur leur nature ; ce sont les maladies organiques locales qui attaquent nos tissus. Dans ces cas, il y a toujours trouble ou aberration dans la nutrition et l'acte d'assimilation ; de là, les hypertrophies et les atrophies essentielles, les altérations de tissus, squirrhes, cancers, dégénérescences de toutes espèces, formation de tissus ayant leur analogue dans l'économie, ossifications, cartilaginations, lipômes, kystes, etc., ou d'une nature spéciale, mélanose, cirrhose, hématoses, tubercules, etc. Je désigne cette classe sous la dénomination de maladies *nutritogénées*.

Cette méthode de classification est celle que je suis dans mes cours théorique et clinique à l'hôpital de Grenoble. Outre qu'elle a l'avantage immense de lier dans l'esprit la maladie avec sa cause et de fournir aussitôt à l'esprit les indications curatives rationnelles, principal avantage qu'on puisse se promettre d'une méthode nosologique, dont le but doit être surtout d'appeler l'attention de l'étudiant et même du praticien du côté du traitement, cette classification, dis-je, que j'appelle éthiologique, est tellement dans la nature des choses que, dans son application, elle offre le cadre naturel le plus complet qui soit connu jusqu'à ce jour, dans lequel viennent se ranger admirablement, et sans efforts, toutes les affections morbides de la pathologie interne (1).

Je n'en fais mention ici que pour donner la preuve que mon esprit, soigneusement renfermé dans les bornes tracées par l'observation, ne s'est jamais écarté de cette marche rigoureuse, qui peut seule conduire la médecine à son apogée, c'est-à-dire au plus haut point de perfection et d'utilité auquel elle puisse prétendre. Ainsi, quoique depuis plusieurs années une secte nouvelle, partant de l'observation des maladies chirurgicales ou locales, chez lesquelles la fièvre n'est jamais que consécutive à l'irritation ou à l'inflammation survenue dans la partie malade, se refuse à reconnaître des fièvres primitives, les considérant toutes comme symptomatiques, bien qu'elle n'ait aucune preuve de ce fait que la fausse analogie des maladies chirurgicales, je n'ai jamais pu adopter cette doctrine tout-à-fait contraire à l'observation ; par la

(1) Voyez, à la fin de cet écrit, le cadre nosologique qui sert de fondement à ma doctrine médicale.

raison que le mécanisme des maladies internes,
les désordres dont elles sont l'expression, sont
tout-à-fait l'inverse de ce qui a lieu dans les maladies chirurgicales; car, dans les premières,
loin que la fièvre ne soit que l'effet d'une irritation locale imaginaire, elle est au contraire
presque toujours un phénomène primitif qui naît
de la présence dans le torrent de la circulation
ou d'un principe retenu qui devait être évacué,
ou d'un principe plus ou moins nuisible qui s'est
introduit furtivement dans le torrent de nos liquides. Or, comme ces deux principes, quelle que
soit leur nature, sont des ennemis incompatibles
avec notre existence, la nature réagit aussitôt
pour les expulser (1), et c'est cette réaction qui,
après avoir donné lieu au prodrome, allume ensuite la fièvre, excite le frisson, la chaleur et le
trouble général qui caractérise l'état fébrile, etc.

Tel est véritablement le mécanisme de toutes
les pyrexies internes. On voit, en effet, ici un
ordre de phénomènes entièrement opposé à celui
qui a lieu dans les affections chirurgicales; on
voit l'agent physique frapper, on apprécie à
l'instant la modification qui en résulte, l'acte qui

(1) Cette manière de voir est parfaitement conforme à
l'idée personnifiée des anciens, exprimée par les mots
d'*enormon* (Hipp.), *impetum faciens* (wan Helmont),
principe conservateur de tous les praticiens.

succède à celui-ci, par conséquent la cause prochaine ou matérielle d'une série de nouveaux
phénomènes qui ne sont plus ceux de la santé;
on voit en quelque sorte la mêche qui met le
feu au canon et l'explosion qui la suit.

Comme je n'écris pas seulement ici pour les
médecins, mais aussi pour tous les gens du
monde susceptibles de raisonnement et de comprendre le langage logique qui découle de l'observation des faits, il me paraît utile d'ajouter
encore quelques points lumineux de cette doctrine toute positive et étrangère à tout esprit de
système.

Ainsi, arrêtons bien d'abord cette idée vraie,
saisissable pour tous les esprits, parcequ'elle est
physique ou matérielle : toute maladie est l'effet
d'une cause à laquelle elle doit son origine, et
cette cause existe ou en dedans de nous, ce qui
comprend les deux classes de maladies mentionnées plus haut, *congénées* et *nutritogénées*, et,
quoique ici la cause soit plus difficile à déterminer dans ses élémens, il n'en est pas moins vrai
que la répétition continuelle des mêmes actes dans
des circonstances données suffit pour nous fournir
des moyens d'analyse à l'aide desquels si nous ne
pouvons préciser toujours exactement la cause
matérielle, nous pouvons du moins apprécier et
déterminer les effets variés de cette cause, de

manière à en écarter la confusion sans le secours
de la métaphysique qui, ne puisant ses matériaux
que dans les jeux de l'imagination et dans le
champ des hypothèses, ne peut que nous égarer.

Dans la classe des maladies toxicogénées, classe
qui se compose presque toute de spécialités, les
avantages de cette doctrine ressortent bien plus
encore, car ici tout est matériel, tout est saisissable par les sens, on voit en quelque sorte la
cause et ses effets, et toutes les maladies de cette
classe sont des séries d'actes subordonnés les uns
aux autres sous l'influence d'un agent spécial,
dont les effets ne peuvent être confondus avec
ceux d'un autre : ainsi, par exemple, un poison
ingéré par les voies digestives a son mode particulier d'action sur l'économie animale, et il suffit
d'en avoir une fois observé les ravages, pour qu'on
puisse *a priori* déterminer les altérations qu'il
doit produire dans l'économie, le même cas étant
donné ; il en est de même des gaz délétères introduits par l'appareil de la respiration. Quant aux
poisons ou principes vénéneux susceptibles de s'introduire dans l'économie animale par l'absorption
cutanée ou pulmonaire, ce qui est aussi un véritable empoisonnement, on sait que la gale engendre la gale, la variole donne lieu à la variole,
la rougeole produit la rougeole, etc., etc.

Enfin, la classe des maladies excrétogénées

ne diffère de la précédente que parce que le poison, ou plutôt le principe morbifère, au lieu de
venir du dehors est retenu au dedans de nous
par la cause qui, modifiant l'économie animale,
l'a empêché de sortir. Or, comme les matériaux
rejetés au dehors par voie de sécrétion et d'ex-
crétion procèdent de la décomposition molécu-
laire de nos organes, et qu'ils ne sont plus susceptibles d'être assimilés, il s'en suit que leur
retention dans le torrent de la circulation, à laquelle ils sont totalement devenus étrangers, porte
la perturbation dans celle-ci, et successivement
dans tout l'organisme qui semble à la fois réagir
contre cet ennemi de l'existence pour le rejeter
au dehors et se débarrasser ainsi de la souillure
de sa présence.

Au surplus, que le corps étranger nuisible à
l'économie animale nous vienne du dehors ou
procède d'un défaut d'évacuation du dedans, il
en résulte toujours, ainsi que je l'ai dit, un désordre morbide dû à la réaction du principe conservateur, et c'est ce désordre qui est exprimé
par les phénomènes fébriles, à moins toutefois
que le principe ingéré ou conservé soit tellement
délétère qu'il attaque à l'instant même le principe de la vie, et ne laisse pas à la nature le
temps de réagir. Tel est sans contredit le mode
d'action de l'acide hydrocianique et des fortes

doses des principes miasmatiques qui sont dégagés des corps des pestiférés ou des cholériques,
et qui, absorbés médiatement ou immédiatement
par un homme en santé, peuvent lui donner la
mort en quelques heures ou en quelques minutes,
avant que l'art puisse venir à son secours.

§ 2.

Ces principes fondamentaux étant posés, déter-
minons maintenant ce que l'on entend par maladies sporadiques, épidémiques, endémiques et
contagieuses. Il me paraît encore nécessaire, pour
porter la clarté dans la discussion, de poser ici
des lignes de démarcation bien tranchées entre
ces diverses maladies, sous le rapport de leurs
agens, attendu qu'il n'est pas rare de voir que
leur confusion soit une des causes principales de
l'obscurité qui règne dans les idées de la plupart
des gens du monde à l'occasion du choléra, et
que d'ailleurs elle est presque toujours une source
intarissable de controverse par les médecins.

On nomme *sporadiques* toutes les maladies
individuelles qui attaquent une personne qui a
été soumise à une cause qui lui est particulière,
et qui n'a agi que sur elle seule. Ainsi, par exemple, un individu étant en sueur s'est exposé imprudemment à un courant d'air frais, et aussitôt,

la suppression de la transpiration ayant eu lieu, il
en est résulté pour lui, ou une fièvre générale, ou
une phlegmasie locale, telle que angine, pneumonie, pleurésie, dyssenterie, rhumatisme, etc.;
un individu a eu un violent accès de colère, et
il en est résulté une attaque d'apoplexie; voilà
des exemples de maladies sporadiques. Toute
affection morbide isolée, produite par l'action
d'une cause qui n'a agi que sur un individu, est
donc une maladie sporadique.

On donne le nom d'*épidémie* à toutes les maladies qui attaquent à la fois un grand nombre
d'habitans d'une contrée plus ou moins étendue, et cela, sous certaines influences atmosphériques plus ou moins durables ou passagères.
Ainsi, un temps sec et chaud qui règne dans une
région d'une manière insolite et plus ou moins
continue, en modifiant l'organisme hors du cercle
de ses habitudes, peut disposer aux maladies inflammatoires et bilieuses (avec dépravation ou
altération de la bile), ce qui forme un premier
élément d'une cause épidémique; qu'on ajoute
actuellement à cet élément une autre qualité de
l'air atmosphérique venant se combiner avec lui,
comme, par exemple, l'existence de nuits fraî-
ches contrastant avec la chaleur du jour, il en
résultera aussitôt que les corps soumis par la
chaleur à une grande exhalation cutanée, étant

frappés par une différence sensible de température éprouveront bientôt une répercussion ou
plutôt une dérivation de cette fonction sur les
membranes muqueuses, de là des diarrhées, des
dyssenteries, des gastro-entérites et toutes les
affections catarrhales possibles : telles sont les
maladies qui règnent dans les étés chauds au
degré de latitude dans lequel nous vivons, ou
dans les pays chauds.

Une chaleur humide et continue dans l'atmosphère, produit un relâchement marqué dans tous
les solides, augmente pareillement l'exhalation
cutanée, occasionne une sorte d'apathie chez tous
les êtres organisés, voilà encore un nouvel élément de maladies épidémiques. Joignez-y l'apparition de quelque courant d'air frais, de vent du
nord régnant par intervalles, ce second élément
agira plus ou moins brusquement sur l'économie,
troublera ou diminuera l'abondance des sécrétions, et, en modifiant ainsi toutes les fonctions
vitales, déterminera l'explosion d'un très-grand
nombre de maladies presque toutes de nature inflammatoire, et cela toujours par suite du trouble
des sécrétions et des excrétions qui entretiennent
l'équilibre ou la statique du corps. Car, on a
beau dire, tous les corps organisés vivans ne sont
autre chose que des machines hydrauliques en
action, dont le principe moteur, au lieu d'être une

force mécanique, est le principe de la vie ; de sorte que pour que la machine ne se dérange pas il faut que la masse des liquides soit à peu près toujours la même : ainsi, par exemple, un individu chez lequel, à l'occasion d'une retention, d'une suppression de sécrétion, il se déclare une inflammation présente, à mon avis, le même phénomène que celui d'un canal ou d'un tuyau dont la capacité insuffisante pour contenir la masse du liquide qui lui est fourni, le laisse déborder ou transsuder.

Un froid sec, long-temps soutenu, dispose aux maladies inflammatoires très-aiguës, tandis qu'un froid humide occasionne les mêmes maladies, mais d'une manière sub-aiguë, c'est-à-dire à marche plus lente, telles sont les maladies de l'hiver, suivant qu'il est sec et froid, ou froid et humide.

Enfin, une des causes existant dans l'atmosphère, la plus provocatrice des maladies, c'est celle qui émane des vicissitudes des diverses qualités de l'air, comme par exemple, ses passages brusques d'une température chaude à une température froide, d'un temps sec à un temps humide. On conçoit que les corps étant alors pris à l'improviste par ces brusques variations du milieu dans lequel nous vivons ne peuvent qu'en être désavantageusement modifiés ; aussi est-ce sous l'influence de ces conditions atmosphériques que les maladies sont le plus multipliées, et comme c'est surtout au printemps qu'apparaissent ces perturbations atmosphériques, c'est aussi à cette époque que le plus grand nombre des épidémies font explosion.

Ici, nous ne voyons aucun agent spécial, aucun principe chimique répandu dans l'atmosphère et susceptible d'être inhalé et d'agir concurremment avec les causes purement physiques, à moins qu'il ne vienne, pour me servir de l'expression de Sydenham, une affection contagieuse intercurrente, telle que la petite vérole, la rougeole, la scarlatine, et dans ce cas, on voit presque constamment ces affections croisées se modifier les unes par les autres et se compliquer le plus souvent d'une manière plus ou moins grave.

Ainsi, on voit que toute maladie épidémique procède toujours de l'état plus ou moins variable de l'atmosphère au milieu duquel nous vivons, et c'est l'étude comparative de l'état atmosphérique avec les maladies populaires régnantes qui a surtout distingué tous les grands praticiens, à commencer par Hippocrate qui a été à cet égard notre premier modèle; car, bien qu'il fût dépourvu des connaissances physiques acquises depuis, sur l'existence et la composition de l'air et des différens instrumens à l'aide desquels on apprécie aujourd'hui si bien les différentes qualités de ce fluide élastique, tels que baromètre, thermomètre, eudiomètre, hygromètre, etc., il n'en a pas moins, par la seule force de son génie d'observation, tracé dans ses livres des épidémies tous les cor-rolaires que les temps modernes n'ont fait que confirmer.

Je dois ajouter ici, toujours pour les personnes étrangères à l'art de guérir, que l'ensemble des phénomènes atmosphériques observés dans un temps donné, une saison, une année ou même plusieurs années consécutives, est ce qu'on nomme constitution médicale, et les descriptions des épi-démies ne sont et ne peuvent être autre chose que le tableau des maladies placées en regard de la constitution atmosphérique. Ainsi, toute étude de maladie épidémique se compose de l'observa-tion trois fois par jour : 1° de la pesanteur de l'air atmosphérique par le secours du baromètre; 2° de sa température par le thermomètre; 3° de son humidité par l'hygromètre; 4° de sa pureté par l'eudiomètre; 5° de la direction des vents par l'anémomètre; 6° de la quantité d'eau versée sur la surface de la terre dans un temps donné par l'hydromètre; 7° enfin, en tenant compte de la quantité des eaux, des alimens et des boissons, quand ces différens objets offrent quelque par-ticularité remarquable, sans omettre l'apparition insolite de quelque grand météore qui pourrait exercer une plus ou moins grande influence sur la partie du globe qu'on a choisie pour théâtre de ces observations.

On conçoit que les constitutions médicales, et par conséquent les épidémies, doivent varier suivant les climats, et si les corps ne trouvent pas dans l'air atmosphérique d'une région septentrionale ou d'un pays tempéré les mêmes élémens qui se rencontrent dans l'air atmosphérique des zones équatoriales ou quasi-équatoriales, il en résulte que les maladies épidémiques qui règnent dans ces diverses contrées ne peuvent pas être les mêmes; de sorte que, sans aller plus loin, on peut déjà dire ici, en attendant d'autres preuves bien plus concluantes, qu'il est par trop étrange, pour ne rien dire de plus, de prétendre qu'une maladie épidémique tropicale puisse être produite dans les pays septentrionaux ou y être transportée par le déplacement des masses atmosphériques, au milieu des élémens si disparates que présentent la température et la constitution de l'atmosphère.

Terminons ce que nous avons à dire sur les maladies épidémiques en appelant l'attention sur des faits constans et observés de tout temps, savoir, que les maladies épidémiques qui attaquent les armées dans les camps ou les cantonnemens, les habitans d'une ville assiégée, les

marins d'une escadre, etc. , sont susceptibles de
changer leur caractère épidémique en celui de
contagieux, surtout quand la fatigue excessive,
la disette et les peines morales viennent ajouter
aux agens atmosphériques leurs élémens de causalité; alors la maladie régnante ne tarde pas à
prendre un mode de propagation qui en centuple
la force, alors elle semble renaître des cendres
des victimes qu'elle a frappées : telle est l'origine
du typhus et des dyssenteries typhodes qui se
propagent avec rapidité non-seulement aux individus des corps de la même armée, mais encore
à tous les habitans qui sont en communication
avec eux. C'est ainsi que, soit par l'intensité
du mal, qui établit son théâtre principal dans le
système nerveux, soit par d'autres causes inconnues, une affection simplement inflammatoire
d'abord peut acquérir une force reproductive,
un véritable levain, un germe spécial, capable
de produire chez un homme bien portant le
même genre d'altération que celui dont ce germe
émane (1). Nous verrons bientôt par quels or-

(1) C'est principalement dans les armées en déroute,
où les affections morales compliquent les fatigues physiques et les privations multipliées du soldat, que naît le
typhus. Tel a été le typhus qui a tant fait de victimes
dans l'armée française avant et après le passage du Rhin,
en 1814. Il s'engendre aussi dans les villes assiégées où

ganes se fait l'accouchement de ce nouveau poison; mais il est essentiel, auparavant, de déterminer et de faire connaître ce qu'on entend sous
le nom de maladies endémiques.

On a donné le nom de maladies *endémiques* à
toutes les affections qui se développent dans un
périmètre d'activité à peu près circonscrit, sans
qu'on les voie dépasser en temps ordinaire certaines limites. Ces affections sont, en général et
constamment, les effets de causes locales inhérentes au sol ou voisines du lieu où elles se développent. Ainsi, les fièvres intermittentes ou
rémittentes sont endémiques dans le voisinage
des marais, des rivières et des eaux stagnantes
et croupissantes, sans en excepter les égoûts des
grandes villes : telles sont les fièvres qui règnent
à Rome et dans le voisinage des Marais-Pontins,
à Aigues-Mortes, près de Montpellier, où il y a un
grand nombre de marais salans, à l'île d'Aix, à
l'embouchure de la Loire, etc.

On ne peut expliquer la production de ces
maladies qu'en admettant qu'il se dégage des
marais ou des eaux croupissantes un principe

---

existent les mêmes élémens de causalité : telle fut l'origine
du typhus qui régna à Gênes en l'an 8 de la république,
et dont Razori nous a laissé une si lumineuse monographie, et qui retentit à Grenoble à la même époque, où
elle occasionna une grande mortalité.

gazeux encore inconnu dans sa nature, mais qui, étant pompé par les vaisseaux absorbans pulmonaires ou cutanés, pénètre dans le torrent de la circulation où sa présence délétère excite une perturbation réactive, caractérisée par les symptômes fébriles qui se manifestent, dont le type, intermittent ou rémittent, est une image vivante de la collision ou du combat que la nature livre à coups redoublés à l'ennemi qui la menace, et dont le résultat, quand la dose du principe morbifère est très-forte, n'est que trop souvent la mort de l'individu, sujet de cette réaction.

Les nécropsies montrent alors que les malades succombent à des congestions ou à des fluxions locales, occasionnées par le mouvement fébrile sur les organes les plus importans à la vie. Ainsi, les fièvres dites pernicieuses ou insidieuses ne sont que des fièvres intermittentes ordinaires, dont l'action, au lieu de se répartir également dans toute l'économie animale, se concentre principalement sur un point, c'est-à-dire se localise avec tout le caractère d'une phlegmasie qui, dans tous les cas, n'est qu'un effet secondaire de la fièvre, excitée elle-même par le principe étranger contre lequel la nature réagit (1).

(1) Cette explication est loin d'être en conformité avec a supposition des irritations locales intermittentes.

Certaines circonstances géologiques jusques à présent inappréciées peuvent aussi donner lieu à des maladies endémiques ; telles sont le goître dans certaines vallées au pied ou vers le milieu des grandes chaînes de montagnes, le ténia dans le voisinage du lac de Genève, le ver de Guinée sur les côtes atlantiques de l'Afrique. Enfin, l'usage particulier de certains alimens, comme le seigle ergoté dans la Sologne, celui du cidre dans la Normandie peuvent être aussi rangés au nombre des causes de maladies endémiques. En effet, il est bien reconnu aujourd'hui que les fréquentes endémies de sphacèle ou de gangrène qui affligent souvent la Brie et la Sologne procèdent toujours de l'ergot du seigle, altération qui est ordinairement en relation avec le nombre des individus atteints de la maladie, et que la colique dite du Poitou est également l'effet de la mauvaise qualité et de la verdeur des cidres dont s'abreuvent les habitans des pays où cette boisson est habituelle.

Mais toutes ces maladies endémiques, quoique souvent meurtrières par les fièvres intermittentes et rémittentes, ne sont qu'un faible exemple des effets funestes que peuvent produire certaines autres localités qui semblent jouir du triste privilége de verser sans cesse sur les hommes qui les approchent un torrent d'émanations insalubres.

Ce triste spectacle nous est constamment offert par les débordemens périodiques des grands fleuves, à leur embouchure, dont les dépôts limoneux, tendent progressivement à resserrer les limites de l'Océan pour agrandir celles des continens par des delta qui, composés de terres argileuses et calcaires mélangées d'une grande quantité de débris organiques, semblent être des seins nourriciers pour l'espèce humaine par leur fertilité, en même temps qu'ils sont des foyers d'insalubrité contre sa conservation. Il est surtout bien remarquable que chacun de ces foyers, que l'on peut réduire au nombre de trois pour l'ancien continent, jouit de là singulière propriété de fomenter une maladie spéciale. C'est ainsi que la peste orientale est incontestablement l'œuvre des débordemens du Nil qui la répand annuellement sur la population de l'Egypte, et notamment dans le Delta, à chaque période de débordement; que la fièvre jaune reconnaît pour patrie originaire les embouchures du Zaïre, de la Gambie et du Sénégal où elle règne endémiquement, sur les côtes de la Guinée et les îles du Cap-Vert; et qu'enfin le choléra-morbus indien a pour berceau l'embouchure et le Delta du Gange où il se reproduit sans cesse endémiquement, ne paraissant toutefois doué que rarement du caractère contagieux.

Signalons actuellement ici une cause bien fatale des erreurs dans lesquelles sont tombés les observateurs, relativement à certains faits qu'ils ont pris les uns et les autres pour fondement de leur opinion pour ou contre la contagion des trois maladies endémiques que nous venons de mentionner. Comment en effet est-il possible, se demande-t-on, que des hommes de bonne foi, des médecins pleins de savoir et d'amour pour l'humanité, qui n'ont rien de plus à cœur que la recherche de la vérité et le désir de la trouver, se soient placés dans une controverse aussi décidée que celle qui résulte de l'existence d'un fait si facile à constater, savoir que les maladies dont il s'agit sont transmissibles ou non par voie de la contagion.

Pour expliquer une controverse aussi singulière, en rendant justice à tous, il n'est, ce me semble, d'autre moyen que de supposer que chacun a raison dans l'observation des faits qui ont motivé son opinion. Or, nous avons vu que les maladies les plus pestilentielles, la peste orientale, la fièvre jaune et surtout le choléra de l'Inde, règnent, au rapport des observateurs les plus recommandables, souvent endémiquement dans les contrées que nous avons déterminées, sans jouir alors de la faculté transmissible; eh bien ! ce sera sans doute l'existence de semblables faits,

envisagés isolément de ceux où la contagion des
mêmes maladies ne peut être révoquée en doute,
qui aura commencé par ébranler chez quelques
médecins leur foi sur le mode de propagation,
qui exige, pour son explication, l'intervention
de l'infection miasmatique; et ce doute, déjà
imprudemment émis par Stoll, se sera ensuite
converti en certitude, sous l'influence de la doctrine physiologique qui, comme on sait, a adopté,
pour dernier terme de ses recherches théoriques
et pour point de départ de toutes les maladies,
l'irritation.

Ce n'est point encore ici le lieu d'examiner
cette question, nous n'en parlons seulement que
pour signaler l'origine et la progression de la
secte des anti-contagionistes, et justifier, en quelque sorte, par la connaissance des faits, leur
fatale dissidence. En remettant en question des
points de doctrine médicale qui avaient en leur
faveur la sanction du temps et de l'expérience,
ils n'ont pas peu contribué, par leur réputation
et leur crédit auprès des autorités, à nous laisser
envahir par le choléra, et à entretenir sa désastreuse propagation, en continuant à le considérer
comme l'effet de l'infection atmosphérique et
non celui de la contagion.

Mais nous avons également reconnu qu'il résultait d'autres faits non moins constatés et bien

plus digne d'attention , que ces mêmes maladies
endémiques revêtaient quelquefois le caractère
contagieux le plus prononcé.

Or, si les anti-contagionistes se fondent sur
des faits lointains, qui ne sont pas équivoques,
pour motiver leur opinion , les contagionistes,
c'est-à-dire tous les médecins qui marchent avec
fermeté dans la route de l'observation et qui ne
sacrifient jamais les fruits de l'expérience à l'esprit de système, ont aussi pour eux, non-seulement la logique des faits passés et éloignés, mais
celle, plus éloquente encore, des faits présens
et actuels, dont l'évidence flagrante frappe tous
les regards et devrait dessiller les yeux de tout
le monde. Il résulte de cette confrontation impartiale, que les faits invoqués par les anti-contagionistes n'étant empruntés qu'à des circonstances
variables dans leur existence et leur durée, et
leur théorie n'étant fondée que sur une doctrine trop exclusive et trop étroite, leur opinion
et l'idée spéculative sur laquelle ils l'ont élevée
doivent nécessairement se dissiper devant la
flamme de l'incendie qui embrase actuellement
la France, c'est-à-dire en regard du fléau qui
ravage la population française, entretenue dans
une perfide sécurité par cette dangereuse opinion.

Il reste maintenant à examiner, ou du moins à

echercher par quelle force ou par quelle puis-
ance une maladie habituellement endémique
eut acquérir le caractère contagieux. Or, ici
eux seuls élémens se présentent pour expliquer
ette perfide anomalie : le premier est celui qui
ésulte de la violence ou de l'intensité du mal;
n conçoit en effet alors que le principe véné-
eux ou infectionnaire ayant pénétré très-pro-
ondément dans tous les organes, et entre autres
ans le système nerveux, doit y produire un dé-
ordre tel que toutes les sécrétions entraînent avec
lles un principe élaboré, infectionnaire, en tout
emblable à celui qui a été ingéré, et qu'ainsi
affection morbide, jouissant de toute sa vigueur,
cquiert alors une force reproductive dont elle
st privée quand son développement est incom-
let ; le second est celui qui admettrait que la
culté reproductive ou contagieuse est l'effet de
uelque influence locale, de quelque vent parti-
alier ou de quelque cause géologique ou astro-
omique inaperçue. Ce qu'il y a de sûr, c'est
ue nier dans certains cas la contagion de la
este, de la fièvre jaune et du choléra de l'Inde,
est nier l'évidence, ainsi que nous le verrons
lus bas.

Sans nous étendre davantage sur un sujet aussi
téressant et qui serait si digne d'une dissertation
oprofondie, dans d'autres circonstances moins

pressantes, nous nous contenterons d'ajouter ici
à titre de preuves de la contagion de la peste
orientale, que l'établissement des lazarets et des
quarantaines sur le littoral de la Méditerranée,
nous garantit depuis plus de cent onze ans de
l'invasion et des ravages de ce fléau, qui était
en usage, avant ces établissemens sanitaires,
de se faire sentir tous les vingt-cinq ou trente
ans dans l'occident de l'Europe, où il n'aurait
pas, sans doute, manqué de renouveler plusieurs
fois ses fureurs, si, dans cet intervalle, il n'était
venu expirer plusieurs fois dans ces mêmes lazarets, ainsi que l'atteste le docteur Robert, mon
honorable ami, médecin du lazaret de Marseille.

On peut en dire autant pour la fièvre jaune
qui, en 1821, au moment où elle régnait à Barcelonne, ayant été transportée à Pomègue par
un bâtiment suédois venant de Malaga, où elle
fut communiquée à plusieurs navires par la voie
de l'infection, fut éteinte par une rigoureuse
quarantaine de ces bâtimens, au rapport du
même médecin.

Nous ajouterons encore pour preuve de la contagion de la fièvre jaune, qu'elle n'est point une
maladie indigène de l'Amérique où elle a été
inconnue pendant deux cents ans après la découverte et la colonisation de cette partie du
monde par les différens peuples de l'Europe,

mais bien une maladie importée des bords de la
Gambie et du Sénégal par la traite des nègres,
ce qui n'a pu se faire que par la voie de la contagion (1).

On me blâmera peut-être de m'être livré dans
ce chapitre à une scolastique trop étendue,
mais j'ai toujours été ennemi du vague et de
l'obscurantisme dans les sciences de faits, et
comme, ainsi que je l'ai dit, mon objet n'est pas
seulement de me faire comprendre par les médecins, mais encore par les gens du monde éclairés, qu'un sujet aussi grave ne peut manquer
d'intéresser, j'ai cru devoir me faire, en quelque
sorte, un cadre didactique en même temps que
démonstratif des principes généraux sur la matière, avant d'aborder l'importante question de la
contagion du choléra, objet de cet écrit.

(1) La description qu'a faite de cette maladie Lind
(*Maladies des Européens dans les pays chauds*), comme
propre et particulière au Sénégal et aux îles du Cap-Vert,
ne permet pas de partager l'opinion du docteur Audouard
qui la considère comme fomentée par l'entassement des
Nègres dans les bâtimens négriers. Il est bien plus simple
et plus naturel de penser que, originaire de la Guinée,
cette maladie a été importée en Amérique par le trafic des
Nègres seulement, sans qu'on ait besoin d'en rechercher
le germe ailleurs. (Origine des opinions qui ont régné sur
la cause de la fièvre jaune par M. Audouard, médecin
principal d'armée, etc. *Revue médicale* , août 1826.)

CHAPITRE III.

Définition de la contagion. Elle a lieu de trois manières :
par contact immédiat, par contact médiat et par infection miasmatique. Circonstances où elle est bornée
au contact : gale, syphilis et autres. Circonstances dans
lesquelles les trois modes de propagation se font reconnaître : variole, rougeole, typhus, peste, fièvre jaune,
choléra asiatique, etc. Conséquences de ces faits. Conservation et naturalisation des maladies contagieuses
chez les peuples civilisés. Moyens de les détruire. Re-
marques sur leur existence, leur durée, leur décroisse-
ment et leur anéantissement, fournies par les faits et
surtout par l'extinction de la lèpre.

Toujours dans l'objet de mettre de la clarté
dans cette discussion, définissons d'abord la contagion. On appelle ainsi la funeste faculté dont
jouit une maladie de se reproduire sur une personne en santé par le contact immédiat de l'individu qui en est atteint, ou médiat, c'est-à-
dire par l'attouchement des objets qui ont été
imprégnés par lui du principe reproducteur du
mal. Quel que soit celui de ces deux modes qui

ait été employé, il est certain que l'effet qui en
résulte sur un individu sain qui a été soumis à
cette épreuve, c'est l'explosion plus ou moins
prompte d'une maladie identique à celle du sujet
malade.

Prenons pour type de ce genre de fait une
maladie à laquelle personne, que je sache, ne
conteste le caractère essentiellement contagieux,
je veux parler de la gale. Cette affection est,
comme on sait, un exanthême, ou éruption
cutanée, produit par de petites pustules qui occasionnent un prurit insupportable. On a ignoré
long-temps la nature et la cause matérielle de
cette maladie ; tout ce qu'on en savait, c'est
qu'elle se transmettait d'un individu à un autre
par leur contact mutuel ou encore par l'attouchement des linges ou des différens tissus ayant
servi à l'usage d'un galeux. Mais aujourd'hui tous
les médecins sont à peu près d'accord que la
cause matérielle du mal est un être organisé,
parasite, un animal microscopique, un ciron
appelé *Acarus scabiei*, qui s'attache à la peau
humaine où il fixe son domicile, s'y colonisant
et s'y multipliant, pour ainsi parler, comme sur
une nouvelle patrie. La gale, sous ce rapport,
ressemble donc à la maladie pédiculaire, et n'en
diffère que par l'insecte qui est l'agent du mal.

Le ciron de la gale pénètre-t-il par les pores

dans les vaisseaux absorbans cutanés qu'il parcourt pendant un certain trajet, pour s'arrêter
et s'y établir; ou est-il lui-même, comme les
taupes, l'artisan du chemin qu'il parcourt sous
l'épiderme, ainsi qu'on l'a prétendu? Tout porte
à croire que c'est par le premier mode qu'il s'in-
sinue dans la peau; et cette manière de voir,
fondée sur l'analogie des autres maladies contagieuses, servirait encore à expliquer ces vastes
abcès dans le tissu cellulaire qu'on observe assez
souvent chez des galeux où la maladie est ancienne. Quoi qu'il en soit, rien n'est plus avéré
et plus prouvé que la contagion de la gale, et
sa propagation par cette seule voie est pour
l'homme une vérité triviale, qui, cependant, n'a
pas empêché que des médecins recommandables
ne l'aient décrite quelquefois comme procédant
d'une cause épidémique. Il en est de la gale
comme de toute autre vermine qui s'attache à la
surface cutanée de l'espèce humaine; l'excessive
propreté dans le linge et le vestiaire en sera toujours le moyen préventif le plus certain, tout
comme les corps gras, huileux, les médicamens
sulfureux et mercuriaux en sont toujours le moyen
curatif le plus certain, par la raison toute simple
que ces médicamens sont de véritables poisons
pour tous les insectes.

Ne pourrait-on pas, par analogie, inférer du

mode de contagion de la gale et de la connaissance de l'animalcule qui en est la cause matérielle que d'autres maladies contagieuses pourraient bien être aussi le résultat d'un fait semblable? Quelques auteurs l'ont pensé, entre autres
Hahnemann, pour le choléra-morbus de l'Inde,
avec cette différence toutefois que le docteur
oméopathe suppose que ces animalcules microscopiques voyagent dans l'air, d'où ils s'abattent
sur l'espèce humaine pour y développer l'épidémie cholérique. Il n'y aurait sans doute rien d'absurde à prendre pour prototype de toutes les
contagions possibles cette existence d'animalcules invisibles, ou du moins inaperçus jusqu'à
ce jour, se dégageant ou faisant une atmosphère
à la surface des corps malades; mais, outre que
cette hypothèse, qui est tout-à-fait gratuite dans
l'état actuel de nos connaissances, si elle est juste,
ne ferait que satisfaire notre curiosité, elle n'é-
clairerait en rien la question de la contagion,
qui est suffisamment justifiée par les faits.

La maladie syphilitique est également une affection essentiellement contagieuse, mais sa contagion diffère de celle de la gale en ce qu'elle ne
peut avoir lieu que par le contact du principe
contagieux à la surface des membranes muqueuses ou sur les tissus dénudés, et cependant, malgré cette circonstance, qu'il était d'abord si facile

de constater, on sait quelles nombreuses controverses ont existé parmi les anciens médecins sur
le mode de propagation de la maladie vénérienne;
et le poème de Frascator sur la syphilis, ainsi
que le traité d'Astruc sur la même matière, attestent suffisamment que, lors de son apparition,
les médecins contemporains ne manquèrent pas
de considérer ce nouveau fléau comme épidémique, et de l'attribuer à la colère céleste.

Lorsqu'on rapproche et qu'on compare les rêveries et les hypothèses imaginées pour expliquer
l'origine et le mode de propagation de cette maladie, qui est, cependant, si exclusivement contagieuse; lorsqu'on voit qu'on accusait l'air atmosphérique, qui était assurément bien innocent, de
renfermer des souillures génératrices du fléau;
qu'on appelait en témoignage de cette assertion
les inondations de l'Italie par le débordement de
ses fleuves, les éruptions du Vésuve, les trem-
blemens de terre, les épizooties, les passages de
certains oiseaux étrangers, l'apparition de nombreux essaims d'insectes ailés inconnus, sans en
excepter aucun météore, et qu'enfin on recou-
rait en outre à toutes les superstitions de l'astro-
logie judiciaire, qui jouissait alors d'un grand
crédit; lorsqu'on compare, dis-je, tous les écarts
de l'esprit humain, tolérables au quinzième
siècle, avec ce qui se passe aujourd'hui à l'occa-

sion du choléra asiatique, on regrette de ne pas
être de nouveaux Epiménides et de n'avoir pas oublié ou ignoré tout ce que les sciences physiques
ont répandu de lumières sur nos connaissances
depuis cette époque de ténèbres. L'esprit humain
en médecine serait-il donc condamné, malgré
ses efforts et ses progrès dans les sciences acces-
soires, à rester toujours dans l'enfance, lorsque
le moment est venu d'en faire d'utiles applications. Je livre ces réflexions aux anti-contagionistes, et j'adresse la question aux sectateurs de
l'école physiologique.

La maladie qu'on appelle la rage, et à laquelle
on ne peut non plus contester le caractère contagieux, ne reconnaît d'autre mode de transmission que celui de l'inoculation, c'est-à-dire l'in-
sertion du virus rabique existant dans la bave de
l'animal enragé dans une solution de continuité
de nos tissus.

Mais il est un troisième mode de contagion bien
plus subtil et bien plus perfide que ceux que nous
venons de mentionner, je veux parler de l'infection
miasmatique. On caractérise ainsi une émanation d'un principe quelconque qui, se dégageant
sous forme gazeuse de la périphérie des malades,
forme autour d'eux une sorte d'atmosphère pestilentielle, susceptible d'être résorbée par ceux qui
les approchent ou qui les soignent, et de pro-

4

duire chez eux la même maladie : tels seraient
les modes de propagation ou de transmission des
fièvres typhodes, de la peste orientale, de la fièvre
jaune et du choléra indien, et c'est précisément
sur ce point de doctrine d'une haute importance
que les opinions des médecins sont divergentes;
et qu'on les voit, sous ce rapport, se diviser en
deux sectes, que je suppose également de bonne
foi, et dont l'une est en faveur de la contagion
infectionnaire et l'autre contre cette contagion.

Les partisans de la première opinion sont dési-
gnés, ainsi qu'il a déjà été dit, sous le nom de
contagionistes, et les autres sous celui d'anti-
contagionistes. Il est bon de remarquer que les
premiers diffèrent entre eux par une nuance
d'opinion qui est de peu d'importance, mais qu'il
est cependant bon de connaître; savoir : les uns
pensent que, dans tous les cas de maladies contagieuses, il faut toujours le contact médiat ou immédiat des individus ou des objets contaminés,
pour que la transmission de la maladie ait lieu;
et les autres, au contraire, sont de l'avis que les
miasmes dégagés des corps malades peuvent circuler dans l'appartement qu'ils occupent et être
ainsi résorbés à distance sans qu'il soit besoin de
contact. On voit que ceux-ci ne font que donner
à la contagion une plus grande sphère d'action
que ceux-là.

Quant aux anti-contagionistes, il résulte de leur doctrine qu'il n'existe, à proprement parler, d'autres maladies contagieuses que celles qui sont exanthématiques, et ils nient pour les autres toute espèce de contagion, en se récriant contre les mesures sanitaires préventives, instituées par les gouvernemens pour se mettre à l'abri de leur meurtrière invasion. Il est bon de faire observer que parmi les anti-contagionistes, il y a aussi une nuance d'opinion ; tous à la vérité attribuent à des causes occultes, inhérentes à l'air atmosphérique, l'élément qui fomente et entretient les grands fléaux des maladies populaires, mais il en est parmi eux qui admettent que le gros de l'épidémie est un foyer d'infection auxiliaire à la cause épidémique, qui favorise singulièrement l'extension de la maladie. Nous allons examiner avec impartialité et sans prévention ces diverses doctrines, en les soumettant à la confrontation des faits, pour en déduire, autant qu'il sera en notre pouvoir, les traits caractéristiques de la vérité.

J'ai déjà dit plus haut que des maladies épidémiques qui n'avaient d'abord aucun caractère contagieux pouvaient, dans des circonstances données, revêtir ce caractère et se propager ensuite à l'infini par la communication des individus sains avec les malades, et j'ai cité pour exemple les fièvres et les dyssenteries typhodes ; j'ai

aussi parlé des endémies graves régnant habituellement vers les embouchures des grands fleuves
qui, prenant leur naissance dans les régions tropicales, ou les traversant, sont sujets à des débordemens réguliers par l'effet de la saison des
pluies temporaires qui ont lieu annuellement
dans ces régions; et nous avons vu également
que dans des circonstances qu'il ne nous a pas
été possible de déterminer, mais cependant pré-
sumables, ces endémies revêtaient un caractère
de fureur en vertu duquel elles acquéraient en
quelque sorte une force génératrice ou reproductive qui les rendait susceptibles de se transporter par la communication des hommes bien
au-delà de la sphère d'activité des causes locales
qui les ont produites, et cela même au point de
leur faire faire le tour du globe, ainsi que cela
a eu lieu pour le choléra de l'Inde. Voyons donc
actuellement comment on peut concevoir le mécanisme d'une pareille propagation; invoquons
surtout les faits, à l'appui et pour preuve de la
théorie.

Il n'est pas douteux, et toutes les circonstances
le prouvent, que la variole et la rougeole sont
des maladies irréfragablement transmissibles par
contagion, et que la première l'est en outre par
voie d'inoculation. Or, comment concevoir la
propagation de la variole par le simple contact

du malade ou des objets contaminés par lui, ou
seulement par l'approche de son corps, sans admettre qu'il s'exhale autour de lui une émanation
spéciale, atomistique, qui n'est en quelque sorte
qu'un attouchement de plusieurs milliers d'embryons varioliques, lesquels n'ont besoin pour se
développer, comme les semences des plantes, que
de trouver un local qui leur convienne; or, ce local,
c'est l'homme sain, encore vierge de cette maladie, et c'est ainsi qu'ont lieu toutes les épidémies
varioleuses qu'on a attribuées pendant si long-
temps à un principe spécial, disséminé dans l'air
atmosphérique. Assurément, tous les médecins
sont aujourd'hui d'accord sur ce point que les
épidémies de varioles ont essentiellement lieu par
la voie de la contagion, et cependant, avant que
ce fait de la contagion fût éclairci, l'opinion dominante était que les varioles étaient de nature
épidémique. On peut s'édifier à cet égard par la
lecture des ouvrages de Sydenham, Huxham,
Zimmermann, Stoll, Dehaen et de tous les observateurs qui ont écrit sur cette maladie; l'on voit
chacun de ces auteurs chercher la cause des épidémies varioleuses dans la constitution présente
de l'atmosphère, et, prévenus qu'ils étaient que
cela ne pouvait avoir lieu autrement, ils n'étu-
diaient pas ailleurs que dans certaines conditions
de l'air et des vents régnans les singulières

anomalies que présentait aussi quelquefois, à
l'égal du choléra, la marche de ces épidémies,
telles que l'existence de la maladie dans un seul
quartier d'une ville pendant que tout le reste en
était exempt, ou bien dans toute l'étendue de
celle-là, à l'exception d'un petit coin; ils se servaient aussi des mêmes argumens pour expliquer
ces sauts, ces ricochets que présentait souvent le
spectacle de ces épidémies, sans tenir aucun
compte des communications entre les habitans
des diverses contrées atteintes ou épargnées par
la maladie. Certes il serait considéré comme bien
en arrière de la science le médecin qui viendrait aujourd'hui professer une semblable hérésie.

Il en serait de même de celui qui, sur la connaissance du fait que la vaccine, qui n'est que la
variole modifiée, n'est pas transmissible par contact, soutiendrait aussi que la variole sa mère
n'est pas contagieuse.

Je ne parlerai point ici de l'origine de cette
affection, inconnue aux Grecs et aux Romains;
je dirai seulement qu'à son apparition en Europe
au sixième siècle elle fut généralement considérée comme une maladie tout-à-fait nouvelle
et inobservée jusques-là. Les annales de la médecine, celles des voyages et même l'histoire
des peuples, s'accordent tous à dire que, partie
de l'Arabie ou de l'Ethiopie, sans qu'on puisse

en assigner le berceau, elle a été, en quelque
sorte, transportée à dos d'homme dans les différentes contrées du globe où, après avoir éclairci
effroyablement les populations, elle a depuis établi son domicile de manière à pouvoir y renouveler ses fureurs presque chaque année.

Sans nous enquérir non plus de la cause qui
a produit primitivement cette maladie éminemment contagieuse, ce qui nous intéresse le plus
c'est de savoir comment elle jouit du funeste privilége de ne jamais s'éteindre et de toujours se
renouveler lorsqu'on la croit anéantie. La solution de cette question doit nécessairement avoir
pour résultat la possibilité d'en purger l'humanité.
Or, voici comment on conçoit le renouvellement
des épidémies varioleuses auxquelles l'air atmosphérique reste entièrement étranger. Supposons
que la petite vérole règne épidémiquement dans
une contrée pendant les chaleurs de l'été, elle ne
manquera pas de diminuer et de s'éteindre aux
approches de l'hiver, et une circonstance qui
concourra sans doute à cette extinction, c'est
qu'on quittera les vêtemens d'été pour revêtir ceux
d'hiver ; mais au printemps suivant, la reprise
de ces vêtemens, la plupart contaminés, la répan-
dra de nouveau parmi les enfans qui n'auront
point encore éprouvé son atteinte, et l'épidémie recommencera; et, réciproquement, si l'épi-

démie a eu lieu dans l'hiver, par la même cause,
l'hiver suivant la maladie renaîtra, et c'est ainsi
que cette affection s'est naturalisée au point de se
perpétuer chez tous les peuples civilisés. Il suit
évidemment de ces considérations aussi simples
que justes que l'on pourrait raisonnablement espérer d'éteindre pour jamais la petite vérole (1),
même sans le secours de la vaccine, en em-
ployant les mesures de précaution et les moyens
désinfectans qui seront conseillés plus bas contre
le choléra.

Toutes ces réflexions sont applicables à la rougeole ainsi qu'à toutes les maladies contagieuses
ambulantes qui ravagent l'espèce humaine.

Une nouvelle question se présente encore ici à
l'occasion de la petite vérole, et cette question
est également applicable à toutes les maladies
contagieuses, passées, présentes et futures, savoir:
le principe générateur de ces affections est-il susceptible de s'atténuer, de s'amoindrir et de perdre enfin les qualités délétères qui les caractérisent si éminemment à l'époque de leur apparition
ou même de leur invasion chez un peuple qui en
est encore vierge? Voici à cet égard ce que l'ob-

_____

(1) Cette opinion est aussi celle du docteur Robert, de
Marseille, dans son mémoire ayant pour titre : *Vues
nouvelles sur la vaccine.* Marseille, 1829.

servation et l'expérience ont appris. La lèpre, dans l'Orient, est, sans contredit, la maladie la plus anciennement reconnue pour contagieuse, puisque le législateur des Hébreux, Moïse, avait fait à son occasion les lois et les règlemens les plus sévères à l'effet de sequestrer ceux qui en étaient atteints du reste de la société, ce qui ne doit laisser aucun doute sur son véritable caractère. Eh bien! elle n'avait point encore perdu ce caractère, lorsque, à la voix de Pierre l'Ermite, les peuples de l'Occident, fanatisés par leurs sentimens religieux se croisèrent et se ruèrent avec fureur pour aller conquérir la terre sainte et la délivrer du joug des Musulmans. Tout le monde sait que les guerriers chrétiens ne rapportèrent de ces déplorables expéditions que les tristes trophées de la peste et de la lèpre, deux horribles fléaux, au premier desquels succomba St-Louis sur une terre étrangère, au moment de son retour dans sa patrie, et dont le second eut pour résultat d'apporter chez des peuples qui en étaient exempts la maladie la plus horrible qui ait jamais affligé l'espèce humaine par la longueur de sa durée et par la dégradation successive des organes.

Cette maladie, évidemment contractée par la communication des chrétiens avec les habitans de l'Orient, a conservé encore pendant deux ou

trois siècles sa faculté reproductive avec une
grande force d'activité puisque, dans ces temps
d'ignorance, on eut le bon esprit de créer des
hopitaux particuliers (qu'on appelait *maladre-
ries* ou *léproseries*), dans lesquels on seques-
trait avec le plus grand soin les lépreux du reste
de la société, et bien que cette mesure ait assurément beaucoup contribué à l'extinction de cette
maladie, il n'en est pas moins vrai que l'on doit
aussi attribuer une partie de ce résultat au progrès du temps, et peut-être aussi à l'existence de
quelqu'autre maladie vénéneuse parmi l'espèce
humaine, telle que la vérole qui, en changeant
les dispositions des organes, peut avoir détruit
leur impressionnabilité au venin lépreux ; ce qui
le ferait présumer, c'est que la lèpre a aussi bien
disparu de l'Orient que de l'Occident, et que, si
l'on en voit encore aujourd'hui quelques cas, ils
sont rares, sporadiques et disséminés, sans aucune faculté transmissible.

J'ai eu moi-même, durant une pratique de
trente ans, l'occasion de voir des échantillons de
toutes les espèces de lèpres ; savoir : de la lèpre
blanche des Grecs, dans laquelle le corps et le cuir
chevelu se couvrent d'une croûte farineuse, semblable à du plâtre, que j'ai reconnue être formée
de phosphate calcaire ; le sujet qui en était atteint
était une jeune personne de quinze ans, et elle a

succombé à cette horrible affection, dans le dernier degré de marasme squelétique après avoir passé graduellement par toutes les dégradations des systèmes cutané, musculaire et osseux, au point qu'à l'ouverture de son corps les os des membres, convertis en cartilages, n'étaient plus distincts des muscles qui ressemblaient à un ciment durci et lardacé, au moyen duquel la peau, racornie comme du parchemin, dépourvue de tissus cellulaires, se trouvait intimement collée aux os. J'ai vu aussi la lèpre rouge, la lèpre tuberculeuse, l'éléphantiasis, et tous les malheureux qui en étaient atteints ont succombé à la longue, après avoir perdu la sensibilité, et avoir passé, malgré tous les efforts de l'art, par tous les degrés de dégradation observés et décrits par les auteurs anciens qui nous ont laissé les meilleurs documens sur la lèpre contagieuse ; et cependant, malgré qu'on ne prît aucune précaution dans les soins qu'on prodiguait à ces malades, dont deux appartenaient à des familles aisées, personne n'a contracté leur maladie.

Je rappelle ces faits pour démontrer que ce serait mal raisonner que d'en conclure que la lèpre n'a jamais été une maladie contagieuse, et qu'ils étaient dans l'erreur ceux qui l'avaient considérée comme telle, ainsi que l'ont prétendu quelques auteurs. Voilà comment il arrive sou-

vent qu'on tire de fausses inductions de faits
vrais et positifs; voilà comment naissent les controverses en médecine, lorsqu'on ne tient aucun
compte des circonstances qui peuvent modifier
ou changer entièrement les conséquences de faits
qui sont semblables. La vue du cratère d'un volcan éteint, l'existence des laves et des balsates
qui en ont été le produit, ne prouvent pas que
ce volcan n'a jamais été enflammé; elles démon-
trent, au contraire, une opinion toute opposée.
Or, la lèpre est aujourd'hui un volcan pestilentiel éteint pour l'humanité, et ce qu'il en reste
ne semble exister que pour nous retracer l'image
vivante de cette affreuse maladie.

Il en serait de même si un jour, par les progrès
du temps ou par d'autres circonstances incalcu-
lables, comme, par exemple, le croisement d'un
autre venin contagieux, venait à s'éteindre la petite vérole, et qu'il n'en restât plus que quelques
cas sporadiques intransmissibles; on ne pourrait
pas conclure de ces faits isolés et éloignés de
notre époque que la maladie n'est pas aujour-
d'hui et n'a jamais été contagieuse, lorsque tous
les faits sont concordans pour établir cette éter-
nelle vérité.

Ainsi donc, d'après l'exemple que nous fournit
la lèpre, il n'est pas douteux que les maladies
contagieuses finissent par s'user et disparaître, ou

du moins par perdre leur caractère extensible par communication. La petite vérole a également beaucoup diminué de sa fureur chez les peuples où elle est le plus anciennement naturalisée ; cependant, il est vrai de dire que ses épidémies, subordonnées aux constitutions atmosphériques, ont toujours éprouvé, et éprouvent encore de l'influence de cette cause, une grande variation dans les degrés de la mortalité, de sorte que tout annonce que cette maladie n'est pas près de s'éteindre, à moins que tous les peuples de la terre ne s'entendent pour ajouter à la vaccine les moyens préventifs propres à anéantir toutes les maladies contagieuses miasmatiques.

Il n'est pas non plus douteux que la syphilis s'est aussi beaucoup ralentie dans ses fureurs, soit par les progrès du temps, soit par les méthodes de traitement. Toutefois, il est difficile de prévoir quand l'humanité en sera délivrée, à moins qu'on emploie aussi, pour empêcher sa propagation, les moyens préventifs propres à neutraliser le germe virulent au moment du contact et de sa transmission.

On ne peut rien non plus décider encore sur l'extinction des autres principes contagieux qui, sous le nom d'épidémie, sont en possession de ravager passagèrement l'espèce humaine. La permanence des foyers d'infection de la peste

orientale, de la fièvre jaune qui, aujourd'hui,
s'est naturalisée en Amérique, parce qu'elle y a
trouvé des élémens propres à l'entretien de son
existence, et, enfin, du choléra indien, ainsi
qu'il a été dit plus haut, doit faire craindre, avec
raison, qu'il n'y ait rien à attendre de la nature
pour l'extinction de ce fléau, et que, par conséquent, l'homme, pour atteindre ce but, ne peut
compter que sur les ressources de son génie et
de ses précieuses découvertes pour combattre
l'ennemi de son existence. Mais, je le répète, il
faudrait pour cela le concours de tous les gouvernemens et un ensemble d'exécution que, toutefois, l'on peut espérer de voir se réaliser un jour
dans la grande famille européenne.

En voilà bien assez, je pense, pour éclairer
l'importante question de la nature du choléra;
cependant, il m'a semblé qu'il n'y avait rien à re-
trancher sur ce qui vient d'être dit relativement
à la contagion, à l'occasion de celle du choléra
de l'Inde. Lorsqu'on voit une question aussi simple que celle de la contagion s'embrouiller et
s'obscurcir de manière à devenir inextricable par
les controverses des savans, par le doute des
académies et par les hésitations ou l'inertie des
gouvernemens, qui agissent sous la direction des
hommes en crédit dont ils invoquent les conseils,
on est bien forcé de remonter aux principes pour

dissiper les nuages qui obscurcissent la vérité.
Or, si on a bien retenu tout ce qui a été dit pré-
cédemment sur les causes prochaines des maladies en général et sur celles des maladies contagieuses en particulier, lesquelles font partie de la
classe que j'ai nommée toxicogénée, on considèrera toutes ces affections comme le résultat de
l'introduction dans notre économie d'un venin
subtil spécial, en un mot, comme un véritable
empoisonnement dont il est plus facile de se préserver que d'en anéantir les effets.

Faisons actuellement l'application de toute cette
doctrine au choléra, et voyons si cette effroyable
maladie dépend de principes occultes disséminés
et répandus dans l'air atmosphérique, ainsi qu'on
le prétend, ou si, au contraire, ce n'est pas plutôt
une maladie contagieuse, qui, née sur les bords
du Gange ou de l'Ava, a été transportée dans nos
climats par les relations commerciales et politiques des peuples, et par les migrations de voyageurs.

CHAPITRE IV.

Le choléra indien est contagieux La première preuve c'est
son transport dans des lieux aussi éloignés de son origine, dans des climats si différens et d'une température
si disparate. Il n'a aucun rapport, quant à sa nature,
avec le choléra indigène. Le premier, endémique habituellement aux bouches du Gange, prend quelquefois
le caractère contagieux, et alors il se propage au loin
par la voie de la contagion. Sa transmissibilité a lieu
par le contact médiat ou immédiat et l'infection miasmatique. Théorie de la formation de la contagion, de sa
propagation par l'absorption du principe contagieux par
des individus sains. Description du choléra indien, ses
causes, son prodrome, son invasion, ses symptômes,
son diagnostic. Preuves lumineuses de son caractère
contagieux. Réfutation des allégations contraires à cette
opinion. Indications curatives que présente la maladie.
Il vaut mieux la prévenir que d'avoir à la combattre.

APRÈS avoir lu les différens mémoires et monographies publiés ou traduits par les médecins
français sur le choléra, il m'en était resté une
opinion bien arrêtée, savoir, que cette maladie
était éminemment de nature contagieuse et qu'elle

parcourait le globe par la voie du commerce et les relations aujourd'hui si multipliées que l'industrie et les besoins d'agrandir le cercle des jouissances sociales ont établies entre tous les peuples.

Il ne me serait certes jamais venu dans la pensée qu'une épidémie dont le berceau est bien connu, et dont le foyer est dans le voisinage des tropiques, pût trouver les mêmes élémens de causalité et dans la zone torride, et dans la zone glaciale; que les circonstances atmosphériques, si différentes dans les deux climats, pussent néanmoins donner lieu aux mêmes effets, et cela, au point que la maladie dont il s'agit ait pu conserver sa constitution native ou originelle dans un tel degré d'identité qu'il y ait une ressemblance parfaite dans sa description faite au Bengale, et dans celle recueillie dans la Sibérie, sans que la diversité du climat ait en rien altéré ses traits primitifs. Cette conformité exacte entre la maladie indigène et la maladie exotique était pour moi le cachet indélébile de la contagion, et j'applaudissais fort aux mesures préventives prises par le gouvernement pour s'opposer à l'irruption de ce fléau dans notre populeuse et brillante patrie: telle était la disposition de mon esprit, lorsque parut le rapport sur le choléra-morbus lu à l'Académie royale de médecine les 26 et 30 juillet 1831.

5

Déjà, je dois en convenir, je n'ignorais pas qu'il existait dans cette assemblée savante des ennemis déclarés et obstinés de toute contagion miasmatique, et cela, sans doute, parce que leur opinion était étayée sur des faits recueillis au foyer des maladies contagieuses, lorsque, ainsi que je l'ai dit plus haut, ces maladies étaient réduites à leur seule force endémique; mais je n'aurais jamais imaginé que cette opinion pût jeter d'aussi profondes racines parmi les membres qui font la gloire et l'ornement de cette assemblée; c'est cependant ce dont je n'ai pas tardé à me convaincre par la lecture de ce rapport, d'ailleurs plein de faits et d'érudition, et dans lequel on trouve tout aussi bien les choses favorables que celles défavorables à la contagion.

Cette impartialité dans l'exposition des faits, tout en prouvant qu'il n'y avait sans doute pas unité dans les idées théoriques des membres de la commission, a été toutefois pour moi un motif de consolation à l'égard des conclusions dubitatives qui terminent cet écrit, et me laissait l'espérance que le gouvernement, inébranlable dans ses intentions, dans lesquelles il devait être conseillé par des hommes de l'art en crédit, ne rabattrait rien de la rigueur de ses mesures sanitaires, et qu'ainsi, nous étions fondés à ne pas craindre l'invasion du mal. Mais je me suis encore trompé

dans mes prévisions et tout le contraire de ce
que j'espérais est arrivé; le choléra a sauté d'un
seul bond de Londres à Paris, et il nous est venu
ainsi d'un lieu d'où nous avions le moins à craindre son invasion à cause du bras de mer qui
sépare la grande Bretagne de la France, et à la
faveur duquel il était si facile d'exécuter ponc-
tuellement toutes les mesures sanitaires préventives prescrites par la loi du 3 mars 1822 et par
l'ordonnance du 7 août de la même année, mises
en vigueur par une nouvelle ordonnance du 16
août 1831.

Sans rechercher ici quelle a été la cause du
relâchement de ces mesures, si relâchement il y
a eu, ou bien si la maladie s'est introduite furtivement et en échappant à la surveillance de ceux
qui étaient préposés à la garde de ce littoral,
connaissance qui ne change en rien l'état de la
question, je ne puis m'empêcher de faire ici
l'aveu que la connaissance de cet évènement ne
fait que confirmer davantage mon opinion en
faveur de la transmission de cette maladie par la
voie de la contagion, et il me sera sans doute
permis de tirer de ce seul fait la première preuve
de cette doctrine. Comment, en effet, imaginer
qu'une maladie parfaitement semblable à celle
qui règne à Londres et dans différentes contrées
de l'Angleterre ait fait tout-à-coup explosion à

Paris, sans laisser sur la route qu'elle a parcourue
aucun vestige de son passage ni même dans la
direction d'aucun rayon de cette ville, à moins
d'admettre que le germe morbide ou l'étincelle
de l'infection ne soit arrivé des lieux infectés,
transporté par des voyageurs ou bien par des
objets contaminés. Ce n'est point ainsi que se
conduisent les maladies épidémiques; elles s'étendent ordinairement en irradiant, dans la direction des vents et sous l'influence des agens atmosphériques du lieu qui est le théâtre de l'épidémie, dans les lieux circonvoisins, de manière
à laisser sur tous les points de leur passage,
rapide ou lent, les traces les moins équivoques
de leur existence malfaisante.

La prompte multiplication du mal dans cette
immense ville est une nouvelle preuve de son
caractère contagieux, et c'est ainsi que, sans aucune cause physique apparente ou appréciable
dans l'air atmosphérique, elle a pullulé (c'est le
mot), d'une manière effroyable, d'abord dans
les classes ouvrières, qui vivent agglomérées dans
les ateliers ou entassées dans d'étroits appartemens, circonstance si favorable à l'action de la
contagion. Et qu'on ne dise pas que le défaut de
propreté et l'intempérance sont les uniques causes
de cette prédilection de la maladie pour la classe
indigente; sans doute, les infractions à l'hy-

giène peuvent bien aider à la contagion, ainsi
que nous le verrons plus bas, mais qu'on ne s'y
trompe pas, elles ne peuvent donner naissance,
à point nommé, à une maladie spéciale et identique chez tous; il faut pour cela, de toute nécessité, la présence d'une semence ou d'un levain
spécial qui régénère le mal dont il émane. Ainsi,
pourquoi dans cette circonstance est-ce plutôt le
choléra qu'une autre affection qui s'est engendré
chez ces ouvriers dont on blâme la malpropreté
et l'intempérance; pourquoi pas aussi bien la
petite vérole, la rougeole, la peste du levant ou
toute autre maladie sporadique ou endémique?
pourquoi! c'est qu'il va sans dire que là où l'on
sème du blé il ne peut pas venir du riz, et que
chaque semence doit porter son fruit. Or, ce n'est
point les causes hygiéniques qui sont ici génératrices du mal, elles y sont au contraire totalement étrangères; mais bien le germe contagieux.

Abordons maintenant l'histoire générale du
choléra telle que tous les observateurs se sont
accordés à la décrire, et nous en tirerons une
nouvelle série de preuves les plus lumineuses que
la maladie n'est pas épidémique dans le sens
qu'on doit entendre le mot *épidémie*, mais bien
contagieuse.

Le choléra-morbus, qui fait l'objet de cette
dissertation, est une affection spéciale, *sui*

generis, qu'on voudrait mal à propos confondre avec le choléra sporadique de nos contrées, ainsi que nous allons le démontrer. La patrie de celui-là a de tout temps été les bords du Gange, dans le Bengale, ou les rives de l'Ava, dans l'empire des Birmans; c'est là principalement que règne, de temps immémorial, cette cruelle maladie, c'est là qu'elle exerce sa tyrannique influence sur tous les habitans, particulièrement sur les étrangers qui n'y sont point encore acclimatés. Bontius, qui écrivait en 1669, Dellon et Lind, à peu près à la même époque, c'est-à-dire à la fin du dix-septième et au commencement du dix-huitième siècle, l'ont décrite et en ont parlé comme d'une affection purement endémique, c'est-à-dire comme ne dépassant point les bornes des causes locales dont elle est l'effet, et c'est dans le même sens et avec les mêmes caractères de localité que le choléra est signalé et décrit dans les mémoires de la société physico-médicale de Calcutta. (Rapport de l'Académie royale de médecine.)

D'après ces documens authentiques, le choléra indien est donc une maladie habituellement locale et endémique sur les rives du Gange, et c'est pour cela que, lorsqu'on l'observe dans ses temps de calme et, en quelque sorte, de repos, on voit qu'elle ne présente aucun caractère d'extension ou de propagation par la communication des individus, d'où la conséquence que cette circonstance a dû nécessairement induire en erreur les partisans de la non contagion, à l'occasion de la nature de cette maladie, qui, dans le fait, ne contracte que de loin en loin, et par des causes qui nous sont inconnues, le caractère de transmissibilité qu'elle a revêtu à plusieurs époques, entre autres en 1817, et qu'elle a conservé depuis, en parcourant, à l'aide de ce funeste privilége, la presque totalité de l'ancien continent.

Mais, avant d'entreprendre la description de la maladie de l'Inde, occupons-nous d'abord du choléra-morbus ou trousse-galant sporadique qui règne dans nos contrées; nous dirons ensuite deux mots sur la description du choléra que l'on trouve dans les anciens auteurs.

Le choléra-morbus, qui signifie maladie de la bile, et que l'on appelle encore trousse-galant, à cause de ses symptômes que l'on attribuait, mal à propos, à des excès érotiques, est une affection qui, bien qu'ayant des rapports symptomatiques avec le choléra de l'Inde, n'en a pourtant aucun relativement au fond spécial, c'est-à-dire quant à la nature et au siége du mal. J'ai eu occasion, dans ma longue pratique, de voir un assez grand nombre de choléra-morbus, et tous m'ont présenté le tableau des phénomènes suivans : la ma-

ladie survient ordinairement pendant les grandes
chaleurs, surtout vers le solstice d'été, et elle se
déclare souvent la nuit, au milieu du sommeil,
comme une véritable indigestion; elle débute
par un sensation de douleur gravative dans la
région de l'estomac, des renvois, des nausées,
qui sont bientôt suivis de vomissemens réitérés
de matières alimentaires, auxquels succèdent,
sans interruption, d'autres vomissemens de matières liquides, vertes et porracées, et des déjections de même caractère, lesquelles sont tellement
âcres et irritantes, que la langue et les lèvres en
sont desséchés, la voix éteinte par suite de ce
dessèchement, qui s'étend au larynx et à la tra-
chée-artère, et que l'anus est en proie à une
chaleur douloureuse et à un sentiment pénible
de ténesme, qui se renouvelle à chaque évacuation alvine. Pendant que toutes ces évacuations
ont lieu, le malade se plaint de crampes vives à
l'estomac, de coliques douloureuses et brûlantes
dans les intestins, l'abdomen est tendu et affaissé,
le pouls petit, concentré et précipité; sentiment
pénible de cardialgie, crampes intolérables et
convulsives dans les membres; pâleur de la face
et affaissement des traits de la physionomie;
refroidissement dans les extrémités des membres; tels sont les phénomènes qui caractérisent
le choléra-morbus de nos contrées, et il est re-

marquable que, dès que les évacuations bilieuses
ont cessé, tous les symptômes s'arrêtent et la
maladie s'amende, à moins que la présence et le
contact de la bile expulsée n'aient laissé une irritation permanente sur les membranes muqueuses
de l'estomac et des intestins, auquel cas il reste
encore, durant plus ou moins de temps, une
diarrhée séreuse et des vomissemens plus ou
moins fréquens de même nature.

Or, qui ne voit que tout cet appareil de phénomènes n'est que le résultat d'un débordement
d'une bile âcre et dépravée qui agit sur la membrane muqueuse *gastro-intestinale*, à la manière d'un poison caustique ingéré? ce qui avait
fait sans doute penser à Diemerbrohek que le
siége de la maladie était dans la vésicule du fiel,
et l'avait fait considérer par Pinel comme une
grave variété de l'embarras gastrique. Ce qu'il y a
de certain, c'est que je puis assurer qu'ayant fait
avaler à un pigeon une petite miette de pain,
imbibée dans le suc verdâtre et mêlé de caron-
cules semblables à de l'herbe hachée, qui avait
été vomi par une dame sujette à cette maladie,
l'animal mourut comme empoisonné en moins de
demi-heure.

Ainsi, il est facile de voir par cet exposé fidèle
des phénomènes que présente notre choléra indigène qu'il n'a absolument d'autre rapport avec

celui de l'Inde que les phénomènes extérieurs ;
mais qu'il en diffère essentiellement quant à sa
nature et quant à son siége ; il n'en diffère pas
moins par ses causes éloignées, qui sont ordinairement les chaleurs excessives de l'été et souvent
aussi l'usage des œufs de certains poissons tels
que le brochet, le barbot et la carpe (1).

D'autres causes encore peuvent, sans doute,
donner lieu aux phénomènes du choléra, telles
que les suppressions brusques de transpiration
chez les personnes adonnées aux boissons spiritueuses ; tel était le choléra-morbus observé
par Sydenham dans le printemps de 1669. On
conçoit en effet qu'il peut s'établir par l'idiosyncrasie du sujet, une fluxion violente sur l'estomac
et le foie, dont l'effet doit être des vomissemens
réitérés plus ou moins violens et des déjections
bilioso-séreuses et glaireuses plus ou moins abondantes ; le mal peut même être porté au point de
faire succomber le malade en peu d'heures ou
après une durée plus ou moins longue, quelquefois même passer à l'état chronique, ainsi que
j'en ai vu récemment un exemple chez une dame

(1) J'ai guéri radicalement plusieurs choléra revenant
périodiquement tous les étés, en prescrivant à mes malades les sucs d'herbes, surtout des plantes anti-scorbu-
tiques, quelques jours avant l'époque paroxistique.

dont l'ouverture du corps nous montra un exemple remarquable de l'inflammation chronique, et en quelque sorte granuleuse, de la membrane muqueuse de la vésicule du fiel.

Dans tous les cas, les vomissemens et les déjections bilieuses forment toujours le cachet du choléra indigène, tandis que dans le choléra indien les matières vomies et rendues par les selles sont semblables, au rapport de tous les observateurs, à une décoction de riz bien cuit contenant des matières grumelées, blanches comme du lait caillé, nageant dans de la sérosité, et que, chose remarquable, le signe le plus certain de la guérison dans ce dernier choléra est l'évacuation de la bile, soit par les vomissemens, soit par les selles, ce qui établit entre le choléra indigène et exotique une différence pathognomonique des plus tranchées.

Ce serait pareillement témoigner un étrange besoin de faire des rapprochemens que de vouloir comparer les vomissemens symptomatiques plus ou moins violens qui accompagnent souvent une foule de maladies telles que les gastro-entérites, la colique néphrétique, la fièvre jaune, etc., parce que les phénomènes en ressemblent quelquefois à ceux du choléra; il est bien évident que dans ces cas, les symptômes ne sont que des épiphénomènes dépendant de la maladie principale.

On peut en dire autant des fièvres intermittentes cholériques dont les phénomènes, semblables à ceux du choléra, ne sont qu'une forme particulière revêtue par la maladie primitive.

Enfin, les descriptions que nous ont laissées du choléra les anciens médecins, entre autres Hippocrate et Arétée de Cappadoce, sont-elles applicables au choléra indigène ou au choléra de l'Inde? nous ferons remarquer à cet égard que celle d'Hippocrate n'est pas assez explicite pour être appliquée au choléra, soit indigène, soit exotique ; quant à celle d'Arétée de Cappadoce, sa ressemblance assez frappante avec la description du choléra exotique ferait présumer que déjà de son temps le choléra de l'Inde avait fait irruption vers l'Occident. Copions à cet égard le rapport de l'Académie, page 17. « Dans le » choléra, maladie entièrement aiguë, dit Arétée, » tout le tube alimentaire éprouve un commen- » cement de répulsion, tel que les matières amas- » sées dans l'estomac sont violemment rejetées » par le vomissement et celles des intestins chas- » sées par l'anus. Les matières vomies deviennent » liquides, blanchâtres, et celles qui sortent par » le fondement sont fétides, pituiteuses et quel- » quefois bilieuses. Bientôt surviennent des ten- » sions abdominales, des douleurs au creux de » l'estomac, des coliques violentes. Il se mani-

» feste des spasmes généraux, des contractions
» douloureuses dans les muscles des jambes et
» des bras; les doigts se recourbent; les ongles
» deviennent livides et les extrémités froides; il
» y a des syncopes, des vertiges, de l'oppression
» et le hoquet; l'urine ne coule plus, la voix
» s'éteint; le pouls devient extrêmement petit et
» lent, et le malade meurt accablé de douleurs
» déchirantes et au milieu des convulsions les
» plus cruelles. »

Après avoir écarté de la maladie qui nous
occupe tout ce qui a quelque trait de ressemblance avec elle, et qui cependant n'est pas elle,
nous allons actuellement, que la question se trouve
ainsi simplifiée, nous circonscrire dans la maladie elle-même, et la présenter dans sa spécialité
telle qu'elle est dans nos climats tempérés, et
telle qu'elle est dans son climat natif.

Nous avons dit que la maladie était originaire
de l'Inde, où elle a été reconnue de tout temps
comme endémique ou locale sur les bords du
Gange ou de l'Ava. Or, quelle est la cause locale
qui peut ainsi lui donner naissance et la renouveler chaque année? Nous ne pouvons sur ce
point que tirer des inductions des faits observés.
Or, ici, comme en Egypte et au Sénégal, l'époque principalement marquée pour l'explosion de
ces maladies locales qu'on peut appeler géologi-

ques est, au rapport de tous les observateurs et entre autres de Lind , relativement à la fièvre jaune et au choléra, vers les premiers jours des pluies tropicales abondantes qui ont lieu en septembre et en octobre : il s'exhale alors, dit Lind (*Maladies des Européens dans les pays chauds,* tom. 1er), du sol nouvellement humecté une odeur particulière fatigante par sa fétidité, et qui appartiendrait plutôt à la nature du terrain qu'à des substances organiques en décomposition, ce qui expliquerait la spécialité qui distingue chacune des maladies qui sont propres à ces différens sols, suivant que les alluvions qui les constituent sont peut-être plus ou moins argileuses, calcaires, magnésiennes, etc. Car, s'il était vrai que ce fût la décomposition des matières végétales et animales qui fût le foyer des émanations insalubres, 1° on verrait naître la même maladie partout où il se rencontre des circonstances semblables; et 2° la maladie naîtrait aussi immédiatement après le retrait des eaux, époque où les substances animales et végétales mourraient par la privation de cet élément et subiraient aussitôt les loix de la décomposition.

Quoiqu'il en soit de cette explication qui n'est pas dénuée de fondement, il est constant que le choléra de l'Inde fait son explosion la plus véhémente dans les premiers jours de septembre et octobre, se continuant ensuite le reste de l'année avec beaucoup plus de clémence et moins de fréquence. Tel est le choléra endémique; il n'est point alors transmissible d'individu à individu, il ne jouit point de cette force génératrice ou re-productive qui peut emporter au loin sa semence et ses ravages sur l'espèce humaine. Mais que par quelques circonstances qui nous sont inconnues, comme cela a eu lieu en 1817, peut-être par l'accroissement seul de la cause qui lui donne ordinairement naissance, et par la violence ou l'intensité des phénomènes morbides qui en sont la conséquence, cette maladie, à l'égal de la peste orientale, acquière cette force fatale de re-production, alors commence la contagion; alors aussi la maladie acquiert une existence indépen-dante des causes locales qui lui ont donné lieu, et peut prendre un caractère extensible qui n'aura de terme que là où elle ne trouvera plus de pâ-ture, c'est-à-dire de victimes humaines. Certes on ne peut expliquer autrement son pélérinage meurtrier.

Mais en quoi consiste ce principe funeste de reproduction? ce n'est pas un exenthême, car l'observation n'en décèle point comme dans la rougeole et la petite vérole, et quelquefois aussi dans le typhus. Ce ne peut donc être qu'une émanation subtile, se dégageant de toutes les matières sécrétées, entre autres par les exhalations cutanées et pulmonaires, lesquelles sont alors pénétrées ou plutôt imprégnées d'une altération toute semblable à celle qui a développé la maladie; et, s'il est permis de s'élancer quelquefois dans le champ des hypothèses lorsque le secours des sens nous manque pour observer les faits, ne pourrait-on pas dire, en s'aidant des lumières de l'analogie, que, semblables aux levures végétales qui tendent, en établissant la fermentation dans les corps sucrés, à multiplier des produits qui leur soient identiques, les levains contagieux agiraient aussi en établissant dans le corps une sorte de fermentation ou d'altération dans les liquides, dont le résultat serait une véritable assimilation d'une portion du produit avec le principe qui en est le provocateur, c'est-à-dire une émanation gazeuse ou vaporeuse, *sui generis*, qui, de même que la levure dans les cuves de bière en fermentation, s'échapperait du centre à la circonférence.

Il suit de cette pensée, qui n'est pas sans quelque probabilité, que tous les cholériques et les pestiférés seraient, au fort de leur mal, des foyers d'infection, de la surface desquels il se dégagerait des myriades d'embryons dont la transmission d'une faible partie sur un individu bien portant doit nécessairement reproduire les mêmes phénomènes que ceux auxquels ils doivent leur origine. On ne peut se faire une autre idée de l'infection miasmatique qui, quel que soit son mode, a été mal à propos contestée et même niée dans ses effets par les anti-contagionistes.

Mais comment se fait cette transmission des miasmes d'individu à individu, ou autrement par quelle porte s'insinuent ces ennemis de notre existence dans un corps sain? cette question n'est pas moins importante à résoudre, parce que son obscurité fournit aussi des argumens spécieux aux contradicteurs de la contagion.

On sait en physiologie, et personne ne peut douter de ce point de fait, que les deux surfaces cutanée et pulmonaire (au moyen desquelles notre existence est enchaînée à toute la nature, ce qui nous tient dans une continuelle dépendance de ses lois et de ses anomalies), sont remplies de bouches absorbantes, appartenant à un système particulier qu'on appelle lymphatique ou absorbant, lesquelles communiquent plus ou moins immédiatement avec le torrent de la circulation. Ainsi, les vaisseaux absorbans pulmonaires pompent sans cesse le gaz oxigène de l'air atmosphérique, et cet acte, qui est l'œuvre de la respiration, porte au sang le principe de sa coloration et de sa vivification. Les vaisseaux absorbans de l'appareil muqueux pulmonaire sont eux-mêmes chargés de l'absorption de tous les

liquides et autres substances très-divisées dépo-
sées à leur surface, tels qu'alimens, boissons,
médicamens, poisons, etc. Enfin les absorbans
cutanés pompent également toutes les substances à l'état pulvérulent, mou, liquide et gazeux,
et c'est sur ce fait physiologique que sont fondées
l'ingestion des substances médicamenteuses par
cette voie, et l'explication des empoisonnemens
qui ont lieu lorsqu'on plonge seulement la patte
d'un animal dans un sac de taffetas ciré ou dans
un vase hermétiquement fermé, contenant une
quantité de gaz hydrogène sulfuré ou de tout autre
gaz délétère en l'état de concentration. Voilà
donc trois voies par lesquelles peuvent s'insinuer
les miasmes qui se dégagent des corps malades,
savoir : 1° par la respiration ; 2° par les voies
digestives, comme, par exemple, lorsque le miasme
est conservé dans la bouche et qu'il est dégluti
avec la salive, et 3° enfin, par la peau, qui absorbe
d'autant plus activement que la matière avec laquelle elle est en contact est dans une plus grande
division, comme le prouvent les empoisonnemens
gazeux expérimentés sur des animaux vivans
qu'on vient de citer.

Il n'est point étonnant d'après cela que l'homme
soit si exposé à l'infection morbide des maladies
miasmatiques, lorsque son corps se trouve à portée du foyer infectionnaire, et il n'est pas moins

démontré que l'intromission d'un principe qui est
à l'état volatil peut se faire par une de ces trois
voies ou par toutes à la fois. On a cependant nié
pendant long-temps l'infection par les voies pulmonaires, mais les faits rapportés par les docteurs Audouard et Robert, ont tout-à-fait résolu
cette question, de manière à ne plus laisser aucun doute dans les esprits les plus sceptiques. Il
résulte effectivement du fait rapporté par le docteur Audouard que, lors de l'épidémie de la fièvre jaune à Barcelonne en 1820, des bâtimens qui
n'avaient pas quitté l'Europe, et entre autres une
frégate polonaise, mouillée dans le voisinage et
sous le vent du bâtiment négrier le Grand-Turc,
qui venait de la Havane, et duquel il sortait des
émanations génératrices de la fièvre jaune, ne
tardèrent pas à être infectés de cette maladie,
bien qu'il n'y eût eu aucune communication entre
les équipages respectifs des bâtimens sains avec
celui qui était infectionné.

Le fait du docteur Robert est bien plus curieux
et plus concluant encore. Ce médecin et ses collè-
gues du lazaret de Marseille rapportent qu'un bâtiment danois, capitaine Molde, qui venait de
Malaga, où la fièvre jaune avait été portée de
Barcelonne en 1821, et qui avait perdu un homme
de cette maladie en se rendant à Marseille, ayant
été mis en quarantaine à Pomègue, et ayant

ouvert ses écoutilles, jusqu'alors soigneusement fermées, donna la maladie à plusieurs navires qui étaient auprès de lui dans cette rade. Le capitaine du bâtiment le plus proche et sous le vent du bâtiment infecté, appelé Chiozotto, se trouvant sur le tillac au moment de cette ouverture, fut tellement incommodé de la vapeur putride qui s'en dégagea instantanément, qu'il tomba aussitôt en syncope et fut atteint de la fièvre jaune dont il mourut cinq jours après. Ce même bâtiment eut en outre quinze malades atteints de la même affection, quatre moururent. Ces faits, et surtout le dernier, prouvent donc que le miasme infectionnaire peut promptement être absorbé à distance par la respiration et produire ensuite son effet morbifère.

Mais les maladies contagieuses ne sont pas toujours puisées dans le foyer de l'infection, il arrive bien plus souvent que leur transmission se fait aux individus sains par le contact médiat des objets qui, ayant été placés eux-mêmes dans le foyer d'infection, ou ayant été en contact avec d'autres effets souillés par ce même contact, ont retenu à leur surface ou dans leurs pores une plus ou moins grande quantité de l'élément miasmatique. Tous les objets de hardes, vêtemens, lainages, cotonnades, soieries et, en général, tous les tissus et tous les corps à duvet, sont les substances les plus propres à prendre et conserver le principe contagieux ; et cela, probablement, parce que le principe miasmatique se loge et adhère dans les mailles ou entre les brins des duvets. Ce qui est incontestable, c'est que rien n'est plus connu que ce fait en vertu duquel les Européens qui se sequestrent des Ottomans, à l'époque de la peste, dans les Echelles du Levant, se donnent bien garde de rien recevoir du dehors qui soit d'une semblable nature, repoussant même jusqu'aux pêches parce que leur peau est entourée de duvet. Il n'est pas surprenant d'après cela que les maladies contagieuses aient tant de moyens de multiplication, lorsque les hommes ignorans ou aveuglés par leurs préventions ne prennent aucune précaution pour se garantir des attaques du venin.

Mais il ne suffit pas toujours que le principe miasmatique nous presse et nous environne, il arrive souvent que le miasme n'est pas absorbé, ou que, s'il l'est, c'est en si petite quantité qu'il est, en quelque sorte, aussitôt digéré et expulsé sans porter de perturbation notable dans l'économie, et c'est cette circonstance qui donne beau jeu aux anti-contagionistes. Mais n'en peut-on pas dire autant de toutes les maladies dont on ne conteste pas la contagion ; telle que la gale, la syphilis, voire même la petite vérole, et ne voit-on pas tous les jours que sur une foule d'individus qui se sont exposés à la contagion de ces maladies, à peine y a-t-il un ou deux qui en soit atteint. On ne peut expliquer de pareilles exceptions qu'en admettant qu'il existe chez certains individus, et surtout dans le système absorbant, des dispositions particulières propres à résister à l'introduction du principe délétère, ou bien encore que la faculté absorbante, surtout dans le système cutané, a ses époques d'activité et de repos, de sorte qu'on pourrait impunément s'exposer à l'action d'un foyer contagieux dans cette dernière période, tandis qu'il n'en serait pas de même dans la première. L'état de plénitude ou de vacuité de l'estomac, c'est-à-dire le travail de la digestion, serait-il celui de la moindre activité des absorbans cutanés, tandis qu'au contraire l'état de vacuité serait celui de l'activité de ces vaisseaux? cela est vraisemblable, car on a toujours recommandé, et probablement par suite des leçons de l'expérience, de ne jamais visiter les malades atteints de maladie contagieuse sans avoir pris quelque aliment, mais alors il faut avoir soin de ne point avaler sa salive, qui pourrait porter aux vaisseaux chylifères le principe de la contagion.

Il a été aussi bien reconnu que le sommeil favorise singulièrement l'absorption des miasmes

morbifères, car, au rapport de Lind, malheur à
ceux qui, dans les pays chauds où il règne une
maladie endémique, passent la nuit et s'endorment au bivouac, ils ont bientôt contracté la
maladie ; et, au rapport de Torti, Lancisi et
Bailly, malheur aux voyageurs qui s'endorment
seulement dans leur voiture en traversant les
Marais-Pontins, où, comme nous l'avons dit, il
règne habituellement des fièvres intermittentes,
de mauvais caractère, ils s'éveillent souvent avec
le frisson fébrile. La connaissance de ces faits
explique pourquoi le choléra, et, en général,
toutes les maladies contagieuses se multiplient
avec tant d'activité chez le peuple, dont toutes
les familles, couchées dans une même pièce, ne
tardent pas, lorsqu'il y a un malade, à être infectées de la maladie si elle est contagieuse.

Une nouvelle question se présente relativement à la distance à laquelle peuvent s'étendre
les émanations infectionnaires. Peuvent-elles se
répandre dans l'air atmosphérique et porter ainsi
dans toutes les directions des vents le principe
morbifère ? On ne sait encore jusqu'à quel point
cette dernière proposition pourrait recevoir une
solution, savoir, quelle pourrait être l'étendue
d'un foyer infectionnaire; ce qu'il y a de certain
c'est qu'on doit redouter comme séjours de l'infection tous les appartemens occupés par des ma-

lades atteints de maladies contagieuses dans lesquels on néglige les renouvellemens fréquens de
l'air. Ce qui n'est pas non plus douteux, d'après
les observations citées plus haut, c'est que le
principe infectionnaire peut, au sortir de son
foyer, être porté par un courant d'air à quelque
distance de son point de départ, et y produire
son effet, témoin les faits rapportés plus haut
par les docteurs Audouard et Robert. Et qu'on
ne dise pas que ce mode d'infection n'est point
contagieux, mais bien une preuve que les maladies provenant de cette cause rentrent dans le
cadre de toutes celles qui portent une perturbation dans les fonctions physiologiques des organes;
car, alors, pourquoi cette spécialité sans cesse
renaissante avec les mêmes caractères sous l'influence d'une cause spéciale. Il est donc évident
que l'infection miasmatique ne diffère en rien
des autres contagions, sous le rapport des effets
produits sur l'économie animale, et que la seule
différence qui la distingue c'est la sphère d'activité à distance du foyer dont elle émane.

Toutefois nous pensons qu'à moins d'un courant d'air qui transporterait les miasmes infectionnaires directement sur un point sequestré à
une petite distance, les individus isolés sur ce
point n'auraient absolument rien à redouter du
transport par l'air du principe contagieux : témoin

les succès constans qu'obtiennent de cette conduite les Européens dans les Echelles du Levant.

Toutes les maladies contagieuses ont une période d'incubation, presque déterminée pour la
petite vérole, la rougeole et la syphilis. En est-il
de même pour l'infection du choléra morbus?
Cette question est encore du plus haut intérêt.
Voici, à cet égard, ce qu'il serait permis de conclure des faits. L'absorption se fait-elle par l'acte
de la respiration et de la digestion, le mal est
presque instantané, et le malade succombe en
peu d'heures comme par l'effet d'un poison activement délétère. L'absorption, au contraire, se
fait-elle par la peau, le venin reste plus long-
temps pour arriver au foyer de la vie, au centre
de la circulation, et alors, il peut y avoir une
période d'incubation plus ou moins longue qui,
toutefois, d'après les faits, ne saurait excéder
deux ou trois jours, et c'est sans doute à cette
circonstance que les pays les plus éloignés de
France seront redevables du retard que mettra
la maladie à leur arriver, parce que, en effet, tous
les malades contaminés qui partent de Paris sont
arrêtés en route à tout au plus trente ou quarante
lieues de distance par l'invasion de la maladie
qui les empêche d'aller plus loin : c'est ainsi que
Lyon et Grenoble, au moment où j'écris, se trouvent encore exempts de l'infection, et qu'ils ne

pourront être infectés, savoir : Lyon (à moins
que l'évènement ne soit anticipé par le transport
de hardes ou de marchandises), que lorsque le
choléra se sera rapproché de cette ville de trente
à quarante lieues au moins, et Grenoble, que
lorsque cette dernière ville sera atteinte, et ainsi
successivement dans toutes les villes de la France;
et cette circonstance est tellement remarquable
que seule elle serait suffisante pour démontrer la
nature contagieuse de la maladie. Car on pourrait à la rigueur, sauf les exceptions que je viens
de mentionner, déterminer en quelque sorte
d'avance les étapes de ce cruel voyageur.

Prodrome ou symptômes précurseurs.

D'après ce qui vient d'être dit sur la presque
nullité de l'incubation du choléra, lorsque le
principe en a été pompé par la respiration, il est
impossible qu'il y ait un intervalle appréciable
entre l'infection et l'invasion. Dans ces cas, ainsi
que je l'ai dit, le malade est aussitôt en proie aux
symptômes les plus alarmans et il reste peu de
ressources à l'art pour venir au secours de la
vie près de s'éteindre sous les coups du poison,
mais lorsque l'absorption s'est faite par les absorbans du système dermoïde, et surtout lorsque
le principe délétère n'a été introduit qu'à une

faible dose, alors l'infection décèle sa présence par un malaise général, accompagné d'une sensation douloureuse au centre épigastrique, lassitude des membres, faiblesse plus ou moins grande, sentiment d'oppression dans la poitrine, étourdissement, tintemens d'oreilles, les yeux déjà abattus et ayant perdu leur éclat.

Tels sont les premiers symptômes qui annoncent le début de la maladie, et déjà on y reconnaît les effets les moins équivoques d'un poison débilitant qui s'est introduit dans l'économie animale et qui porte, dans tous les organes, l'énervation et l'engourdissement. L'observation de ces phénomènes doit d'autant plus fixer l'attention, que tous les médecins sont d'accord que c'est surtout le moment le plus favorable pour agir; car, quelques instans plus tard, les secours les plus actifs, employés sans relâche, ont beaucoup moins d'activité, ce qu'il nous sera facile d'interprêter plus bas.

Invasion de la maladie.

Les symptômes que nous venons de mentionner peuvent être considérés comme des signes caractéristiques de l'infection. Le principe délétère est introduit, il circule, il *inficie* déjà tous les organes, le cœur, le cerveau, les poumons, les membranes muqueuses digestives, etc., et son contact est partout si vénéneux, que la nature, dès le début, semble annoncer son impuissance pour lui résister. Cette impuissance est même tellement évidente dans certains cas, que le malade succombe comme assommé ou asphyxié, avant que la nature ait eu le temps de réagir contre son ennemi. Or, de tels événemens ne peuvent s'expliquer, tant pour le choléra que pour la peste du Levant, dans laquelle ces cas ne sont pas rares, ou que par la force et la quotité de la dose du venin introduit, ou que par la faiblesse constitutionnelle ou acquise du sujet, circonstances qui, dans les deux cas, décident de la nullité de la résistance de la vie contre un ennemi supérieur.

La syncope est alors l'unique tableau qui annonce le passage de la vie à la mort.

Cependant la maladie ne présente que rarement le spectacle d'une marche aussi tragique, et, dans le plus grand nombre de cas, la lutte de la vie, aux prises avec cet ennemi, laisse le temps à l'art de lui porter des secours quelquefois efficaces, mais trop souvent insuffisans. Le premier et le plus caractéristique de tous les phénomènes qui se manifestent alors, c'est une douleur très-forte au creux de l'estomac, accompagnée de coliques atroces dans tout le trajet du tube

digestif; à ce symptôme indicateur succèdent
aussitôt, dit le rapport de la commission de l'A-
cadémie, les vomissemens répétés, les selles fréquentes; les matières rendues d'abord, composées
de substances nouvellement ingérées, se montrent
bientôt fluides, blanchâtres, floconneuses et semblables à une forte décoction de riz bien cuit;
crampes violentes et douloureuses aux membres
tant supérieurs qu'inférieurs; successivement refroidissement du corps, suppression d'urines, froid
glacial aux extrémités dont la peau pâle, humide
et ridée devient rapidement violette, bleue ou
même d'une teinte noire; le visage, d'abord pâle,
avec les traits décomposés, prend la teinte, les
rides et le froid des extrémités, le pouls, au
début, petit et précipité, s'affaiblit et finit par
disparaître; les yeux sont contractés dans leurs
orbites; et la face hippocratique termine ordinairement ce triste et douloureux spectacle d'une
lutte, si souvent inégale, entre la vie qui succombe et le venin inexorable qui la détruit.

Tel est le tableau sommaire, mais suffisant et
surtout fidèle, du choléra indien, et ce qu'il y a
de remarquable dans cette description, c'est
qu'elle est indentiquement la même pour toutes
les maladies observées dans l'Inde, à Moscou, en
Sibérie, à Londres et à Paris. Partout, pour me
servir de l'expression pittoresque du docteur

Magendie, c'est une affection qui cadavérise en peu d'heures les malades qui en sont profondément atteints, et chez lesquels il ne reste bientôt plus d'autres signes de la vie que des vomissemens convulsifs qui semblent s'opérer par un cadavre glacé.

Diagnostic du choléra asiatique.

Les symptômes de cette maladie sont tellement tranchés qu'il est impossible de la confondre avec aucune autre maladie, sans en excepter même le choléra sporadique. Ce dernier, en effet, s'il a quelque rapport avec lui par les phénomènes extérieurs, en diffère essentiellement par la nature du mal qui est entièrement local et éventuel. La couleur des matières liquides vomies et évacuées par les selles, qui dans la maladie sporadique est toujours plus ou moins verte ou jaune, tandis qu'elle est blanche constamment dans l'exotique, la teinte violacée des membres, la suppression de l'urine, et, en général, son existence liée à une meurtrière épidémie empêcheront toujours les observateurs de faire à cet égard la moindre confusion.

Mais si tous les médecins sont bien d'accord sur les phénomènes extérieurs, caractéristiques du choléra asiatique, il n'en est pas malheureusement de même quant à son siége et à sa nature, en effet, les uns prétendent, et c'est le plus grand nombre, que la maladie est simplement épidémique, tandis que d'autres soutiennent avec beaucoup plus de fondement qu'elle n'est épidémique que par la voie de la contagion.

Et c'est ici précisément qu'existe le point controversé de la difficulté qui partage les médecins en deux sectes, sous le rapport de l'opinion, savoir : les contagionistes qui, ainsi que je l'ai déjà dit, soutiennent que la maladie est essentiellement et exclusivement transmissible par contagion, et les anti-contagionistes qui prétendent qu'elle est au contraire exclusivement épidémique.

Comme le sort de l'humanité est évidemment lié au triomphe de l'une ou de l'autre de ces opinions et que déjà le système de l'anti-contagion nous a fait goûter largement les fruits amers de sa doctrine, il est temps aussi que la vérité ait son tour, qu'on écoute et qu'on éprouve ses préceptes, il est temps enfin qu'on se dégage des préjugés qui nous ont été imposés et qui nous oppriment, sur la vue des pièces du procès et en dehors de l'influence des hommes qui se sont établis, en vertu de leur crédit auprès des autorités, les juges en dernier ressort d'une cause qui intéresse toute la société et que tous les médecins sont appelés à défendre.

Pour bien juger de la nature du choléra indien,
nous ne pouvons mieux faire que de nous conformer au plan suivi par la commission de l'A-
cadémie ; en conséquence, nous allons d'abord
examiner le mal dans ses symptômes, nous l'étu-
dierons ensuite dans ses effets, pour remonter
ainsi à sa cause efficiente. Or, ces symptômes,
ainsi que nous l'avons déjà observé, sont absolument les mêmes dans toutes les latitudes du globe
où la maladie s'est présentée : dans l'Inde comme
en Sibérie, à Londres comme à Paris ; la maladie n'a pas éprouvé la plus légère modification
de l'influence du climat et des saisons, non plus
que des nationalités des peuples, de leurs habitudes, de leur manière de vivre. L'homme effé-
miné comme l'homme laborieux, l'artisan comme
l'homme de cabinet, le riche comme le pauvre,
le savant et l'ignorant, l'Indien et le Tartare,
le Français et l'Anglais usant des liqueurs alcooliques et le Persan abstème, tous éprouvent les
mêmes phénomènes, tous sont travaillés par le
mal et tués de la même manière.

Que doit-on conclure de ces faits constans ?
que partout où l'on voit les mêmes effets sans
aucune variation, on doit supposer une même
cause, ainsi la gale est partout la gale, parce
qu'elle est due à la présence d'un ciron de la
même espèce ; la petite vérole se reproduit chez

tous les peuples avec les mêmes symptômes,
parce que chez tous elle est l'effet, le fruit d'un
virus spécial qui agit sur le corps humain constamment de la même manière, etc.

Cette circonstance d'identité dans les phénomènes d'une maladie, malgré les différences individuelles et locales est donc déjà une preuve qu'il
doit y avoir aussi une cause spéciale qui produit
le choléra, et qu'il faut que cet agent n'éprouve
lui-même aucune altération dans sa nature, malgré sa transplantation dans des climats si divers,
pas plus que la semence de la gale et de la petite
vérole, de la syphilis, etc. Mais, dira-t-on, où
se tient cette semence, ce germe du choléra?
Rien n'est plus simple que la solution de cette
question. Cette semence, répondent les contagionistes, ne peut provenir que des corps des
cholériques, de même que celles qui produisent
la gale, la variole, la syphilis procèdent des corps
qui sont affectés de ces maladies.

Enfin, comment ce germe se transmet-il d'un
individu malade à un individu sain? Eh! cela va
sans dire, dit le contagioniste, de la même manière que cela a lieu pour les maladies dites contagieuses qu'on vient de mentionner, c'est-à-dire
par le contact immédiat d'homme à homme,
ou médiat de l'homme avec un objet qui a été
infecté par le malade, et, enfin, par le séjour plus

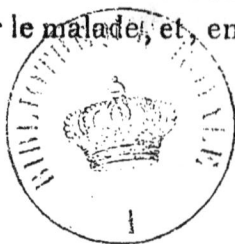

7

ou moins prolongé de l'homme sain dans l'atmosphère infectée par la présence de celui-là.

Ces réponses sont si naturelles, si conformes aux plus simples notions des lois de la nature, elles sont tellement en harmonie avec les lumières du bon sens et de la raison que vous les croiriez sans réplique. Cependant elles ont trouvé des contradicteurs parmi des médecins recommandables, qui n'hésitent pas à affirmer que tout ce que disent les contagionistes ne repose que sur des observations mal faites et des faits controuvés.

Le choléra, disent-ils, d'un ton dogmatique, n'est autre chose que l'effet de la constitution atmosphérique, c'est l'atmosphère elle-même qui renferme l'agent épidémique, le principe occulte générateur de cette cruelle maladie, à laquelle on ne peut échapper que par les secours de l'hygiène, par les soins de propreté, la tempérance, etc.

Voyons maintenant si cette théorie si touchante pourra supporter les plus petits assauts du plus simple bon sens, et présentons cette lutte sous forme de dialogue.

Le bon sens. Vous dites donc, MM. les anti-contagionistes que le choléra indien existe dans l'atmosphère et vous voulez persuader aux hommes qu'il faut se résigner à ses coups, qu'ils ne peuvent amortir que par les précautions de l'hygiène, relatives seulement à la propreté et à la tempérance. Ces conseils sont salutaires, sans doute, pour nous tenir en garde contre toutes les maladies possibles. La propreté et la tempérance en toutes choses ont toujours été considérées comme des moyens conservateurs de la santé. Mais cette morale est aussi celle du Coran, c'est celle que suivent les musulmans, pour qui, comme vous savez, la fatalité est un article de foi. Eh bien! quel fruit retirent-ils de leurs pénitences et des privations qu'ils s'imposent lorsqu'une épidémie pestilentielle vient se déborder sur eux? ils meurent comme les mouches en automne, tandis que ces barbares de chrétiens, qui ne croient pas plus à la fatalité qu'à un agent épidémique dans l'atmosphère, mais qui sont persuadés, au contraire, que la peste se communique, restent debout et en bonne santé, en s'isolant des pestiférés; voilà des faits que vous ne pouvez révoquer en doute.

L'anti-contagioniste. Les musulmans ont raison, la peste n'est pas plus contagieuse que la fièvre jaune et le choléra; lorsque ces maladies règnent dans une contrée, il ne faut pas en rechercher la cause ailleurs que dans un foyer local d'infection qui peut se développer partout de la même manière.

Ainsi, la peste n'est pas plus exclusive à l'E-
gypte que ne l'est la pleurésie. Les mêmes circonstances et les mêmes agens météoriques ou
chimiques, qui lui ont donné naissance sur les
bords du Nil, peuvent l'engendrer à Marseille, à
Toulon, à Moscou, à Rome, etc. Tout ce qu'on a
dit de l'importation de cette maladie, des Echelles
du Levant dans l'Occident, ne sont que des fa-
bles, des assertions hasardées, qui reposent plutôt
sur des préjugés que sur des faits positifs et bien
constatés. Il en est de même de la fièvre jaune
et du choléra. Les épidémies de fièvre jaune
qui ont ravagé, dans ces derniers temps, Cadix
et Barcelonne, n'avaient point été importées de
la Havane ni d'autres lieux, comme on l'a prétendu ; elles étaient le résultat des mêmes circonstances géologiques et atmosphériques qui
donnent naissance à cette maladie, soit en Guinée,
soit dans les Antilles, soit à la Havane, etc.;
le choléra indien est dans le même cas. Ainsi,
l'établissement des lazarets et toutes les mesures
sanitaires préventives, employées par les gouvernemens pour se garantir de ces épidémies, sont
tout-à-fait inutiles; elles ne font que centupler
les forces du mal, 1° en répandant la terreur
parmi les citoyens, qui, sur la foi des autorités,
croient à la contagion, et contractent ainsi la
maladie régnante par la peur; 2° en apportant

une grande entrave au commerce, dont le résultat est d'augmenter la misère et les privations des classes pauvres, nouvelle source de la multiplication du mal. Mieux vaut donc laisser tout le monde libre de communiquer, de vaquer à ses affaires, de fuir même le foyer de l'infection; traiter, par les meilleures méthodes possibles, les malades, et laisser faire son cours au fléau, qui, tôt ou tard, finit toujours par s'éteindre.

Le bon sens. J'admire tous vos beaux raisonnemens, car ils sont favorables à la liberté individuelle, et économiques pour les gouvernemens. C'est bien quelque chose, mais ce n'est pas tout; il faut aussi que la société y trouve son compte, et qu'elle ne soit pas abandonnée au milieu d'une fausse sécurité, sans défense contre l'ennemi qui l'écrase à merci et miséricorde, malgré les secours dévoués, mais insuffisans, de l'art; et le fait que je vous ai cité à l'égard de la peste, frappant le musulman stupide qui, croyant à la fatalité, ne prend aucune précaution, pendant qu'elle épargne le chrétien qui s'isole des personnes et des choses infectées, ce fait, dis-je, auquel vous n'avez rien répondu, me retiendra toujours fidèle à la croyance de la contagion, au moins pour la peste, jusqu'à preuve contraire.

Toutefois, je demanderai comment vous concevez la formation d'un foyer d'infection dans l'air, pouvant agir sur les uns et non sur les autres ; ce foyer se forme-t-il spontanément ? est-il dégagé de la terre, ou est-il porté par l'atmosphère ?

L'anti - contagioniste. Le foyer d'infection d'une épidémie est toujours le produit de quelques circonstances particulières, ordinairement passagères dans une région du globe. On ne sait trop comment cela se passe, mais il est bien positif qu'on le voit, dans de certaines maladies insolites, se développer, se multiplier, s'étendre, ce qui ne peut être que l'effet d'un agent occulte, qui modifie nos corps et donne lieu à un mal plutôt qu'à un autre, et ce mal finit avec la cessation de la cause qui l'a produit.

Le bon sens. Ce raisonnement est un peu emprunté à la métaphysique, et votre cause occulte a de grands traits de ressemblance avec la matière subtile des anciens physiciens, qui, ne connaissant pas les corps gazeux, expliquaient tout par son secours. N'importe, admettons cet agent occulte épidémique. Comment la nature en accouche-t-elle ? est ce par un conflit qui se passerait, dans les différens élémens qui constituent l'atmosphère, comme, par exemple, un dérangement dans la proportion de ses principes constituans, une altération dans ses qualités, dans ses différens degrés de température, de sécheresse et d'humidité, dans ses météores, soit aqueux, soit ignés, soit électriques?

L'anti-contagioniste. Tout cela peut à la fois y contribuer, sans qu'on puisse plus accuser une chose qu'une autre.

Le bon sens. Eh bien! admettons cette supposition, qui est vraie, au fond, et reconnue par tous les médecins observateurs de tous les temps et de tous les pays. L'air atmosphérique est le laboratoire des agens épidémiques; nous ne contestons point cette proposition. Mais, si elle est fondée en principe, il faut qu'elle le soit dans ses conséquences, *cuique suum.*

Or, si nous examinons géographiquement le globe, du nord au midi ou d'un pôle à l'équateur, nous voyons que l'atmosphère diffère, par ses qualités physiques, sa pression, sa température, sa sécheresse, son humidité, ses météores, etc., d'une manière incomparable, surtout entre les extrêmes, et, comme ces différences en occasionnent d'autres sur le sol correspondant, dans les productions de la nature, les géographes ont divisé la terre en plusieurs bandes, zones ou climats, qui, subordonnés aux influences qu'ils reçoivent de l'air et de ses qualités, ont reçu le nom de zone torride, de zone tempérée et de zone glaciale. Toutes ces zones se distinguent non-seulement par leur température, mais encore par leurs productions organiques, et même par les maladies des hommes qui les habitent.

Donc, comment admettre que des conditions si différentes, dans l'atmosphère et sur le sol, puissent donner lieu à des élémens épidémiques semblables dans ces divers climats? comment supposer que les masses froides de l'atmosphère dans le voisinage du pôle produiront les mêmes effets que les masses embrasées des régions équatoriales? que les bouches de la Vistule, de la Tamise, de la Seine, du Rhône et du Rhin, qui prennent leur source dans des monts glacés, et qui ne débordent presque jamais, pourront donner lieu aux mêmes phénomènes et aux mêmes élémens de causalité morbide, que le Nil, le Gange, le Sénégal, l'Euphrate, qui prennent naissance dans les régions brûlantes inter-tropicales, et qui débordent presque régulièrement toutes les années, en accumulant dépôt sur dépôt de toutes les matières charriées par leurs eaux bourbeuses? Autant vaudrait-il dire que le cocotier et l'ananas peuvent végéter sur les rives de la Seine et de la Tamise, et le pommier de nos climats tempérés sur les bord du Gange et du Sénégal?

Aussi tous les observateurs sont-ils d'accord sur ce point, les maladies des hommes diffèrent

suivant les climats comme leurs mœurs et leurs
gouvernemens, comme les productions du sol, et,
en se renfermant strictement dans le cercle des
lois de la nature et des connaissances physiques,
il n'est pas plus au pouvoir du Rhin, du Rhône
et du sol qu'ils arrosent de donner naissance au
choléra que de nourrir les plantes qui végètent
entre les tropiques; le choléra ne peut donc être
qu'une production des pays chauds, et sa patrie
est incontestablement les bouches du Gange où
nous le voyons régner constamment, ou bien
s'éteindre et se renouveler comme les plantes
annuelles.

L'anti-contagioniste. Nous ne nous attendions
guère à ces observations. Toutefois elles ne laissent pas notre système dénué de toute ressource,
il nous reste au moins celle de supposer que les
mêmes élémens qui ont engendré le choléra sur
les bords du Gange ont, depuis 1817, voyagé
dans les masses atmosphériques et qu'ils sont
enfin arrivés, après quinze ans de marche, sur
la capitale de la France. Après avoir passé par
l'Angleterre, ils ont traversé la Manche et la
Normandie, sans faire de mal à personne, en
conservant toute leur rigueur pour la ville qui
a donné le grand scandale de l'union de la mon-
archie avec la liberté.

Le bon sens. La masse atmosphérique qui ren-

fermait dans son flanc le monstre cholérique,
c'est-à-dire le principe occulte qui l'engendre,
partie du Gange, il y a quinze ans, après avoir
exercé ses ravages, pendant ce temps, dans
l'Asie, la Chine, l'Afrique, l'Arabie, la Russie,
l'Allemagne, l'Angleterre, s'est enfin décidée à
venir en France. Mais, alors, comment suppo-
sez-vous qu'elle voyage? est-elle portée sur les
ailes du vent, ou bien jouit-elle du privilége
d'être fixe et immobile, quand il lui plaît de s'arrêter, à l'effet de châtier le genre humain? Dites-
nous aussi s'il lui est facultatif de former, au gré
de sa volonté, une île immuable au milieu de
toutes les autres colonnes atmosphériques, qui
se meuvent sans cesse et qui font quelquefois plus
de soixante lieues en vingt-quatre heures?

L'anti-contagioniste. Il faut bien que cela soit
ainsi, autrement, notre système serait sans vraisemblance; à moins qu'on ne veuille encore nous
permettre de supposer que l'agent épidémique
du choléra s'échappe par des fissures de la croûte
du globe, et répande son venin sur les gens mal-
propres et les ivrognes qui lui déplaisent, sans
pouvoir empêcher qu'il n'en pénètre aussi quelques atomes indisciplinés sous les lambris dorés.

Le bon sens. Tout ce que vous me dites là est
du vrai romantisme physique. Or, je n'ai point
étudié cette espèce de physique; en attendant

que vous ayez composé là-dessus un bon traité
qui nous éclaire sur cette nouvelle science et qui
nous apprenne comment il y a des îles et des
continens atmosphériques immobiles, des cra-
tères vénéneux invisibles, etc., vous trouverez
bon que je m'en tienne à la croyance si simple
et si naturelle de la contagion, qui a pour elle
l'expérience et la certitude d'avoir garanti plus
d'une fois la vie d'un grand nombre d'hommes,
dont vous ou vos pères faites peut-être partie.
Telle est pourtant, en dernière analyse, la force
des argumens des anti-contagionistes. Nous verrons plus bas s'il seront plus invincibles dans
l'allégation des faits invoqués par eux.

Ainsi, on voit que, relativement aux symptômes, il faut absolument admettre que le choléra
se comporte comme les maladies contagieuses,
c'est-à-dire qu'il ne reçoit aucune influence, ni
aucune modification de toutes les circonstances
qui modifient les maladies non contagieuses et
qu'il doit être assimilé entièrement, sous ce rapport, à la petite vérole, dont on ne conteste pas
la contagion.

Voyons maintenant si les anti-contagionistes
seront plus heureux dans leurs argumens tirés
des caractères nécropsiques de la maladie.

Les ouvertures du corps faites dans l'Inde, à
Moscou, à Berlin, à Vienne, à Pest, à Londres

et à Paris, offrent aussi partout les mêmes résultats. Tantôt on ne trouve rien, et c'est lorsque
la mort survenue promptement n'a pas laissé à
la nature la force et le temps de réagir, tantôt on
trouve des rougeurs, avec engorgement, plus ou
moins marquées, dans la tunique interne de l'estomac et des intestins (surtout du gros), ainsi que
dans le système nerveux, le cerveau, la moelle
épinière, les méninges. On trouve aussi souvent
dans les ganglions, des rougeurs, des injections
plus ou moins marquées ou prononcées, sortes
d'altérations simulant l'inflammation ; presque
constamment le cœur est ramolli et rempli de
caillots de sang noir.

Toutes ces lésions ont servi de fondement à
autant de diagnostics ou d'explications différentes, suivant l'idée dominante de leurs auteurs.
Ainsi, il en est qui, considérant les affections
ganglionaires comme plus constantes, et comme
point de départ de toutes les autres, ont placé le
siége de la maladie dans le nerf trisplanchnique;
d'autres dans le cerveau; quelques-uns dans la
moelle épinière, suivant que les degrés de lésions trouvées dans ces parties ont plus ou moins
concordé avec leur manière de voir; d'autres,
enfin, et le docteur Broussais est de ce nombre,
n'hésitent pas à affirmer que le siége essentiel et
primitif du mal est toujours dans la membrane

muqueuse de l'estomac et de tout le tube alimentaire, ne considérant les autres lésions que comme
sympathiques et secondaires.

Mais toutes ces théories versatiles dénotent
évidemment que l'anatomie pathologique est un
mauvais guide pour nous éclairer en pareil cas.
En effet, en se dégageant de toute prévention et
en s'affranchissant du joug des idées dominantes
qu'ont imposé depuis plusieurs années à la science
les découvertes de l'anatomie pathologique (dont
les arrêts, le plus souvent, ne font que signaler
le mécanisme de la mort que nous révèlent les
ravages dont il s'agit), on ne verra dans ces ravages autre chose, si ce n'est qu'il y a eu réaction
vigoureuse et opiniâtre de la part de la nature
contre un ennemi puissant pour s'en délivrer;
mais qu'elle y a succombé.

Les lésions, prétendues inflammatoires, ne sont
donc que les effets et les traces du théâtre de
cette lutte impuissante. Ainsi, celui qui meurt
après 3o ou 32 heures de douleurs ne meurt
point de ces lésions, insuffisantes pour donner la
mort; mais il meurt comme celui qui a succombé
dans les premiers momens, c'est-à-dire par l'action du venin qui a pénétré dans le torrent de la
circulation, qui a attaqué le principe radical
de la vie, qui a, en un mot, asphyxié tous les
organes, entre autres le piston vital de la circu-

lation, le cœur, comme on semble seulement le reconnaître aujourd'hui. Cette action est la même que celle de l'acide hydrocianique qui anéantit le principe de la vie, du venin de la vipère, de celui du serpent à sonnettes qui provoquent également des vomissemens et des mouvemens convulsifs, sans qu'on puisse dire pour cela que le venin n'ait agi que sur l'estomac et le canal intestinal.

Telle est la théorie vraie, la seule admissible du choléra considéré dans son ensemble, et non pas tronqué, mutilé et isolé de sa cause efficiente matérielle, à laquelle tous les autres phénomènes, tant vivans que cadavériques, sont entièrement subordonnés. Cette cause matérielle est partout, et elle agit partout en attaquant le principe radical de la vie : c'est le venin contagieux.

C'est sans doute cette opinion qu'a voulu émettre la commission de l'Académie, en la déguisant toutefois sous une forme dans laquelle les auteurs pussent tous reconnaître quelque chose de leurs idées, savoir, que le choléra est une maladie grave dont les phénomènes vivans et cadavériques décélaient à la fois deux élémens, dont l'un était une lésion profonde dans l'innervation, et l'autre un état catarrhal de la membrane muqueuse gastro-intestinale. Il ne manquait plus, pour compléter ce diagnostic, que d'introduire sur la scène le principal acteur, l'agent délétère.

Mais cela n'a pas été fait, et il ne m'appartient pas de juger des motifs de cette réticence, qui, dans tous les cas, ne paraissent pas du moins contraires à l'opinion de la contagion.

Il n'en est pas de même du diagnostic du docteur Broussais; et sa théorie, exposée d'un ton affirmatif dans des leçons publiques, qu'ont répétées tous les journaux quotidiens de la capitale, pouvant exercer une fâcheuse influence sur les esprits, relativement à la question que j'ai soulevée dans le seul intérêt de l'humanité, je me vois forcé d'entrer en lice avec un aussi terrible jouteur. Je sais qu'il a en sa faveur l'éclat de la célébrité et des services réels qu'il a rendus à la science; qu'il est chef d'une école qui compte de nombreux disciples; qu'il est entouré de tout le prestige qui distingue d'une manière si avantageuse les praticiens qui se sont fait une grande renommée dans la capitale; qu'il a pris, dans ces derniers temps, auprès des autorités, un ascendant qui pourrait faire échouer l'exécution de mes vœux philanthropiques; je n'ignore pas, enfin, que je n'ai moi-même à opposer à tant de titres imposans qu'une vie jusqu'ici passée dans l'obscurité d'une ville de province, bien qu'elle ait été consacrée tout entière à l'étude et au travail; mais, je ne crains pas de le dire, je suis en ce moment le soldat, le champion de la vérité, et, en cette qualité, j'ai confiance en la bonté de ma cause et je suis fort, sinon de mes propres forces, au moins de celle de mes armes.

Examinons donc sans prévention et sans crainte, et discutons sans passion.

« Le docteur Broussais considère le choléra-morbus comme une gastro-entérite extrêmement violente et étendue , dont l'effet le plus terrible est de paralyser l'action du cœur. Cette gastro-entérite, dit-il; qui a bien quelque chose de particulier dans ses causes et dans son développement, réagit sur les autres organes et cause ainsi leur inflammation ou seulement le désordre qu'on observe dans leurs fonctions. Ces désordres s'expliquent facilement pour quiconque est habitué à étudier les nombreuses sympathies qui lient les organes digestifs avec les autres viscères; ils peuvent d'ailleurs se rencontrer à un pareil degré chez quelques sujets hors le temps de l'épidémie, et un assez grand nombre de cas de cette espèce s'est offert à son observation. Il affirme notamment que les autopsies cadavériques ont démontré, en opposition avec les assertions des médecins du Nord, que l'inflammation du tube digestif n'est jamais plus intense, plus étendue, que lorsque les malades ont succombé après quelques heures seulement de maladie. » (Extrait du

Journal de médecine et de chirurgie pratique du mois de mai, 5ᵉ cahier de 1832.)

J'ai extrait ce fragment textuellement de ce journal, parce qu'il m'a paru renfermer, en très-peu de mots, le résumé de la doctrine de ce professeur sur le choléra.

Le docteur Broussais, tous ses ouvrages en font foi, est plein d'une idée mère, qui domine toutes les autres, sur laquelle il a fondé tout son système de pathologie. C'est le pivot unique autour duquel viennent sans cesse se rallier toutes ses découvertes et toutes les productions de son génie. Cette idée mère, c'est l'irritation, qui n'est qu'un premier degré de l'inflammation, laquelle est elle-même le second et le dernier ou la fin de toutes les maladies. L'observation des maladies chirurgicales, dans lesquelles, en effet, l'irritation locale est toujours le premier phénomène morbide qui provoque tous les autres, dans tous les cas où la fièvre vient compliquer la maladie externe, et ensuite les ouvertures des corps dans lesquels on trouve des lésions locales de même aspect et souvent de même nature que l'inflammation ; voilà, sans doute, les deux élémens qui ont pu contribuer à faire considérer à ce professeur l'irritation comme étant toujours la puissance ennemie et la force unique qui préside à tous nos maux.

D'après cela, plus de maladies particulières, plus d'entités; les médecins, jusqu'à la découverte de cette vérité, n'avaient été que des ontologistes, c'est-à-dire des hommes qui avaient pris des chimères pour des réalités; ainsi, ce que l'on avait regardé comme des maladies, et que l'on avait qualifié comme des êtres réels, n'était que des modifications des organes, des désordres physiologiques qu'il fallait réprimer, sans aucun égard pour ce que les anciens avaient dit. Toute la médecine consistait à savoir rencontrer, apprécier et combattre l'irritation ou l'inflammation, toujours localisée sur un point ou sur un autre; les phénomènes concomitans avec ce génie du mal installé dans notre organisme n'étant que des réactions sympathiques qui ne changeaient rien au fond de l'affection locale.

D'après cela, encore, plus de spécialité dans la pathologie; plus de fièvres essentielles; plus de nécessité de remonter aux causes, d'observer la marche des maladies, d'en étudier les crises. La pathologie, réduite ainsi à sa plus simple expression, est toute renfermée dans la connaissance d'un fait, l'irritation. Telle est, en peu de mots, la base de la doctrine *physiologique,* ainsi qualifiée par son fondateur.

Je ne parlerai point ici des nombreuses difficultés que cette théorie a rencontrées dans les

faits pour son application ; des démentis, sans
cesse renaissans, que lui donne la nature ; des
écueils insurmontables contre lesquels elle vient
se briser dans le plus grand nombre de cas ; des
oppositions que lui ont élevées des observateurs
savans et consciencieux ; je ne dirai rien non
plus des concessions arrachées à l'auteur ou des
subterfuges employés par lui pour se tirer d'une
lutte aussi inégale, ni des modifications que la
force de la vérité a apportées successivement à
son système ; cela me sortirait de mon sujet, et je
n'ai point l'intention d'établir ici une polémique
sur une doctrine dont le temps a déjà fait ou ne
peut pas manquer de faire promptement justice.
Je dirai seulement que le docteur Broussais étant
dans l'habitude de supposer toujours une irritation gastro-intestinale dans tous les cas de fièvre
où il n'y a encore évidemment aucune lésion
locale dessinée, sans en excepter les fièvres d'é-
ruption de la variole et de la rougeole, il n'est
pas étonnant qu'il considère le choléra comme
une phlegmasie violente et essentielle du canal
intestinal, envisageant tous les autres phénomènes comme symptomatiques et sous la dépendance de cette affection ; et, bien qu'il soutienne,
en opposition avec tous les médecins qui ont fait
des ouvertures du corps dans l'Inde, dans le Nord,
à Londres et à Paris, que jamais la phlegmasie

dont il s'agit n'est plus violente que lorsque le malade succombe en deux ou trois heures, il nous sera permis d'en douter par les raisons que nous déduirons plus bas.

En attendant, je veux bien supposer que ce qu'il dit est exact et qu'il a le privilége de mieux voir qu'un autre ou de mieux reconnaître les caractères cadavériques d'une inflammation, et je lui demanderai comment il se fait que cette inflammation spontanée, flagrante, dont la violence est si active qu'elle emporte le malade en peu de temps, ne laisse jamais, après la mort, des traces de lésions particulières à ce genre d'affection, telles que grangrène, suppuration, ulcères, etc. Or, comme aucun auteur, que je sache, n'a parlé de désordres semblables (et si l'inflammation était vraie, ils devraient être constans), comment s'y prendra-t-il pour justifier cette assertion ? comment s'y prendra-t-il surtout pour accorder cette opinion avec celle que la gastro-entérite est toujours la cause matérielle de la fièvre, et que celle-ci est d'autant plus forte que la phlegmasie est plus violente.

Il ne manquera pas de dire, sans doute, pour être conséquent avec ce qu'il a avancé, que cette phlegmasie-là ne tue pas de ces deux manières; qu'elle a pour *effet terrible* de paralyser l'action du cœur. Mais alors c'est une inflammation qui

ne ressemble en rien à ce que l'on désigne ordinairement par ce nom, ou telle qu'il la comprend
lui-même lorsqu'il en fait la cause matérielle de
toutes les fièvres sans exception; alors il faut qu'il
en fasse une espèce particulière, qu'il appellera,
s'il veut, phlegmasie cholérique; mais, dans ce
cas, il retombe dans les entités qu'il a proscrites
de son vocabulaire, puisqu'il admet une phlegmasie spéciale. Quoi qu'il en soit, ce sera toujours une phlegmasie exceptionnelle et la difficulté reste sans solution pour le triomphe de son
système.

Je lui demanderai ensuite quelle idée il se fait
de la cause de cette gastro-entérite. La maladie
est-elle spontanée, ainsi que je l'ai dit plus haut,
c'est-à-dire le résultat d'une irritation locale,
naissant par suite d'une disposition particulière
du corps, déterminée par l'agent épidémique ?
Dans ce cas, pourquoi cette phlegmasie, au lieu
de provoquer des vomissemens et des déjections
réitérées avec des coliques atroces et des spasmes tétaniques et douloureux dans les membres,
ne détermine-t-elle pas l'adynamie, ainsi que cela
a lieu dans la gastro-entérite ordinaire, qui est
aussi, selon lui, une inflammation, dans laquelle
la sensibilité est si profondément affectée que la
nature n'a plus d'autre voix, pour exprimer la
souffrance, que la stupeur et l'abattement des

forces? ce n'est donc pas non plus une phlegmasie qui ressemble à la gastro-entérite ordinaire de l'auteur, c'est-à-dire à cette affection fondamentale, qui est le ressort ou le point de départ de toutes les fièvres.

Ou bien suppose-t-il, avec plus de vraisemblance, que cette nouvelle gastro-entérite, qui a bien quelque chose de *particulier dans ses causes et dans son développement,* est l'effet de l'agent épidémique absorbé dans l'air atmosphérique où il est disséminé? et, dans ce cas, on lui répondra que ce principe, quel qu'il soit, avant d'arriver au tube digestif, a dû passer avant dans le torrent de la circulation, et porter directement dans le cœur cette *terrible* tendance à la paralysie qu'il veut bien reconnaître. Il n'est donc pas nécessaire pour expliquer ce fait, et surtout pour le prévenir, d'en placer la cause dans le canal intestinal, qui a bien assez lui-même de ses propres souffrances, par la présence de la portion de l'agent qui lui est arrivé par le sang, sans qu'on vienne encore l'accuser de réagir sur les autres organes, qui ont dû avoir aussi leur part, pour les exciter ainsi aux désordres ou à l'inflammation dont ils deviennent le siége. Voilà cependant les tristes, les incontestables conséquences, pour ne rien dire de plus, d'une théorie créée en dehors de la ligne de l'observation : ici,

je ne crains pas de le dire, tout est faux, tout est
erroné et le principe et les corollaires (1).

Du moins l'illustre professeur aura-t-il été plus
heureux dans sa théorie de la gastro-entérite ordinaire, qui joue un si grand rôle dans son système
de pathologie ? Le lecteur va en juger sur la
vérification des pièces. Le docteur Broussais a dit
(et c'est ici que ses partisans proclament surtout
le triomphe de sa doctrine): L'adynamie ou la pu-
tridité, considérée comme un élément particulier
dans les fièvres, n'est que le résultat d'une gastro-entérite intense dont les phénomènes adynamiques ne sont qu'un mode particulier d'expression. Et, bien que ce raisonnement ne soit pas
trop physiologique, car on ne conçoit guère,
physiologiquement parlant, comment la membrane muqueuse intestinale peut avoir une action
si puissante sur l'innervation musculaire, les médecins ontologistes ont été néanmoins étourdis

---

(1) Il paraît que le docteur Broussais s'est attendu à
cette objection, car il a manifesté depuis, dans ses leçons
publiques, l'opinion que le principe épidémique arrivait
dans le canal intestinal par la déglutition de la salive. Or,
si cela était bien démontré, les vomitifs seraient donc les
seuls ou au moins les remèdes les plus rationnels à mettre
en usage dans le principe de la maladie, ou bien encore
pour la prévenir ; et cependant il en proscrit l'emploi ! Je
laisse au lecteur le soin de prononcer.

par ce fait, qui se trouve le plus souvent, en apparence, conforme à l'assertion de l'auteur, et la
victoire est restée, jusqu'à ce moment, au système prétendu physiologique.

J'ai, depuis long-temps, moi-même, la clef de
la vérité sur ce point de doctrine, et si je ne l'ai
pas fait connaître plus tôt c'est que je ne voulais
le faire que dans la publication d'un traité, *ex
professo*, que je prépare depuis long-temps sur
les fièvres et que j'enrichis tous les jours de nouveaux faits; si donc je me décide à le faire à
présent c'est que cette découverte va bien à mon
sujet et que la manifestation de cette vérité ne
peut qu'être très-utile à celle qui m'a fait prendre la plume.

C'était en 1815 ou en 1816, je crois, que la
doctrine du docteur Broussais commença à faire
du bruit. Ce médecin militaire, attaché au Val-
de-Grâce, avait débuté, avant son retour des
armées à Paris, par publier son ouvrage plein de
subtance sur les phlegmasies chroniques, qui
avait fixé l'attention de tous les médecins amis
des faits positifs dans l'étude des sciences, et ce
fut sous une pareille recommandation qu'il ouvrit un cours de clinique au Val-de-Grâce. Quelques élèves d'abord, puis un plus grand nombre,
chez lesquels il sut exciter l'enthousiasme le plus
entraînant par un ton dogmatique, et cette élo-

quence oratoire ferme qui ne transige jamais avec les opinions étrangères à celle dont on veut assurer le triomphe, lui eurent bientôt acquis la réputation d'un homme extraordinaire, qui apparaissait dans la science pour l'éclairer de son génie, la redresser dans ses erreurs et la réformer dans ses principes fondamentaux.

En peu de temps il ne fut bruit que de la nouvelle doctrine qu'on ne désignait point encore alors sous le nom de *physiologique*. Rien ne résistait à son entraînement, les jeunes gens surtout accouraient en foule pour s'initier, s'instruire dans les dogmes de ce nouveau chef de secte. Rien n'était plus simple que l'étude de la médecine, l'irritation et toujours l'irritation, voilà les fondemens de la pathologie. L'irritation et les sympathies constituent aussi tous les principes de la physiologie. Plus de nosologie, plus d'empirisme, plus d'éclectisme, plus d'entités; les anciens médecins, traités d'ontologistes, sont relégués, avec leurs livres, dans la tourbe des visionnaires et des radoteurs de toutes les sortes qui ont exercé quelque influence sur la crédulité des hommes.

En 1815 on ne connaissait encore d'autre écrit de ce novateur intolérant que le traité, plein d'un mérite réel, qu'il avait publié en 1808; mais ses élèves embouchaient, comme de nouveaux apôtres, la trompette de la propagande pour

lui, et je ne fus pas peu surpris de voir revenir
plusieurs de mes élèves qui avaient suivi le cours
du docteur Broussais, me reprocher, quand je leur
faisais connaître, par les ouvertures des corps, les
lésions qui se trouvaient dans les intestins chez
les malades qui avaient succombé à des fièvres
essentielles ou qualifiées telles, de n'avoir pas
placé le siége de ces mêmes fièvres dans ces
lésions, ou de ne pas les avoir considérées comme
la maladie réelle ; que M. Broussais l'enseignait
ainsi, et qu'il leur avait prouvé, entre autres,
que l'adynamie n'était que le résultat d'une inflammation de la membrane gastro-intestinale.

Je leur répondis que cette proposition me paraissait trop paradoxale pour y croire, que je ferais
d'ailleurs des recherches pour m'assurer de la réalité de cette assertion ; ce que je ne manquai pas
de faire en effet. Mais, en 1816, l'*Examen des
doctrines médicales*, etc. ayant paru, ce qui me
mit encore plus au fait de la nouvelle doctrine,
je ne dissimule pas que je ne fus pas peu surpris
d'y lire toutes les assertions sentencieuses de
l'auteur, en vertu desquelles il rayait de la pathologie toutes les fièvres essentielles, les considérant comme des gastro-entérites à différens
degrés ou sous différentes formes, ce qui me parut
le comble de l'arbitraire dogmatique. Il suit évidemment de cette doctrine que si l'irritation et

les inflammations locales forment la base de l'édifice médical physiologique, la gastro-entérite en est la pierre angulaire.

Examinons donc avec impartialité ce qu'il y a de vrai, évaluons ce qu'il y a de spécieux, écartons ce qui est évidemment hypothétique et dénué de preuves dans cette opinion.

Or, en lisant l'*Examen des différentes doctrines* et le *Catéchisme de la médecine physiologique* (année 1824), voici en résumé l'impression qui reste de cette lecture à l'observateur expérimenté : plus des trois-quarts des maux qui affligent l'espèce humaine sont des gastro-entérites ; c'est un aphorisme qui pourrait être placé sur le frontispice d'un traité de pathologie *physiologique*. On dirait, si l'on ne connaissait pas la bonne foi du fondateur de cette école, et surtout la facilité avec laquelle s'égarent les meilleurs esprits, lorsqu'une idée fixe les occupe, que l'estomac avec ses annexes, profondément situé et hors de la portée de notre vue, a été choisi tout exprès comme un organe propre à se charger admirablement de tous les rôles qu'on voudrait lui faire jouer. C'est, en effet, l'acteur des utilités dans le théâtre de la pathologie physiologique. Fonctionnaire le plus important de la vie, puisque c'est lui qui élabore tous les sucs qui nourrissent le reste du corps, il est aussi condamné à

en être le plus malheureux, et ce n'est pas assez
pour lui d'avoir à se défendre de tous les agens
directs et divers avec lesquels il se trouve sans
cesse en contact, il faut encore qu'il soit toujours
le point de mire de tous les agens indirects, in-
térieurs ou extérieurs, ennemis de notre existence. La fièvre s'allume-t-elle par l'effet d'une
évacuation supprimée, c'est le pauvre gaster
qui en est la victime, il s'irrite, il s'enflamme,
et la fièvre et tous les désordres qui se manifestent ne sont que les expressions de sa mauvaise humeur; c'est une gastro-entérite qui naît.
Un agent physique, chimique, vénéneux, miasmatique, incompréhensible, mais incompatible
avec notre santé, s'introduit-il furtivement par
quelque voie que ce soit dans notre économie,
c'est encore à l'estomac qu'il s'attaque, et voilà
une gastro-entérite qui soulève aussitôt tous les
autres phénomènes morbides, la fièvre, etc.

Ainsi, qu'est-ce que la fièvre inflammatoire?
une gastro-entérite; qu'est-ce que les fièvres gastriques, muqueuses, adynamiques? des gastro-
entérites plus ou moins intenses; qu'est-ce que la
peste, le typhus et la fièvre jaune? des gastro-
entérites violentes; qu'est-ce que le choléra? le
dernier degré de la fureur de la gastro-entérite,
qui menace de paralyser le cœur. Enfant docile
de l'imagination de son père, cette affection

prend, comme la cire molle, toutes les formes
qu'il veut bien lui donner. La voulez-vous indo-
lente, modérée, débonnaire? observez-la dans la
fièvre inflammatoire; la voulez-vous plus acrimo-
nieuse, plus intraitable, plus douloureuse? voyez-
la dans la fièvre gastrique ; la voulez-vous plus
sournoise, plus perfide et plus opiniâtre? étudiez-
la dans la fièvre muqueuse; la voulez-vous plus
sournoise encore et plus hypocrite? contemplez
la fièvre adynamique; on dirait qu'elle n'y touche
seulement pas, et cependant elle immole sa victime sans la faire crier. C'est bien pis encore
dans le typhus, la peste, la fièvre jaune et le
choléra, où elle prend tous les caractères de la
fureur, de la perfidie, de la férocité. Nous venons
de la voir, en effet, torturante dans le choléra,
tandis qu'elle cache sa violence désorganisatrice
dans la fièvre adynamique, le typhus et la fièvre
jaune.

Voilà pourtant un exposé exact et fidèle de
tous les caractères disparates et contradictoires
que le docteur Broussais a imposés à la gastro-
entérite.

Ce n'est pas tout, lui ennemi des entités morbides et de l'ontologie, il en fait un être volage,
capricieux, inconstant; c'est ainsi que, dans la
petite vérole, il la fait paraître pendant deux
ou trois jours, tout juste pour le travail de l'érup-

tion, après quoi il la fait retirer du combat, pour
l'y faire revenir au besoin dans la fièvre de suppuration. Il en est enfin de même dans toutes
les autres fièvres exanthématiques, la rougeole,
la scarlatine, la varicèle, l'urtiaire, l'érysipèle, etc., comme si, en abondant même dans
son système si merveilleux de l'irritation, considérée comme agent unique de tous les maux,
la gastro-entérite possédait presque exclusivement l'élément de la fièvre. Il attribue à la gastro-
entérite jusqu'à la fièvre de lait, tandis que, par
une inconséquence bien remarquable, il lui en-
lève cette puissance génératrice dans le choléra;
car, ici, son action sympathique, au lieu d'exciter
les mouvemens fébriles, ne s'exerce que pour paralyser le cœur et amener l'asphyxie. Enfin, il
n'est pas jusqu'aux fièvres intermittentes qui ne
soient des gastro-entérites inconstantes et capri-
cieuses.

Voilà le système, interrogeons à présent les
faits et, pour nous édifier, faisons ce qu'on appelle, en terme de palais, un recollement. Qu'est-
ce que la fièvre inflammatoire? Pour répondre
maintenant avec précision à cette question, ren-
fermons-nous dans les bornes de la stricte raison.
A en juger par la cause qui lui donne naissance,
et par les symptômes qui la caractérisent, cette
fièvre est une réaction de la nature, qui se passe

principalement dans la circulation, et qui est évidemment l'effet de la présence d'un excès de
liquides dans les vaisseaux, survenu à la suite
d'une évacuation habituelle supprimée. Il est tout
naturel de penser que l'économie animale, fati-
guée par cette pléthore, réagisse pour s'en débarrasser, et cette réaction s'exprime à nos sens
par les phénomènes fébriles. Il y a dans toute
fièvre inflammatoire, lorsqu'elle se termine sans
affection locale, force, jeunesse et vigueur chez
le malade, pouls fort, plein, développé, chaleur
halitueuse, oppression des forces; mais lorsqu'elle est simple, il n'y a point de symptômes
gastriques, et si l'estomac n'appète pas les alimens, il n'y a pas non plus de soif, point de
douleurs locales, si ce n'est un peu de céphalalgie
gravative.

Cette fièvre se dessine trop bien par sa cause,
ses phénomènes, et enfin, sa prompte terminaison par une hémorrhagie spontanée, des sueurs
abondantes, des urines copieuses, ou des évacuations sanguines artificielles, pour qu'on puisse
l'attribuer à d'autres causes qu'à une pléthore
générale sans fluxion locale, et surtout pour
qu'on l'attribue à la gastro-entérite.

Elle est, au reste, le type primitif de toutes les
fièvres à leur début, et si elle se termine quelquefois de la manière que nous venons de dire,

c'est chez des jeunes gens dont les organes encore vierges n'ont éprouvé aucun assaut par des écarts de régime, des excès d'intempérance ou des maladies antérieures, circonstances dont dépendent ce qu'on connaît sous le nom d'idiosyncrasies.

La maladie est alors connue sous le nom de courbature chez le vulgaire, et c'est l'expérience du succès obtenu par les sueurs chez les gens du peuple qui les décide à employer, au début de toutes leurs fièvres, des sudorifiques plus ou moins énergiques, qui les guérissent s'il n'y a point d'affections locales, et qui leur font, au contraire, beaucoup de mal quand déjà il s'est établi un courant fluxionnaire sur un organe important.

Ajoutez donc à la fièvre inflammatoire des fluxions locales consécutives et vous aurez toutes les phlegmasies possibles, dont la gastro-entérite sera sans doute la plus fréquente, et, peut-être, aussi la plus promptement déclarée, à cause de la tendance qu'a la nature à évacuer sur les surfaces muqueuses, entre autres sur celles qui sont le plus habituellement stimulées, les liquides accoutumés à s'échapper par d'autres couloirs qui, par une cause quelconque, leur refusent passage.

Telle est véritablement l'origine d'un grand nombre de gastro-entérites que l'on peut considérer comme des affections secondaires de la fièvre inflammatoire, bien loin d'en être l'effet.

Ces gastro-entérites peuvent être accompagnées
de plusieurs autres fluxions sur d'autres organes,
mais c'est à tort qu'on a recours pour en expliquer l'origine à l'action sympathique de ces affections qui en sont bien innocentes. Ces fluxions,
soit concomitantes, soit ultérieures à l'apparition de la gastro-entérite, sont dues à la même
cause qui a déterminé cette dernière, c'est-à-dire
à l'agent qui a allumé la fièvre, aux efforts de la
circulation sanguine, et, enfin, au mauvais état
dans lequel se trouvent les organes fluxionnés.

Raisonner différemment, c'est prendre l'effet
pour la cause, l'ombre pour le corps; c'est embrouiller la question la plus simple. La cause du
premier mal produit le second de la même manière et, en quelque sorte, par le même mécanisme.

Les gastro-entérites, bien loin d'être toujours
des maladies primitives, ne sont donc, le plus
souvent, comme toutes les autres fluxions locales
qui surviennent dans les fièvres, que symptomatiques et secondaires. La véritable cause qui les
engendre n'est pas dans l'organe, c'est celle qui
a allumé la fièvre, un liquide retenu qui devait
être évacué, ou un agent nuisible qui s'est introduit dans l'économie.

Aussi remarquez que presque toutes les fièvres
graves débutent de la même manière, le plus

9

souvent le médecin ne reconnaît que les symptômes fébriles à ses premières visites, et il attend
presque toujours, avant de prononcer sur le caractère de la maladie, que la marche et la force de
la fièvre, c'est-à-dire de la réaction, ait déterminé des fluxions locales; alors il dit gravement
c'est une gastro-entérite, c'est une pleurésie, une
pneumonie, suivant que les symptômes lui apprennent que c'est tel ou tel viscère qui est devenu
le théâtre du courant fluxionnaire. C'est ainsi que
des maladies, qui pourraient être, dès le principe,
avortées ou amendées par des saignées générales
faites à propos, deviennent des maladies graves,
longues et plus ou moins dangereuses.

Voilà la fièvre inflammatoire, et j'appelle ainsi,
sans exception, toutes celles qui débutent sans
aucun symptôme d'affection locale.

On voit par ce raisonnement, d'une simplicité
exemplaire et d'une évidence palpable pour tous
les esprits, que le docteur Broussais a été égaré
par l'analogie des maladies externes, dont il a,
mal à propos, confondu la marche et les phénomènes avec ceux des maladies internes. Les premières finissent par la fièvre, tandis que les autres
commencent par elle. Ce qui doit établir une
énorme différence entre l'origine des agens pro-
vocateurs de l'état fébrile dans l'un et l'autre cas.

Qu'est-ce que la fièvre gastrique ?

Dé même qu'il est des maladies dont les premiers et uniques phénomènes sont ceux de la fièvre, il en est aussi dans lesquelles l'affection locale se dessine avant la fièvre. Un individu se sera exposé au froid, étant en sueur, aura éprouvé une affection morale, surchargé son estomac d'alimens irritans, de boissons alcooliques, stimulantes, etc.; il éprouvera aussitôt un sentiment de replétion dans l'estomac, la bouche deviendra amère, la langue se recouvrira d'un enduit jaunâtre, il y aura dégoût pour les alimens, nausées, et même vomissemens de matières muqueuses et amères. Voilà les signes d'une fluxion établie de prime abord sur le ventricule; la peau devient sèche, la transpiration cutanée se fait alors par la surface muqueuse gastro-intestinale, et si tout l'appareil digestif participe à cet état, il y aura à la fois coliques et diarrhée.

Si, au contraire, la fluxion, au lieu d'avoir cette étendue est bornée à la tunique interne de l'estomac, c'est la saburre de Stoll, etc.; l'embarras gastrique de Pinel, ou embarras intestinal, si ce sont les intestins qui sont le principal foyer du mal; ou, enfin, l'embarras gastro-intestinal, si l'affection qu'on peut appeler catarrhale est universelle.

Cet état peut exister sans fièvre bien caractérisée, c'est ce que le docteur Broussais appelle gastro entérite commençante, il y a là, dit-il, une irritation qui peut dégénérer en phlegmasie si on ne tire pas vîte du sang par l'application des sangsues au creux de l'estomac. On lui oppose les succès bien plus prompts et presque constans de l'emploi des vomitifs; mais il objecte qu'alors, si la maladie ne cède pas aux évacuans, une terrible gastro-entérite s'allume et la maladie, de légère, devient des plus graves; et il explique tout ce désordre 1° par l'irritation inflammatoire fixée sur la membrane muqueuse; 2° par l'action du remède qui a augmenté cette irritation. Voilà, dit-il, comment ont lieu les fièvres gastriques et gastro-adynamiques (putrides).

Cela a lieu, en effet, pour les fièvres gastriques dans lesquelles il y a, ainsi que l'a dit Pinel, irritation permanente sur le canal intestinal.

D'après la manière de voir de l'école physiologi- que, l'embarras gastrique est toujours un commen- cement d'inflammation, soit une gastro-entérite commençante, de là, la proscription dès vomitifs, dans toutes les circonstances où les anciens les prodiguaient avec succès dans quatre cas sur cinq. Et vraisemblablement, dans ce dernier cas, les vomitifs ne manquaient leur effet que parce que la membrane muqueuse se trouve alors dans un état particulier de sur-excitation locale, comme cela a lieu chez les individus adonnés aux boissons

spiritueuses, à la bonne chère, ou nourris avec
des alimens de mauvaise qualité ou insuffisans.

C'est alors que succèdent à l'embarras gastrique,
savoir : presque toujours chez les premiers, c'est-
à-dire ceux adonnés à la bonne chère ou aux
boissons spiritueuses, la fièvre gastrique ou bi-
lieuse, soit la gastro-entérite membraneuse ; ou
bien, chez les derniers, la fièvre muqueuse, soit
la dothinentérite ou l'inflammation crypto-mem-
braneuse, lesquelles peuvent bien être amendées
ou amoindries par les émissions sanguines, locales ou générales, faites dans le principe, mais
qui toujours, quoi qu'on fasse, même alors qu'on
n'a pas administré de vomitifs, ont une marche
plus ou moins régulière et une durée plus ou
moins longue, suivant l'idiosyncrasie des sujets
et indépendamment de tous les efforts de l'art.
En sorte que, dans ces cas, le médecin physiologiste aussi bien que l'ontologiste sont toujours
les ministres et jamais les maîtres de la nature,
pour me servir de l'expression du père de la médecine, quoique les premiers prétendent le contraire dans leurs livres.

On ne peut donc raisonnablement reprocher
aux vomitifs, administrés avec discernement, ces
fièvres longues et continues qui succèdent à leur
usage, car la même chose arrive, et encore
plus sûrement, lorsqu'on néglige leur emploi. Je

défie les médecins physiologistes de soutenir le
contraire. Depuis trente ans, placé à la tête d'un
hôpital considérable, je n'ai négligé, dans la vue
de ma propre instruction et l'intérêt de l'humanité, aucun de leurs conseils les plus préconisés,
soit dans les salles civiles, soit dans les salles militaires, soit en ville, et j'ai constamment obtenu
les mêmes résultats, c'est-à-dire que je n'ai pu
échapper aux lois de la nature, si bien observées
et si bien décrites par les ontologistes, et si bien
consignées dans le code de la nosographie philosophique, ouvrage monumental et cependant
tant décrié par l'école physiologique.

Au surplus, s'il faut que chacun charge sa
besace, comme le dit le bon La Fontaine, l'école
nouvelle ne peut se refuser d'assumer sur sa
tête toutes les gastrites et entérites chroniques
qui affligent, depuis quinze ou seize ans, la pauvre
humanité d'une manière aussi étrange que mul-
tipliée ; car, outre les reproches beaucoup plus
graves qu'on pourrait lui adresser sur les résultats, souvent déplorables, de l'abus des médications anti-phlogistiques, il est bien reconnu que
cette espèce de fléau date de l'époque où les co-
ryphées de la doctrine ont crié haro contre les
vomitifs, de manière à paralyser tout-à-fait l'emploi de ce moyen, dont le plus grand nombre de
médecins ont cru devoir s'abstenir, dans la crainte

d'être traités d'ignorans ou d'assassins, dans le cas
où le remède ne serait pas immédiatement suivi
de la guérison. Il est donc résulté de la privation de ce secours thérapeutique que, malgré les
applications de sangsues, le plus grand nombre
des embarras gastriques sont passés à l'état d'inflammation lente ou chronique; ce qui a changé
la santé des hommes les plus vigoureux en un
état cacochyme, qui les tient sous le joug le plus
pénible de la diète lactée et des mucilagineux,
état dont on ne peut les sortir qu'en combinant
avec habileté les toniques et les adoucissans, soit
dans les médicamens, soit dans le régime.

Voilà la gastrite ou la gastro-entérite vraie
réduite à sa juste valeur, et encore il serait facile
de montrer qu'elle est plus souvent consécutive
que primitive.

Voyons maintenant la gastro-entérite adynamique. J'ai dit plus haut que l'école physiologique prétendait que lorsque l'inflammation de la
gastro-entérite devenait très-intense, il se joi-
gnait aux phénomènes généraux de la maladie
primitive, les symptômes d'adynamie, caractérisés par la prostration des forces, la stupeur, la
fuliginosité de la langue et des dents, la fétidité
de l'haleine et des excrétions, etc.

Cette assertion est fondée sur ce que, lorsqu'on ouvre le corps des malades qui ont suc-

combé à cette double affection, on trouve dans
la membrane muqueuse des voies digestives,
l'estomac et les intestins, des traces plus ou
moins vives, plus ou moins étendues d'inflammation, lésion appartenant évidemment à la gastro-entérite ; et comme on ne s'est pas donné
la peine de porter plus loin les recherches, les
médecins physiologistes ont dit : C'est l'intensité
de la gastro-entérite qui a amené l'adynamie.
Libre à eux d'examiner aussi superficiellement
les choses et de tirer de cet examen les conséquences qui leur conviennent ; mais permis aussi
à l'observateur consciencieux de ne pas s'en rapporter à leurs corollaires, et de glaner sur leurs
investigations ; c'est ce que j'ai fait moi-même.

Disciple de l'école d'observation, au moment
où tous les médecins y ont été appelés par la
voix modeste et la plume éloquente de Pinel, j'ai
commencé à observer sous les yeux de ce grand
maître ; et, bientôt initié, j'avais passé plus de
deux ans consécutifs à recueillir, en silence, dans
les hôpitaux de Paris, à l'Hôtel-Dieu, avec Bichat, et à la Charité, avec Bayle et Laennec, mes
amis et souvent mes collaborateurs, des observations dont le plus grand nombre était complété
par les dissections cadavériques ; et c'est au milieu de mes recherches que me surprit, dans les
salles inférieures de la Charité, l'épidémie catar-

rhale de l'hiver de l'an XI, dans laquelle les ouvertures des corps ne manquèrent pas, par suite
de toutes les nuances variées imprimées aux maladies par la cause épidémique.

J'avais trouvé alors, en effet, des plaques
rouges, plus ou moins étendues, avec épaississe-
ment dans la membrane muqueuse, soit dans
l'estomac, soit dans les intestins grêles de ceux
qui avaient succombé à la fièvre gastro-adyna-
mique; j'avais, de plus, trouvé constamment des
traces encore plus rouges dans les cas de fièvres
muqueuses simples ou accompagnées d'adynamie,
et, en outre, les glandules de Peyer et les cryptes
muqueux de Bruner, considérablement engorgés,
avec des ulcères ronds, qui perçaient de part en
part la membrane muqueuse, surtout vers la fin
de l'iléum, ce qui n'était qu'une répétition de ce
qui avait été si bien décrit par Rœderer et Wagler, dans l'épidémie de Gœttingue; mais il ne me
serait jamais venu à la pensée que ces lésions,
que je n'ai jamais considérées que comme consécutives à la fièvre primitive, quoiqu'elles finissent ensuite par l'entretenir en la convertissant
en symptomatique, pussent être accusées de l'a-
dynamie, par les raisons que j'ai données plus
haut.

J'avais compté souvent, durant ce travail, les
Bayle et les Laennec au nombre de mes collabo-

rateurs, et je leur avais fait voir toutes ces lésions que je considérais comme des effets de
l'épidémie et surtout comme des preuves de la
justesse et de la précision des observations de
Rœderer et Wagler, ainsi que de la classification
du professeur Pinel. Ces deux excellens observateurs partageaient entièrement mon avis ; mais
Prost, nouvel initié, que j'avais recruté pour
travailler conjointement avec moi, et qui débu-
tait dans l'étude médicale, y voyait lui-même les
fondemens d'une révolution complète en médecine, et c'est pour en fournir les bases qu'il pu-
blia, en 1814, deux volumes d'observations, ayant
pour titre : *la Médecine éclairée par les ouvertures de cadavres*, ouvrage indigeste, qui est un
vrai *sepulcrum* destiné à enterrer les fièvres
essentielles, qu'on ne lit pas sans fruit, mais non
plus sans fatigue, et où l'on peut puiser, suivant
ses goûts pour les théories, toutes les données
pour établir le système de l'école physiologique (1) ou, bien mieux encore, de graves sujets

(1) Tout porte à croire que, en effet, cette production
d'un écolier en médecine, qui n'a pas su mettre en œuvre
les maériaux qu'il avait sous sa main, a été le magasin
qui a fourni les sujets de toutes les utopies de la doctrine
physiologique.

On allait mettre cette feuille sous presse lorsque j'ai lu,
dans la *Gazette médicale* du 18 avril, que le docteur Prost

de méditations, capables de nous retenir dans la
ligne de l'observation, et de nous garantir d'échafauder, sur les autopsies ou les lésions cadavériques, un système nouveau par lequel on voudrait

venait de succomber, avec le docteur Laugier, aux atteintes
du choléra. Mon cœur s'est serré à cette triste nouvelle,
et le souvenir des sentimens qui nous ont unis comme
condisciples et collaborateurs, me fait un devoir de lui
donner ici un témoignage public de la douleur que m'a
causée sa perte. A l'exception d'une imagination facile
à exalter, Prost possédait toutes les qualités qui comman-
daient l'estime et l'affection de ceux qui l'ont connu particulièrement. Il lui a manqué, pour avoir fait un homme
remarquable de son siècle, la culture non interrompue
des sciences. Une fâcheuse lacune de sept à huit ans, pendant laquelle il avait embrassé le commerce, telle a été
la cause du peu de parti qu'il a tiré de ses travaux et de
ses recherches, et de la confusion qui règne dans toute la
partie philosophique de ses écrits, où il existe cependant
des pensées grandes et fécondes, dont l'avenir pourra tirer
avantage. Voyez *la Philosophie de la nature*, dont je ne
connais qu'un volume, où l'on trouve des idées extraor-
dinaires, et qui ne sont pas sans quelque fondement, sur
les différens êtres de la nature.

Cependant, d'après ma manière de voir, je déclare que
cette mort m'a peu surpris. Ce médecin était doué d'une
ardeur trop vive pour les recherches cadavériques, pour
ne pas prévoir qu'il serait victime de son zèle; je l'avais
même annoncé à plusieurs de mes amis. Il est probable
que, ne croyant pas à la contagion, il aura négligé toutes
mesures de précaution.

frapper d'interdiction et de nullité tout ce qui a été si péniblement élaboré par les plus grands hommes jusqu'à ce jour.

Moi aussi, en qualité de premier témoin peut-être de ces désordres (car je possède en manuscrit plus de la moitié des observations de Prost, recueillies par moi en particulier), je me suis senti aiguillonné par le désir d'échafauder aussi quelque chose, mais des réflexions sérieuses m'ont bientôt arrêté, et je m'applaudis de n'avoir pas publié l'histoire de l'épidémie de l'an xi, dont j'avais donné le *prospectus* dans ma dissertation inaugurale, soutenue à Paris, en l'an xii (1), parce que j'aurais pu y avancer des propositions que je me verrais, peut-être, obligé de désavouer aujourd'hui ou de soutenir de mauvaise foi.

Dans tous les cas, je dois convenir ici que bien loin de considérer l'adynamie comme l'effet de l'inflammation intense du tube alimentaire, je ne l'envisageais que comme un premier degré des fièvres dites nerveuses ou ataxiques, parce que j'avais souvent vu les symptômes adyna-

(1) Série de propositions sur l'épidémie catarrhale qui a régné à Paris durant l'hiver de l'an xi, dans laquelle j'attribue la mortalité de cette épidémie à l'état de discrédit dans lequel était tombée la saignée, singulièrement négligée ou délaissée à cette époque.

miques alterner avec les nerveux et que, lorsque ces derniers avaient été dominans, je retrouvais toujours des lésions plus ou moins marquées dans le cerveau ou ses membranes, sans, pour cela, regarder ces lésions comme la maladie elle-même, mais bien comme un effet de la maladie, effet elle-même de sa cause, qu'il ne faut jamais séparer de son histoire. Nous n'ouvrions point encore, à cette époque, la colonne vertébrale.

Désirant donc vérifier si les assertions du docteur Broussais étaient fondées, je ne négligeai aucune occasion de faire des recherches, et ma position m'eut bientôt mis dans le cas d'éclaircir ce point important de doctrine, qui me paraissait tout à-fait hasardé.

Voici, en conséquence, des faits sur lesquels je crois devoir appeler toute l'attention des médecins observateurs et des médecins physiologistes. Ils sont susceptibles, je pense, de dissiper tous les nuages qui pourraient encore obscurcir la vérité pour les premiers, et de diminuer de beaucoup la confiance des seconds dans les hypothèses du chef de la doctrine.

Première Observation. Dans le mois de mai 1816, on apporta dans la salle des fiévreux de l'hôpital civil de Grenoble un ancien négociant de cette ville, âgé de 58 à 60 ans. Par suite du peu de prospérité de son commerce, cet homme

avait vu sa position sociale changée, au point
d'être obligé de réclamer les secours de l'art
dans une maison où ils sont consacrés à l'indi-
gence et au malheur.

Cet infortuné souffrait cruellement, depuis plusieurs jours, d'une ischurie complète, qui avait
succédé à une dysurie dont il était atteint depuis
plusieurs années. Le jour de son entrée, la vessie
distendue par l'urine était douloureuse, proémi-
nait au-dessus du pubis, s'étendant jusqu'à l'om-
bilic; en même temps, la langue était noire, l'haleine fétide, les forces prostrées, le pouls fréquent
avait encore de la force et même de la dureté,
la chaleur fébrile était sèche et âcre au toucher,
la soif était d'autant plus vive que le malade
n'osait plus la satisfaire de crainte d'augmenter
la masse du liquide urinaire; les traits de la face
étaient grippés et décomposés, il y avait stupeur,
somnolence, supination, lenteur dans les réponses, et, en un mot, tous les symptômes adynamiques, portés au dernier degré.

Tous les efforts pour pratiquer le cathétérisme,
tentés déjà en vain, dans son domicile, ayant été
renouvelés sans succès, on se détermina, pour
soulager le malade, à pratiquer la ponction dans
le lieu d'élection au-dessus du pubis. Cette opération ayant évacué une énorme quantité d'u-
rine d'un rouge foncé et d'une odeur fortement

ammoniacale, nous nous attendions à un soulagement notable. Mais, au lieu de cela, le malade,
plongé dans la stupeur et une profonde indiffé-
rence, ne manifesta aucun signe de contente-
ment, ce qui nous fit redouter l'existence de la
gangrène; le soir les symptômes adynamiques
furent encore en s'aggravant, le malade se laissait toujours couler vers le pied de son lit, le
pouls, quoique toujours soutenu, avait un peu
baissé; mort dans la nuit, sur les 4 ou 5 heures
du matin.

NÉCROPSIE. L'ouverture de son corps, faite le
lendemain, avec soin, en présence des élèves et
de tous les chirurgiens en chef, professeurs de
l'école secondaire, nous montra la prostate considérablement engorgée et endurcie, la membrane
muqueuse de la vessie très-rouge et épaissie,
sans néanmoins présenter aucun vestige de gangrène : ce qui nous surprit d'autant plus que
nous étions fondés à attribuer les symptômes adynamiques qui avaient précédé la mort, à cette
terminaison fâcheuse de l'inflammation de la
vessie. Nous dirigeâmes alors, avec beaucoup de
soins et d'attention, nos recherches du côté du
tube alimentaire, à l'effet de reconnaître la gastro-
entérite intense signalée par le docteur Broussais
comme la cause organique de l'adynamie. Mais
toute la membrane muqueuse, observée avec la

plus grande curiosité de détails par tous les
assistans, dont plusieurs étaient partisans des
aphorismes de la nouvelle école, n'ayant présenté
que quelques injections insignifiantes dans la tunique interne de l'estomac, on s'accorda généralement à considérer cette adynamie comme
l'effet de la violente inflammation de la vessie.

Quant à moi, qui soupçonnais avec raison,
d'après les vraies connaissances physiologiques,
que les lésions dans les mouvemens, leur affaiblissement, comme leur exaltation ne pouvaient
provenir que d'un désordre survenu vers l'origine des nerfs, par conséquent, dans la moelle
épinière, ou son voisinage, je revins poursuivre
dans la journée, avec un de mes élèves, mes investigations en conséquence. Or, voici comment
je procédai (et ces détails ne sont pas sans intérêt pour faciliter aux autres les mêmes recherches et assurément aussi le même succès) : je
commençai par ouvrir le crâne que je détachai
de la dure-mère, et aussitôt, sans pénétrer dans
cette membrane, pour ne rien déranger dans l'organe encéphalique, je tournai le cadavre, la face,
la poitrine et le ventre contre la table sur laquelle
il était placé, en mettant un morceau de bois cy-
lindrique sous la partie antérieure du cou, de manière à faire pencher la tête d'un côté et le tronc
de l'autre et à déterminer une légère convexité

à la partie postérieure de la colonne cervicale.

J'enlevai alors le plus que je pus des muscles qui recouvrent la partie postérieure de la colonne vertébrale et ensuite, avec un rachétome, la gouge et le maillet, je mis largement à découvert la moelle épinière à partir du trou occipital ou rachidien, jusqu'à l'entrée du sacrum, en conservant soigneusement, sans la léser, sa membrane commune, la dure-mère, qui n'est qu'un prolongement de celle de l'encéphale. Le cylindre rachidien étant donc mis bien à découvert, sans lui avoir fait éprouver la moindre atteinte par les instrumens, je l'explorai d'abord avec les doigts, et je reconnus une fluctuation manifeste, au point que je faisais fuir, d'une manière sensible à l'œil et plus encore au toucher, une colonne de liquide de bas en haut et de haut en bas, en comprimant légèrement et alternativement dans ces deux directions, avec mes doigts. Je fis ensuite une incision à la dure-mère, le plus près possible du trou occipital, où, par la position que j'avais donnée au cadavre, il y avait une distension bien favorable à l'objet de mes recherches; il s'en écoula aussitôt cinq ou six onces au moins, d'un liquide légèrement opalin, en ramenant de bas en haut tout celui qui était contenu dans le canal membraneux qui enveloppe la moelle épinière.

Je relevai ensuite tout doucement la tête, et il s'écoula aussitôt une nouvelle quantité de liquide par la même ouverture.

Cela fait, j'agrandis l'incision jusqu'au crâne, puis je disséquai la dure-mère de manière à la séparer de l'arachnoïde qui la tapisse intérieurement, ce que je pus faire, à ma grande surprise, avec beaucoup de facilité à cause du peu d'adhérence qui unit ces deux membranes en cet endroit, et il en résulta que l'arachnoïde ainsi disséquée me présenta la forme d'un entonnoir dont la partie évasée remontait dans le crâne par le pourtour du trou occipital, tandis que la partie la plus étroite se continuait dans le cylindre membraneux du rachis. La position déclive de la tête me laissa aussi apercevoir une ouverture béante de près de trois lignes de diamètre, de forme à peu près triangulaire, formée, en avant, par une rainure du commencement de la moelle épinière; sur les côtés, par les bords inférieurs et arrondis des prolongemens cérébelleux; et en arrière, par le centre de la partie correspondante du cervelet. Ce trou, tapissé par l'arachnoïde, était lisse, poli, sans aucun corps flottant; c'était l'ouverture inférieure du quatrième ventricule au moyen duquel les ventricules du cerveau me paraissaient devoir communiquer librement avec le canal rachidien.

Je ne me trompais pas, car un crin de cheval,
ou une soie de porc, y fut introduit sans effort,
presque par son propre poids, et pénétra, sans le
moindre obstacle, dans le quatrième ventricule,
l'aqueduc de Silvius, le ventricule moyen et les
latéraux. Ce que voyant, je relevai aussitôt la
tête, de manière à mettre le trou occipital au
niveau de l'axe de la colonne vertébrale et je
disséquai ensuite, par tranche, le cerveau, jusqu'au corps calleux, puis je pénétrai dans les
ventricules latéraux par des incisions circulaires,
et ayant trouvé dans celui de droite le crin que
j'avais d'abord introduit, j'en fis parvenir un second en le dirigeant un peu plus à gauche, dans
le ventricule de ce côté, où il pénétra également
sans effort, ce qui eut lieu par le soulèvement
visible des bords frangés de la voûte à trois piliers
et celui des plexus choroïdes; enfin, j'en dirigeai
un troisième dans la ligne de la cloison des ventricules pour tâcher aussi de pénétrer entre ses
lames, mais, probablement à cause de l'étroi-
tesse du bord postérieur de cette cloison, je n'y
pus parvenir, et je n'ai pas mieux réussi d'autres
fois, sans que pour cela on doive y renoncer, si,
en effet, comme tout porte à le croire, la cavité
qui sépare cette cloison en deux feuillets communique avec les autres, et forme ainsi un cinquième ventricule.

En assujettissant les crins, on les suit admirablement par la dissection 1° dans la commissure antérieure; 2° dans le ventricule moyen; 3° dans la commissure postérieure; 4° dans l'aqueduc de Silvius; 5° dans le quatrième ventricule, et enfin, jusqu'à la sortie de ce ventricule dans la cavité du canal membraneux rachidien dont je viens de parler.

Je fis cette découverte bien long-temps avant que M. Magendie se fût livré aux mêmes recherches, dans un autre objet que moi, et je n'ai pas été peu satisfait lorsque, en lisant, dans la *Revue médicale* du mois de janvier 1827, un extrait de son mémoire *sur le liquide qui se trouve dans le crâne et dans l'épine de l'homme et des animaux mammifères*, auquel il a donné le nom de *céphalo-rachidien*, j'ai vu ma découverte en quelque sorte sanctionnée par un aussi habile physiologiste.

L'arachnoïde dans tout le trajet de la moelle épinière, soit dans son feuillet qui tapisse celle-ci, soit dans celui qui tapisse le canal de la dure-mère, avait conservé toute sa transparence, excepté vers l'origine de la moelle, où elle était un peu épaissie et avait un aspect légèrement opalin. La pie-mère, au contraire, était très-évidente, et ses vaisseaux étaient gorgés de sang, surtout dans les parties que les anatomistes ont appelées ligamens dentelés. J'ai conclu de cette dissection, et je crois avec fondement, que c'était la pie-mère spinale qui était le principal théâtre de la méningite sub-aiguë ou de la fluxion qui détermine les phénomènes adynamiques.

Deuxième Observation. Une blanchisseuse âgée de 36 ans entra à la Charité dans le mois d'avril 1819. Après avoir reçu une pluie froide une partie de la journée, cinq ou six jours avant son entrée, elle s'était vue progressivement enfler, en même temps qu'une leucorrhée à laquelle elle était sujette, s'était supprimée.

Je reconnus dans cette affection une hydro-pisie active ou par pléthore, et je la fis aussitôt saigner du bras; je lui prescrivis en même temps pour boisson une tisane émolliente, émulsionnée et nitrée, plus des bains entiers. Ce traitement eut tout le succès qu'on pouvait en espérer, et en douze ou quinze jours la malade était entiè-rement désenflée, avait bon appétit, et elle allait sortir de l'hôpital, lorsque tout à coup, sans cause connue, je la trouvai, à ma visite du len-demain, avec les traits de la face affaissés, couchée en supination, les jambes et les cuisses dans la demi-flexion; il y avait en outre abatte-ment des forces, stupeur et lenteur dans les ré-ponses, somnolence, sécheresse et fuliginosité de la langue et des lèvres; peau chaude et sèche;

pouls fréquent sans être déprimé. C'était une adynamie bien caractérisée.

Vu l'état d'épuisement de cette malade, je ne
pus que recourir aux révulsifs, aux boissons adou-
cissantes, entremêlées de légers toniques, le sirop
et l'extrait de quina. Mais les vésicatoires appliqués aux jambes se gangrenèrent au bout de huit
jours, la malade succomba au dixième jour de
cette rechute, en conservant toujours les symptômes adynamiques, qui ne firent que s'aggraver
jusqu'à la mort. La soif fut presque nulle durant
tout le cours de la maladie, et il y eut parfois
des sueurs assez abondantes, qui ne procurèrent
aucun soulagement. La nécropsie, faite avec le
plus grand soin et la plus scrupuleuse impartialité, ne présenta absolument aucune trace de
rougeur, ni même d'injection dans toute l'étendue de la membrane muqueuse gastro-intestinale;
mais le canal rachidien exploré et examiné,
comme dans la précédente observation, me
donna une répétition parfaite de la description
que j'en ai donnée, et sur laquelle je ne revien-
drai pas. Cette observation est d'autant plus intéressante que les cas de l'adynamie simple sont
assez rares, l'état adynamique étant le plus souvent une complication de la gastro-entérite, ce
qui a été, sans doute, la cause de l'erreur du
chef de l'école physiologique.

Or, on doit nécessairement conclure de ces
deux observations, que la cause matérielle et
organique de l'adynamie existe dans une compression de la moelle épinière et de l'origine des
nerfs, opérée par un liquide qui y est accumulé
en excès, et que ce liquide est le résultat d'une
inflammation sub-aiguë de la pie-mère et de
l'arachnoïde, laquelle, se comportant comme
toutes les autres membranes séreuses enflam-
mées, sécrète dans ce cas une très-grande quantité de sérosité; et cette sérosité, emprisonnée
dans un canal osseux qui résiste à son expension,
doit nécessairement réagir, et comprimer la substance médullaire elle-même ainsi que la pulpe
cérébrale, en remontant dans les ventricules.

On pourrait donc définir, d'après cette lésion
organique, l'adynamie un hydrothorachis actif,
qui a pour effet immédiat et nécessaire de déterminer une compression plus ou moins forte sur
le cerveau, la moelle épinière et l'origine des
nerfs volontaires, d'enrayer ainsi l'innervation
de tous les muscles locomoteurs auxquels ces
nerfs se distribuent, et de déterminer enfin cette
sorte de paralysie commençante qui caractérise
l'adynamie.

Ainsi, la fièvre adynamique simple pourrait
être envisagée, de même que toutes les autres
fièvres, comme une réaction de la nature contre

un principe nuisible existant dans le torrent de
la circulation, et contre lequel elle fait effort à
l'effet d'en débarrasser l'économie animale, avec
ce caractère particulier que le principal courant
fluxionnaire qui naît de cette réaction s'établit
sur la pie-mère, réseau vasculaire qui alimente
l'arachnoïde et y détermine une inflammation
plus ou moins forte, à laquelle participe l'arachnoïde.

Cette inflammation de la séreuse de l'appareil
nerveux est-elle modérée ou seulement sub-aiguë,
il n'y a aucune douleur, l'exhalation est augmen-
tée, la moelle et le cerveau comprimés, tous
les phénomènes fébriles sont également modérés,
à l'exception de ceux qui sont relatifs aux mouvemens et à l'innervation en général. La fluxion
est-elle plus forte, alors les phénomènes fébriles
sont plus intenses, il y a diminution de l'exhalation et, par suite, excitation, soubresaut des
tendons, agitation, mouvemens convulsifs; et,
suivant que la pulpe cérébrale participe elle-même
à la fluxion fébrile, délire, phrénésie, etc. On
trouve alors l'arachnoïde opaque, engorgée, in-
filtrée, avec des pseudo-membranes, et le liquide
épanché est purulent (1).

(1) Dans l'adynamie exclusive, outre l'inflammation,
c'est-à-dire l'engorgement de la pie-mère spinale à la base

Ainsi s'expliquent ces fréquentes métaptoses de
la fièvre ataxique avec l'adynamique, ces alterna-
tives d'exaltation et de prostration et réciproquement, et la gastro-entérite, si elle existe concurremment avec cet état, ne doit être considérée
que comme une fluxion morbide de plus. Soit
qu'elle ait précédé l'adynamie ou l'ataxie, soit
qu'elle soit postérieure, elle n'exerce absolument
qu'une très-faible influence sur l'état nerveux,
dont les désordres, reçus directement de la cause
morbide, n'ont pas besoin, pour être expliqués,
du jeu imaginaire des sympathies que l'on attribue si gratuitement aux phlegmasies du tube
intestinal. Car s'il était vrai, comme le prétend
l'école physiologique, que le canal intestinal
exerce une si grande influence sur le système
nerveux que ses maux retentissent presque toujours sympathiquement sur ce système, je de-
manderais comment il se fait que dans le volvu-
lus, la passion iliaque (l'entéro-péritonite), la
péritonite, la hernie étranglée, etc, qui sont des
inflammations si violentes qu'elles se terminent

---

du cerveau et l'inflammation sub-aiguë, j'ai trouvé, très-
souvent, la pulpe cérébrale elle-même dans un état d'inflammation suppurante, avec ulcère et ramollissement,
dans la protubérance cervicale et le commencement de la
moelle épinière, sur les éminences pyramidales et olivaires.

souvent par gangrène ou par suppuration, on
ne voit cependant jamais des lésions consécutives
dans les fonctions du système nerveux, si ce
n'est dans l'acte de la perception de la douleur?

Rien ne prouve mieux, à mon avis, l'erreur de
l'hypothèse des sympathies, imaginées pour faire
plier la nature à l'arbitraire d'une opinion systématique, que cette remarque, d'autant plus con-
cluante contre l'auteur de la doctrine, que je cite
ici des faits chirurgicaux dans lesquels cependant
il paraît avoir puisé les premiers rudimens de
son système, ainsi que je l'ai dit plus haut (1).

L'adynamie est donc loin d'être une gastro-
entérite intense, le raisonnement seul suffisait
pour repousser une pareille doctrine, parce que,
en effet, les nerfs frappés d'insensibilité et d'engourdissement dans l'adynamie ne prennent pas
leur origine dans la tunique muqueuse du tube
alimentaire, et qu'on ne voit pas trop non plus,
à supposer que cela fût ainsi, comment une membrane enflammée et excitée elle-même frapperait
d'inertie les organes dans lesquels elle entrerait

(1) Je ne nie pas les sympathies pour cela, mais je les
considère comme beaucoup plus rares qu'on ne le pense;
et c'est évidemment abuser de la connaissance de ce phénomène que d'y recourir sans cesse pour expliquer les
phénomènes morbides les plus simples et les plus indépendans de cet acte physiologique.

comme partie constituante de ses tissus, ou qui lui seraient seulement subordonnés.

Mais la physiologie spéculative a tant de ressources contre tous les raisonneurs qui ne veulent pas la croire, et la doctrine physiologique qui en découle est si forte de ses principes, qu'il fallait absolument que la nature intervint au procès, pour juger la question, faire triompher la physiologie légitime et la pathologie de l'observation. De ces deux faits, auxquels j'en aurais pu ajouter vingt de la même valeur, ce qui m'aurait entrainé beaucoup trop loin, auxquels du reste tous les observateurs de bonne foi sont appelés à ajouter le produit de ceux qu'ils recueilleront (et je leur annonce d'avance une moisson abondante), de ces deux faits, dis-je, concluons que la fièvre adynamique n'est pas une gastro-entérite intense, mais bien une fièvre essentielle, comme la plupart de celles qui commencent sans affection locale primitive, dans laquelle il s'établit une fluxion dans la piè-mère et de l'arachnoïde spinale ; que cette fluxion a pour résultat une augmentation dans la quantité de liquide exhalé habituellement par la membrane séreuse, et, par suite, la compression de la moelle épinière et de l'origine des nerfs, etc. ; que le phénomène de l'accroissement de l'exhalation est une conséquence de l'organisation de cette dernière membrane, organisation

qui lui est commune avec toutes les autres membranes séreuses, lesquelles présentent sans cesse
le même spectacle à l'observation. Ainsi, la pleurésie, la péricardite, la péritonite, au degré d'inflammation aiguë ou sub-aiguë, de même que la
tunique vaginale et les membranes synoviales des
articulations, lorsqu'elles sont le théâtre de la
même affection, présentent toutes le même caractère pathologique.

Il résulte de cette importante découverte que
le traitement, tant antiphlogistique que révulsif,
à opposer à cette maladie doit être dirigé le long
de la colonne vertébrale et à la base du crâne,
dans le voisinage du tronc rachidien; qu'ainsi,
au lieu d'appliquer les sangsues sur la peau de
l'abdomen on en retirera plus de fruits en les
appliquant le long de la colonne vertébrale. Il en
est de même des vésicans et des sinapismes; aussi
est-ce maintenant la méthode que je suis et je
n'ai eu qu'à m'en applaudir.

C'est précisément pour avoir été mauvais physiologiste que le chef de l'école médicale physiologique est tombé dans cette grave erreur, de
prendre la gastro-entérite comme déterminant,
dans ses degrés différens, toutes les nuances des
fièvres essentielles. En faisant ou en lisant les
nécropsies des fièvres adynamiques, il n'a vu que
les traces d'inflammation de la membrane mu-

queuse gastro-intestinale, fluxions presque toujours secondaires de la fièvre primitive. Son esprit,
facile à contenter, n'est pas allé au-delà de la
portée de sa vue, et, sans plus de réflexion, il a
conclu que la fièvre adynamique n'était qu'une
gastro-entérite intense ; que les fièvres muqueuses
et gastriques n'étaient que des degrés inférieurs
de cette même maladie ; enfin, que l'embarras
gastrique et la fièvre inflammatoire n'étaient eux-
mêmes que le tout premier degré de la même
affection. Son imagination, ainsi égarée, ne s'est
plus arrêtée, et, pour ne pas sortir du même cercle d'idées, il a affirmé que les fièvres typhodes,
pestilentielles, jaune, choléra indien, voire
même les fièvres intermittentes, n'étaient également
ment que des gastro-entérites, dont il modifie les
phénomènes au gré de sa volonté ; et c'est sur de
pareilles données, sur un terrain aussi mouvant,
qu'il a échafaudé tout son système de pathologie,
et que, par contre-coup, il a été forcé de se faire
un système de physiologie (à son usage et à celui
de son école), dans lequel il explique toutes les
difficultés de sa théorie pathologique, en vertu
des lois physiologiques qu'il impose lui-même à
la nature ainsi qu'à ses lecteurs.

En voilà bien assez pour faire faire de sérieuses
réflexions à ceux qui s'écartent de la route de
l'observation pour s'enfoncer dans le dédale

des spéculations systématiques, et pour les y faire rentrer.

Cette dissertation eût été, sans doute, mieux placée ailleurs. On ne la trouvera cependant pas tout-à-fait inopportune ici lorsqu'on considèrera que c'est dans l'école physiologique qu'a pris racine le système des anti-contagionistes, qui a exercé et qui exerce encore une si fatale influence relativement au choléra qui nous désole. Cette opinion est, en effet, la conséquence du rejet de la pathologie, des entités et des spécialités morbides, et je suis bien convaincu que si nous fussions tous restés ontologistes comme nos pères, nous n'en serions pas réduits aujourd'hui à faire de vains efforts pour nous opposer aux ravages d'une contagion inexorable, qui répond, par des faits meurtriers, à toutes les spéculations de l'esprit de système.

Au surplus, je suis trop ami de la vérité, et ma critique est trop étrangère à tout esprit de passion pour quitter ce sujet sans rendre au chef de l'école physiologique une justice qui lui est réellement due, c'est celle qui est relative à l'influence que son système a exercé, surtout en France, sur la thérapeutique, bien qu'on en ait fait et qu'on continue à en faire un énorme abus. Je vais développer cette proposition en peu de mots.

Lorsque le docteur Broussais est entré dans la

carrière médicale, et c'est à la même époque que
je faisais aussi mes études à Paris, une nouvelle
ère naissait pour la médecine. Le célèbre Bichat
éclairait des feux de son génie et de ses découvertes le chemin de la vérité, sur lequel le laborieux et recommandable Pinel avait déjà placé
de remarquables jalons. L'anatomie générale se
créait par le premier, et la nosographie philosophique avait déjà été tracée. Ces deux mo-
numens n'étaient point, sans doute, destinés
à renverser tous les fruits de l'expérience des
siècles passés, mais ils devaient les éclairer et les
rendre plus utiles, en affermissant la route de
l'observation.

Mais à cette époque aussi, il faut en convenir,
l'étude et la pratique de la médecine payaient largement leur tribut à l'esprit de système. Brown
avait infesté de sa doctrine toute l'Europe, et tous
ses partisans avaient déclaré une guerre acharnée
à la saignée, pendant que Stoll s'était évertué à
préconiser les avantages des vomitifs et des évacuans. Des écoles, l'antipathie contre la saignée
avait passé dans la société, et Lesage, dans son
roman de *Gilblas de Santillane*, lui avait porté
le dernier coup avec les armes du ridicule. Cela
était venu à un tel point, dans la capitale, que
les médecins qui employaient la saignée étaient
accablés de déconsidération et ne jouissaient plus

d'aucune confiance, témoin le recommandable docteur Bosquillon, qu'on n'appelait plus alors que le docteur *Sangrado*, et auquel on ne tenait aucun compte ni de ses talens ni de ses succès, parce qu'il en était redevable à l'emploi rationnel des évacuations sanguines.

Pinel, à l'exception de certains cas de phlegmasie des membranes muqueuses et séreuses, dans lesquelles il conseillait des applications locales de sangsues, avait aussi payé ce tribut à son siècle, de manière que, généralement, on pouvait dire qu'un des plus grands moyens de la thérapeutique avait été proscrit et banni de l'exercice de la médecine. Les médecins seuls qui s'étaient livrés aux recherches cadavériques, qui leur avaient révélé de quelle manière les maladies tuent, faisaient exception à cette règle.

C'est au milieu de ces remarquables circonstances que le docteur Broussais s'avance et crie : Les maladies sont des irritations et des inflammations locales, il faut appliquer des sangsues sur les points irrités et boire de l'eau gommée, se priver de bouillons, de viandes, se garder des vomitifs et des purgatifs. Et, bien que la théorie sur laquelle ces conseils étaient fondés ne fût pas exacte et trop exclusive, cette nouvelle thérapeutique fit éclater de prompts et de nombreux succès. Ce n'était pourtant que le retour à la vraie

médecine d'observation telle que nous l'avaient
léguée tous les siècles passés.

Ce salutaire retour aux émissions sanguines,
proclamé par une voix forte et éloquente, qui
étayait ses préceptes d'une théorie spécieuse et à
portée de toutes les intelligences, eut lieu en
même temps sur toute la surface de la France, et
produisit, on ne peut en douter, les plus heureux
résultats. Tels sont les services réels rendus à
l'humanité par l'école physiologique ! Ces services, au surplus, n'ont été, en quelque sorte,
qu'une anticipation faite sur la marche progressive que la culture de l'observation venait d'imprimer à la médecine ; et lorsqu'on n'est pas resté
étranger à cette marche, et surtout à l'étude et à
l'observation des constitutions médicales qui règnent depuis quinze ou vingt ans en France, on
est bien convaincu que, sans être appuyé d'aucun
système, la méthode antiphlogistique ne pouvait
manquer de reprendre bientôt toute sa faveur.

Mais ces succès qui sont indépendans de toute
théorie et auxquels tous les médecins de bonne
foi et amis de l'humanité applaudissent, ont aussi
leurs bornes, et il est du devoir de ceux-ci de
réprimer les abus multipliés que l'on fait d'un
moyen précieux, en en appuyant les indications
rationnelles sur une théorie fausse et erronée.

Voilà, je pense, une digression bien assez lon-

11

gue à l'occasion de la doctrine physiologique en
général. Le lecteur attentif et impartial me la
pardonnera, sans doute, en considération de
l'intérêt sérieux qui y est répandu, et qui ne pouvait pas paraître dans un moment plus opportun
que celui-ci, où, ainsi que je l'ai dit, la doctrine
physiologique, après avoir fourvoyé tous les
esprits par ses théories spéculatives, relativement
à la nature contagieuse du choléra, continue à
exercer la plus fâcheuse influence sur les mesures
qu'il y a à prendre contre cette contagion.

Je rentre maintenant dans mon sujet, pour lequel j'ai encore grand besoin de toute l'attention
et de tout l'intérêt du lecteur.

J'ai cru devoir consacrer, jusqu'à présent, tous
mes efforts pour le mettre en état de juger par
lui-même l'importante question de la contagion,
en lui fournissant tous les documens dont la connaissance place nécessairement l'anti-contagioniste au milieu de la situation la plus embarras-
sante, puisqu'il ne lui est pas possible de s'en tirer
sans avoir recours aux armes de la mauvaise foi
et même de l'absurdité. Il me reste, cependant,
une dernière tâche à remplir pour que rien ne
manque à sa conviction, c'est celle du fait envisagé en lui-même d'après la connaissance de
ses actes.

Or, si, après avoir étudié philosophiquement le

choléra indien, avec les lumières de la physique,
de la chimie, de la météorologie, et surtout avec
celles de l'observation médicale, dégagée de toute
prévention, on est forcé de conclure que cette
maladie est essentiellement contagieuse, et rien
que contagieuse; que c'est un poison subtil transmissible d'un individu malade aux individus
sains; que ce diagnostic résulte, 1° en procédant
par voie d'exclusion, de ce qu'elle ne peut se rapporter, dans nos climats, aux affections sporadiques, épidémiques et endémiques, pas plus
qu'à la classe des maladies excrétogénées, c'est-
à-dire produites par un agent physique, qui trou-
blerait le cours des sécrétions normales qui entretiennent l'équilibre dans la statique et la santé
du corps; 2° en procédant par voie d'analyse,
de ce qu'elle est une maladie spécifique , *sui*
generis, qui ne peut être comparée à aucune
autre affection connue, ni par ses phénomènes
ni par les lésions observées sur le cadavre; 3°
qu'enfin elle se comporte, dans sa production,
dans sa progression, dans sa transmission, absolument comme toutes les autres maladies spéciales, reconnues pour contagieuses, telles que
la petite vérole, la rougeole, etc., en conservant
toujours son cachet natif et original dans tous les
climats et chez tous les individus, sans qu'on
puisse rien induire, quant au fond, des variétés

qu'on observe quelquefois dans la forme des phénomènes, qui ne dépendent évidemment, ainsi
que cela sera démontré plus bas en parlant du
traitement, que des degrés de l'affection, de la
dose plus ou moins considérable de poison introduit, et surtout de la constitution individuelle du
sujet qui en subit l'action; si, dis-je, de ces considérations philosophiques, nous passons au fait
envisagé en lui-même, isolément, et abstraction
faite de toutes les lumières que répand la science
sur ce fait, nous serons bien encore plus convaincus de l'existence de la contagion.

Le temps et l'espace me manquent pour cumu-
ler ici toutes les preuves de ce genre. Elles sont,
au reste, faciles à acquérir; on les trouve consignées dans tous les écrivains de bonne foi qui se
sont occupés de cette épidémie, et surtout de sa
marche extensible, à partir de son berceau jusqu'à nous; entre autres, dans le remarquable
*Rapport au conseil supérieur de santé, sur le
choléra-morbus pestilentiel,* du savant M. Moreau
de Jonnès (1), et l'ouvrage, sur le même sujet,

---

(1) *Rapport au conseil supérieur de santé, sur le choléra-morbus pestilentiel,* par Alexandre Moreau de Jonnès,
membre et rapporteur du conseil, avec une carte où sont
tracées les routes de ce cruel voyageur. A Paris, chez l'auteur, place Vendôme, et chez tous les libraires de France.

de l'illustre et infatigable docteur Delpech (2).

Déjà, j'avais élaboré longuement ce travail, avec le secours de ces deux auteurs, pour me borner aux notions les plus capitales, lorsque, en lisant *le Constitutionnel* du 30 avril, je l'ai trouvé tout fait, beaucoup mieux que je ne l'aurais présenté moi-même ; or, comme la vérité est une, de quelque côté qu'elle vienne ; que les faits ont d'autant plus de valeur qu'ils ont été recueillis en dehors de l'influence d'un esprit prévenu en faveur d'une opinion pour laquelle il milite, j'ai cru ne pouvoir mieux faire, dans l'intérêt de la cause que je défends, que de transcrire ici ce fragment remarquable, consigné dans les colonnes d'un journal. Le voici textuellement ; je n'aurai plus qu'à y ajouter quelques réflexions et les preuves à l'appui, puisées dans les deux auteurs, que je viens de mentionner.

(2) Voyez *Etude du choléra-morbus en Angleterre et en Ecosse, pendant les mois de janvier et de février* 1832, par le docteur Delpech. A Paris, chez Baillère, libraire de l'Académie royale de médecine, et chez tous les libraires.

Le choléra-morbus, son origine, sa marche et ses progrès; sa transmission et ses effets dans les diverses contrées qu'il a parcourues depuis son apparition dans l'Inde, jusqu'à son invasion en France.

« C'est de faits et non de systèmes qu'il s'agit dans cet article. Ces faits, consignés dans un *Mémoire historique de M. Montbrion*, publié par l'Académie agricole, manufacturière et commerciale, dans le journal de ses travaux, nous les avons classés d'après leur analogie et selon leur succession, sans prétendre en tirer aucune induction même éloignée, car, dans ce grand nombre de faits remarquables, il n'en est pas un seul auquel un fait contraire ne puisse être opposé. »

On répondra tout-à-l'heure aux faits contraires, et on en fera justice.

« *Antiquité du choléra.* Le savant Montbrion fait remonter fort haut dans l'antiquité ce fléau de l'âge présent. Il croit le reconnaître dans l'épidémie qui fit périr 70,000 sujets du roi David, depuis Dan jusqu'à Ber-Sabée; il en retrouve les traces dans l'historien Josephe, dans les œuvres d'Hippocrate et d'Arétée de Cappadoce, et dit que c'est de cette maladie qu'en l'an 177 mourut, dans la ville de Selinces, l'empereur Trajan. *La grande mortalité, la mort noire, la peste noire,* qui dépeupla les trois parties du monde et fit périr près du tiers des hommes vivans vers le milieu du quatorzième siècle, paraît être l'épidémie nommée aujourd'hui le *choléra asiatique :* le docteur Broussais trouve cette opinion probable. »

Je partage entièrement l'opinion de l'auteur (1).

(1) Tel est aussi l'avis de mon honorable confrère et ami le docteur Robert, médecin du lazaret de Marseille, dont les lumières, le zèle philanthropique, la vie laborieuse et les grands talens dans la culture de l'observation peuvent être, à juste titre, invoqués comme une puissante autorité en matière contagieuse. Le lecteur ne sera, sans doute, pas fâché de trouver ici, transcrit littéralement, ce que dit cet homme recommandable sur ce sujet important, dans une brochure pleine d'intérêt, qui a paru en 1831, et ayant pour titre : *Lettre sur le choléra-morbus de l'Inde, importé à Moscou, et son analogie avec la contagion connue sous le nom de peste noire qui, partie de la Chine au milieu du 14ᵉ siècle, vint ravager l'Europe pendant dix-sept ans.* Je n'ai pas besoin de dire que le docteur est doué d'un trop bon esprit et, d'ailleurs, observateur trop expérimenté pour ne pas être franchement contagioniste.

Analogie du choléra-morbus de l'Inde avec la fameuse peste noire du 14ᵉ siècle.

« C'est dans l'histoire que j'ai puisé tous les documens

« *Origine du choléra.* Le Delta du Gange semble être le berceau du choléra-morbus; c'est de là qu'il est sorti aux 14e et 19e siècles pour se

qui établissent cette analogie, en attendant que les mé-decins qui doivent aller étudier la maladie sur le théâtre de ses ravages puissent nous en démontrer l'identité. Je ne vais être ici que le faible narrateur des faits rapportés par Inarius, les deux frères Villani et Boccace, témoins ocu-laires de la contagion qui, dans le court espace de quatre mois, enleva à Florence cent mille de ses habitans. C'est cette maladie qui promena ses fureurs dans tout le monde connu, et à laquelle on donna le surnom de *peste noire.*
« Elle partit, nous dit Papon, du royaume de Catay, au
» nord de la Chine, en 1346 ; se glissa dans l'Inde, par-
» courut la Turquie d'Asie et d'Europe, pénétra en Egypte
» et dans une des parties de l'Afrique, fut portée en Sicile
» par des vaisseaux venant du Levant, en 1347 ; de là elle
» passa, par le même moyen, à Pise et à Gênes ; infecta,
» en 1348, toute l'Italie, excepté Milan, le pays des Gri-
» sons et d'autres contrées voisines des Alpes, où elle fit
» peu de ravages ; franchit ces montagnes la même année,
» désola la Savoie, la Bourgogne, le Dauphiné, la Provence,
» le Languedoc ; pénétra en Catalogne, dans le royaume de
» Grenade et de Castille, et parcourut presque toute l'Es-
» pagne. Elle ravagea, en 1349, l'Angleterre, l'Irlande et
» la Flandre, à l'exception du Brabant, où elle fit peu de
» mal ; porta, en 1350, ses fureurs en Allemagne, dans la
» Hongrie, le Danemarck et dans presque tout le nord de
» l'Europe, d'où elle revint, pour ainsi dire, sur ses pas,
» dévasta la partie de la France qu'elle avait laissée in-
» tacte, désola de nouveau, en 1361, celle qu'elle avait déjà

répandre sur le reste de la terre; c'est aux sources du Gange qu'il fit périr, en moins de huit jours, 20,000 personnes en 1783; on en trouve la des-

» attaquée, retomba sur l'Italie, qu'elle dépeupla, et finit
» en 1363, après avoir emporté, s'il faut en croire Villani
» et d'autres historiens, les quatre cinquièmes des habi-
» tans de l'Europe. » Mézeray nous peint encore en traits
plus déchirans cette calamiteuse époque. « Durant ces
» temps, les hommes étaient tourmentés de tous les fléaux
» du ciel. Un tremblement de terre universel, même en
» France et dans les pays septentrionaux, renversait les
» villes tout entières, déracinait les arbres et les monta-
» gnes, et remplissait les campagnes d'abîmes si pro-
» fonds, qu'il semblait que l'enfer eût voulu engloutir le
» genre humain. Cette disgrâce n'était pas si grande et ne
» fit pas d'effets si funestes que ceux que produisit la peste
» qui dépeupla la face de la terre de plus de moitié de
» ses habitans. » Mézeray rapporte aussi son origine au
royaume de Catay. C'est à cette époque désastreuse et si
propre à exalter les imaginations, que s'établit en Hongrie, et se répandit ensuite dans toute l'Allemagne, la
confrérie des Flagellans, hommes qui, poussés par un
esprit de pénitence, parcouraient les rues pieds nus,
tenant chacun une croix à la main gauche et des disci-
plines de la droite, dont ils se déchiraient le corps, en
criant : *Miséricorde, Seigneur!* C'est la même épidémie
qui fit cent vingt mille victimes à Avignon ou dans le
comtat venaissin, au nombre desquelles Pétrarque eut à
pleurer la belle Laure et à couvrir sa tombe de fleurs.

» D'après ce que je viens de dire de l'invasion progressive de la peste noire et de son origine, on voit que l'une

cription dans une langue qui ne se parle plus,
mais qui n'appartient qu'aux Indes orientales,
dans le sanscrit.

» *Marche du choléra.* Depuis sa réapparition
dans le Delta du Gange, le choléra s'est avancé
d'orient en occident; mais en même temps il s'est
porté à l'est dans la Cochinchine, le Tonquin et
la Chine; au midi, dans les îles de Ceylan, de
Java, dans les Moluques, et s'est étendu, en des-
cendant vers l'Afrique, jusqu'aux îles de France
et de Bourbon. On l'a vu, longeant les côtes,
passer de celle de Coromandel à celle de Mala-
bar, de Bombay à Surate, de Surate à Mascate,
et s'introduire en même temps dans la Perse et

---

et l'autre se rapportent exactement au choléra-morbus
actuel; mais la similitude sera encore bien plus frappante
si l'on compare leurs symptômes. Dans l'ancienne épidémie, « l'estomac était bouleversé par des vomissemens
» perpétuels, les déjections alvines étaient noires, jaunes
» et cendrées, et aussi copieuses que dans la lienterie,
» elles étaient puantes. Les urines étaient noires ou rouges,
» et bien souvent supprimées; l'haleine frappait l'odorat
» par sa fétidité; les jours funestes étaient le premier ou
» le second, le troisième ou le cinquième, enfin, le
» septième. » Que voit-on de moins dans la maladie de
Moscou? La seule différence qui les distingue dans leur
itinéraire, c'est que la peste du 14e siècle envahit l'Europe par le midi, et que celle du 19e la menace par le
nord. »

dans l'Arabie, après avoir parcouru les sinuosités du golfe Persique.

» Les fleuves semblent lui servir de conducteurs; mais tandis que d'un côté il les descend, de l'autre il les remonte, ou suit, à la même époque, dans deux directions différentes, deux fleuves qui se dirigent vers des points opposés. Ainsi, tandis que, remontant le Volga, l'épidémie se portait au nord vers Moscou, elle descendait le Don et s'avançait au midi, par la mer d'Azof, vers les côtes de la mer Noire. Quelquefois, circonscrite et stationnaire, elle demeure dans l'espace étroit où elle s'est manifestée. Ainsi, en 1783, après avoir moissonné une grande partie des pélerins, entassés près d'Hurdwar, aux sources du Gange, elle s'y éteignit et ne parvint pas jusqu'au village de Feuvallapare, qui n'en est qu'à une distance de sept milles : l'épidémie finit avec le pélerinage. Ainsi cette maladie qui, en moins d'une demi-semaine, sur mille artilleurs que commandait le colonel Pearse, en fit périr 700, cessa au bout de six jours par le changement de station et ne reparut plus. Ainsi, en 1790, le choléra s'étant déclaré parmi les troupes que commandait le colonel Cockerel, disparut aussitôt que ces troupes eurent changé de cantonnement.

» Mais le caractère le plus général du choléra-

morbus est la progression et le déplacement ;
dans l'Inde ordinairement il s'avançait de 15 à
18 milles par jour. Du Delta du Gange, où il
parut au commencement de 1817, il atteignait,
dès le mois d'août de la même année, la ville de
Jessore, à cent milles au nord-est de Calcutta.

» En 1818, il avait envahi un territoire de
500 milles de long, depuis l'embouchure du
Gange jusqu'à son confluent avec la Djumna, la
côte de Coromandel, Ceylan et Bombay. En
1819, l'épidémie fut reconnue aux îles de France
et de Bourbon ; elle ravagea la presqu'île au-delà
du Gange, et l'île de Java. En 1820, elle pénétra dans le Tonquin, la Cochinchine et la Chine,
où elle entra par Canton. En 1821, elle reparut
dans l'île de Java, et se montra dans la Perse,
à Bassora sur l'Euphrate, à Bagdad, à Schiras,
à Téhéran et sous les murs d'Ispahan. En 1822,
elle se répandit au nord de Téhéran, et dans la
Syrie, à Mosul, Biry, Alep, et dans la Turquie
d'Asie. En 1823, elle fut, pour la première fois,
reconnue à Amboine, une des Moluques, tandis
que, continuant sa marche vers l'ouest, elle se
déclarait à Orfou, Diarbekr, Antioche, Bakou et
Astracan.

» Il paraît qu'en 1824 et 1825 le choléra s'étendit vers la Mongolie et dans les provinces de
l'Asie centrale dépendantes de la Chine. En

1826 et 1827, il suivait à l'extérieur la grande
muraille, et se manifestait dans la ville de Kou-
Kou-Chotou, qui en est à la distance de 100
verstes. Les progrès et la marche du choléra en
Asie, pendant les années 1828 et 1829, ne sont
pas connus. En 1830, il attaqua l'empire russe de
plusieurs côtés à la fois, par la Nouvelle-Russie,
par la Sibérie, par la Géorgie. Au mois de juin,
il était à Astracan, à Gourieff; au mois d'août, à
Saratoff; au mois de septembre, à Rostoff; sur
le Don, à Pensa, à Tiflis, à Moscou, et dans les
gouvernemens de Simbirsk et de Nischnei-Novogorod. En 1831, les pélerins de Syrie le portèrent
à la Mecque, d'où il passa en Egypte. Il y exerçait ses plus grandes fureurs aux mois de septembre et d'octobre. Dans la même année, en juin
et juillet, il désolait Saint-Pétersbourg. Dès le
mois de mai, les armées russes l'avaient introduit
en Pologne, sur la route de Posen à Varsovie;
il était à Riga, à Revel, à Mittau. Dans la même
année, il a pénétré en Prusse par Dantzick, par
Kœnigsberg, par Posen; il était au mois d'août à
Kustrin et à Berlin; au mois de septembre, à
Francfort-sur-l'Oder, Breslau, Stettin et Magde-
bourg. Dans le cours de la même année, la Silésie, la Gallicie, la Hongrie, la Bulgarie, la Moldavie, la Valachie, l'Autriche, la Bohême, la
Saxe, ont subi l'invasion du choléra, ainsi que

Hambourg, d'où, vers la fin d'octobre, il passa à Sunderland; il est à Londres depuis le mois de février 1832, et à Paris depuis le 22 mars.

» *Transmission.* Le choléra a été porté du Volga au Don par des voyageurs ; à Orenbourg, sur les frontières de la Sibérie, par la caravane et les commerçans qui, chaque année, y viennent de la Chine ; dans la Podolie, la Volhynie et la Pologne par les armées russes ; dans la Livonie, par des barques qui descendirent la Duna jusqu'à son embouchure ; à Mittau et Revel, par des personnes qui fuyaient Riga ; en Prusse, par un convoi, parti d'un port russe, qui vint mouiller à Dantzick ; de Dantzick, il s'est répandu dans le reste de l'Allemagne, d'où il est passé en Angleterre sur des navires venant de Hambourg (1).

» *Quarantaines.* Une quarantaine, ayant été établie sur la route de Moscou à Saint-Pétersbourg, l'épidémie n'a pas passé par cette route ; c'est par celle de Saratoff où il n'y avait pas de quarantaine, qu'elle a pénétré dans la nouvelle capitale de la Russie. Weisdau, quoique située

(1) Le professeur Delpech pense que le choléra est arrivé à Sunderland de Riga et Cronstadt, par des navires qui ont apporté des lits de plumes, dont quelques-uns avaient probablement servi à des cholériques. Voyez plus bas.

à quelques milles de Riga, a été préservée de la contagion par un isolement complet. A Berlin, l'isolement d'un grand nombre d'établissemens les a garantis de l'atteinte du choléra, dans l'hôpital des Enfans-Trouvés aucun cas ne s'est manifesté. Quoique dans le voisinage du choléra, la Silésie en a été long-temps préservée par les cordons établis sur la frontière polonaise : l'isolement complet a parfaitement réussi à plusieurs villes et villages de la Gallicie; et même au foyer de l'épidémie, à Lemberg, où comme cela est dit plus haut, il y a eu 1 malade sur 9 habitans, et 1 mort sur 13, la princesse Lobkowitz a sauvé toute sa famille et ses gens par une séquestration entière.

» *Contagion.* A Bude, les voituriers et les fossoyeurs ont succombé presque tous, et l'autorité a été obligée de les remplacer par des hommes condamnés pour délits. Les divers membres d'une même famille ont souvent été atteints; dans les maisons où un cas de choléra s'est mafesté, d'autres cas se manifestent très-souvent ; sur 770 malades, ces cas nouveaux ont été observés 161 fois : 65 fois après l'intervalle d'un jour, 34 fois après l'intervalle de 2 jours, 23 fois après 3 jours, 16 fois après 4 jours, 11 fois après 5 jours, 7 fois après 6 jours, 3 fois après 7 jours et 2 fois après 8 jours. A Vienne, 4 médecins

sont morts du choléra, et à l'hôpital du faubourg
Rosseau, le desservant, l'inspecteur, un infirmier, trois manœuvres, le portier, sa femme et
sa fille ont été malades. Cependant presque partout ailleurs les médecins et les personnes qui
donnent des soins manuels aux cholériques ont
été épargnés. Sur deux cents médecins et chirurgiens exerçant à Bude et à Pest, un seul a succombé. Des nourrices atteintes du choléra ne
l'ont point communiqué à leurs nourrissons. »

Il résulte de ce tableau de la marche rapide du
choléra, à partir de son berceau jusqu'en Angleterre, qu'il a suivi constamment les grandes routes
les plus fréquentées communiquant des contrées
envahies avec celles infectées, quand il a voyagé
par terre ; et qu'il en a été de même lorsqu'il a
voyagé par mer. Son importation, soit avec les
marchandises, soit à dos d'hommes, n'a jamais
fait question dans toutes les villes qu'il a ravagées, et il a fallu, chose étrange! qu'il parvînt
au milieu des nations les plus civilisées et les plus
éclairées pour qu'on lui déniât son caractère contagieux, dont la connaissance, en nous imposant
l'obligation de nous mettre sur la défensive, pouvait seule nous mettre à l'abri de ses atteintes.

Cette vérité avait d'ailleurs été portée au dernier degré de l'évidence par M. Moreau de Jonnès,
dans son *Rapport au conseil supérieur de santé*

sur le choléra-morbus pestilentiel, ouvrage dans lequel on trouve les documens les plus intéressans, les plus lumineux, en même temps que les plus officiels et les plus authentiques sur la propagation de ce fléau, et dont, malgré mon désir d'abréger, je ne puis encore me dispenser d'extraire ici les passages les plus victorieux pour la démonstration de la contagion.

Après avoir examiné avec une profonde sagacité et la plus franche bonne foi toutes les causes qui, dans certains cas de la propagation de la maladie, peuvent porter de l'incertitude ou de l'obscurité sur son véritable caractère contagieux, et les avoir reconnues dans une foule de circonstances toutes plus ou moins probables, auxquelles il aurait pu ajouter la mort des premières victimes importatrices du germe, avant d'avoir eu le temps ou l'occasion d'en faire la révélation, la négligence ou la légèreté des observateurs, qui, ou ne s'occupent pas de remonter aux antécédens pour s'éclairer sur l'origine de la maladie, ou tirent des inductions trop précipitées des faits dont ils ont pu être témoins, savoir : le défaut ou l'exemption de la transmission du mal à beaucoup d'individus qui se sont exposés à l'action de la contagion, sans rechercher auparavant quelle a pu être la cause de cette anomalie ou de cette exception, voici dans quels termes

12

s'exprime, sur ce sujet délicat, le savant rapporteur:

« Pour atteindre la vérité dans la recherche des circonstances qui favorisent ou empêchent la propagation des principes contagieux » (lorsque ces principes ne sont pas visibles et appréciables par nos sens, comme dans la petite vérole, la rage, etc.), « il faut se résoudre à les trouver ailleurs que parmi les transactions importantes de la vie; il faut reconnaître que le terme de nos destinées dépend, dans ce cas comme dans beaucoup d'autres, d'occurrences fugitives, accidentelles et presque inaperçues....... »

Puis il ajoute :

« C'est dans un autre ordre de transactions que nous rechercherons les témoignages qui prouvent que le choléra oriental est bien certainement contagieux. Ces transactions sont des faits historiques notoires, constatés par des documens publics, officiels, dressés en présence de populations entières, et dont l'exactitude rigoureuse n'a jamais été contestée.

» Ces transactions établissent que le choléra est importé et transmis d'un pays ou d'un lieu à un autre :

» 1° Par les communications maritimes;

» 2° Par les caravanes;

» 3° Par les corps d'armées;

» 4° Par les troupes de pèlerins et de fuyards;

» 5° Par les individus isolés.

» D'où il suit qu'il ne diffère nullement de la peste » (et il aurait pu ajouter, de la petite vérole, de la rougeole, etc.) « par son mode de propagation.

1° *Importation par les communications maritimes.*

» C'est ainsi qu'il a été importé:

» 1° A l'île de France, par la frégate anglaise *la Topaze*, venant de Calcuta, en 1819.

» 2° A l'île de Bourbon, par un débarquement de Nègres de traite, venant de l'île de France, l'année suivante, et c'est ainsi qu'il s'est propagé dans un grand nombre d'îles et de villes d'outremer.

» 3° Dans l'île de Bombay, au mois d'août 1818, par les bateaux qui traversent journellement le canal de sept lieues de large, qui sépare cette île de la terre ferme, où la maladie régnait avec une grande violence, surtout au village de Panwell, lieu de débarquement des passagers.

» 4° Dans l'île de Ceylan, en janvier 1819, par les communications de Colombo et de Jaffnapatam avec Palamcottah, ville située de l'autre côté du détroit, à l'extrémité de la presqu'île de l'Inde, que ravageait alors le choléra pestilentiel. Il fut en outre importé à Trinquemale, dans la même île, par le vaisseau amiral *le Léander*, venant de Pondichéry.

» 5° A l'île de Sumatra, en 1819, par les nombreuses embarcations qui traversaient le détroit de Malacca, et en apportèrent la maladie dans le port d'Achem.

» 6° Dans l'île de Penang et à Singapore, en 1819, par les navires venant de Malacca.

» 7° A Bankok, capitale du royaume de Siam, en 1820, par les bâtimens de commerce venant de l'Inde britannique et remontant le fleuve jusqu'à cette ville, dont 40 mille habitans périrent;

» 8° A Canton, en 1820, et à Macao, en 1823, par les même voies, d'où la maladie se répandit ensuite dans l'empire chinois.

» 9° A Java, en 1821, où il enleva 102 mille personnes, par les jonques qui commercent avec Samarang.

» 10° A Manille, en 1820, par des navires provenant des lieux infectés; la maladie se propagea dans tout l'Archipel des Philippines, où, d'après le rapport du docteur Mac-Léod, il n'avait jamais régné, jusqu'alors, ni épidémie ni contagion.

» 11° Aux Molluques, en 1823, par des bâtimens hollandais venant de Calcuta.

» 12° A l'entrée des extrémités de l'Asie, dans
les îles d'Ormus et de Kishmé, à l'ouverture du
golfe Persique, à Mascate, à Bahreim, sur le
littoral de l'Arabie ; enfin, à Bander-Aboushir,
sur le littoral de la Perse, par des navires anglais
venant de Bombay ; la maladie pénétra, en 1821,
au moyen de ces importations maritimes, dans
la péninsule arabique, dans l'Irac-Arabie et en
Perse.

» 13° De la Perse, la maladie a été communiquée à la flotille russe de la mer Caspienne,
qui la transmit à la population de la ville d'Astrakhan, première du territoire européen que
cette contagion ait désolée. »

Enfin, c'est aussi par des navires de commerce
et des bâtimens de guerre venant des lieux infectés, et ces faits ont été bien constatés par les
autorités locales, qu'il a pénétré en Russie,
1° dans la ville de Nicolaïef, 2° de Kertz, 3° de
Sabastopole, d'Odessa, 4° dans les nombreuses
villes qui bordent le Wolga.

Et c'est aussi de toutes ces villes ou ports de
mer que le choléra s'est étendu sur le territoire
russe, dans les contrées qui avaient le plus de
relations avec les lieux infectés. Il existe, à cet
égard, des enquêtes les plus authentiques.

2° *Importation par les caravanes.*

Je transcris ici en entier cet article qui est du plus haut intérêt.

« 1° En 1821, le choléra, importé par les communications maritimes dans la ville populeuse et commerçante de Bassorah, s'étendit bientôt à Bagdad sur le Tigre et à Anah sur l'Euphrate, en remontant ces deux fleuves avec les bateaux chargés des marchandises de l'Inde. La saison froide l'assoupit ; mais, en 1822, dès le commencement du printemps, il traversa, avec les caravanes, l'espace de deux cents lieues qui le séparaient de la Syrie ; et, passant les vastes déserts gisant entre la Mésopotamie et l'Anti-Liban, il envahit successivement toutes les villes où les caravanes séjournent : Moussol, Merdine, Diarbékir, Orfa, Biri, Antab et Alep. M. Guys, consul de France en Syrie, d'accord avec la population de ces contrées, reconnaît que ce sont les caravanes qui l'ont importé, et que leur arrivée a coïncidé partout avec son apparition.

» 2° Pendant la même année, le choléra, introduit dans le port de Bender-Abassi par les navires venant de Bombay, pénétra dans l'intérieur de la Perse avec les caravanes ; il suivit leurs lignes de marche à travers ce vaste pays, arrivant avec elles successivement à Schiras, Yerd, Ispahan, Cachan, Koms, Carbin et Tauris, et traversant ainsi l'immense espace qui sépare le golfe Persique de la mer Caspienne.

» 3° En 1828, la population d'Orenbourg et des environs fut attaquée, au milieu de l'automne, par le choléra pestilentiel, immédiatement après l'arrivée d'une caravane de 350 chameaux, venant de la Haute-Asie, à travers les steppes de la Tartarie. Le gouvernement russe reconnut que la maladie provenait de cette source, puisqu'il a ordonné, depuis cette irruption, que les caravanes seraient soumises à une quarantaine lorsqu'elles approchent de la frontière européenne, et que les marchandises qu'elles apportent seraient exposées à des fumigations dans de vastes tentes de feutre, préparées à cet effet.

» On ignore si, dans l'importation du choléra par les caravanes, ce sont les marchandises, les hommes ou les animaux servant au transport, qui conservent le germe de la maladie, pendant un voyage de deux à trois mois, à travers les steppes ou les déserts, et qui le transmettent à des populations éloignées de plusieurs centaines de lieues de celles d'où provient son infection. Mais son importation par cette voie, quelles que les circonstances en puissent être, ne saurait être révoquée en doute; et voici d'autres témoignages, qui en complètent la preuve.

» De 1822 à 1824, le choléra, introduit en Syrie par les caravanes, ravagea ce pays en suivant toutes les lignes de communication. En s'établissant en Judée et dans la province de Damas, il menaça de pénétrer bientôt en Egypte, au moyen de nombreuses relations de ces contrées avec elle, et par le chemin d'El-Arisch ou par les ports de Rosette et d'Alexandrie. Mais à cette époque, le vice-roi ayant consulté la France sur les dispositions qui pouvaient délivrer de la peste le pays soumis à son autorité, cette occasion permit au conseil supérieur de santé de lui adresser une instruction sur les moyens de prévenir l'introduction du choléra en Egypte. En conséquence, une surveillance sévère fut exercée sur les navires venant de la côte de Syrie et sur les caravanes arrivant par l'isthme de Suez. Ces mesures eurent un plein succès; et la maladie fut repoussée d'un pays où de nombreuses communications avec l'Europe la rendaient pour nous encore plus menaçante qu'elle n'avait pu le devenir dans les autres contrées du Levant.

» Un second exemple porte un témoignage bien plus direct encore.

» Lorsque, en 1821, le choléra, introduit en Perse par les relations maritimes, fut propagé

dans l'intérieur du pays par les caravanes, il parvint à peu de distance de Téhéran, qui est la
résidence du Schah. Ce souverain, alarmé par
son approche, consulta le docteur Martinengo,
médecin piémontais, employé long-temps au
service de la France, et il suivit sans hésitation
le conseil qu'il en reçut, d'interdire aux caravanes l'entrée de sa capitale. On doit croire que ce
fut à cette mesure que la population de Téhéran
dut son salut, puisque toutes les villes qui rece-
vaient les caravanes furent ravagées par la maladie, et qu'elle seule y échappa.

3º *Importation par les corps d'armées.*

» L'histoire du choléra pestilentiel, dans l'Indoustan, présente une multitude d'exemples de
l'importation de la maladie d'un lieu à un autre
par des corps d'armée en marche ; je pourrais en
citer plus de quatre-vingts. Je me bornerai à quelques-uns d'entre eux, tirés des documens publiés
par les bureaux médicaux de Calcuta, Madras
et Bombay.

» 1º En 1818, des troupes détachées de Madras, pour se joindre à celles du Bengale, qui
faisaient le siége de la forteresse de Chanda,
rencontrèrent le choléra dans un village près de
Nagpore ; elles en furent soudainement attaquées,

et, dans leur retour à Madras, la plupart des lieux
où elles séjournèrent furent infectés par la maladie, qui y fit périr une foule d'habitans.

» 2° Au mois de juillet de la même année,
un corps de troupes, en parfaite santé, ayant
traversé la ville de Delhi, alors ravagée par le
choléra, fut atteint de ce fléau le surlendemain,
en continuant sa marche; et il en communiqua
le germe à un autre corps qui le joignit en chemin, et qui jusqu'alors ne l'avait point encore
éprouvé. Tous les médecins de ces troupes de-
meurent convaincus que l'infection avait été trans-
mise par cette jonction d'individus contaminés à
d'autres bien portans.

» 3° Au mois de novembre, l'armée anglaise
campée à Terayt, et dans un état de santé satisfaisant, reçut un détachement qui, au passage
de la Jumna, avait été attaqué par le choléra;
aussitôt cette maladie parut dans le camp, et y
causa une grande mortalité.

» 4° En 1819, une compagnie, qui avait déjà
perdu quelques hommes en route, arriva à Tri-
chinopoly, dont les habitans n'avaient point encore été attaqués par le choléra. Immédiatement
cette maladie se manifesta parmi eux, gagna les
troupes de la garnison, et se répandit dans les
environs.

» 5° Le 15e régiment d'infanterie indigène,

qui était infecté du choléra, s'étant mis en marche pour Gooty, les villages par lesquels il passa
furent, immédiatement après, désolés par ce
fléau, dont jusqu'alors ils avaient été exempts.

» 6° Enfin, pour abréger la répétition du
même fait, je rappellerai, d'après le docteur
William Scott, que le choléra parut à Aurenga-
bad et à Malligaum, après l'arrivée des troupes
qui avaient quitté la ville de Jaulnah où régnait
la maladie, et qui dans leur marche en avaient
éprouvé les effets; qu'il éclata également à Se-
cundrabad, après l'arrivée d'un détachement qui
en avait souffert, et qui l'avait disséminé dans
les villages sur son chemin; que Gooty n'en avait
point eu d'exemples depuis six mois, lorsqu'un
bataillon, qui en était atteint, vint y prendre
poste, évènement qui fut suivi d'une grande mortalité; enfin, que partout les corps de troupes en
marche, arrivant dans les lieux infectés du choléra, en ont été attaqués le lendemain ou le surlendemain au plus tard; et que ces mêmes corps,
en proie aux désastres de la maladie, arrivant
dans des villes et des villages où la santé publique
était parfaite, ont aussitôt communiqué la contagion aux habitans et aux troupes soit britanniques, soit indigènes.

» 7° L'importation du choléra par les troupes russes dans la Podolie et la Volhynie et par

suite en Pologne, est, de tous les évènemens semblables arrivés depuis 1817, celui qui menace d'être le plus funeste. Lorsque, au mois de septembre 1830, les provinces orientales du midi de la Russie furent envahies par la maladie, il existait, dans les gouvernemens de Koursk et de Kharkof, des troupes que l'on mit en mouvement à la fin de l'automne, et qui furent dirigées vers la Vistule. Le choléra se manifesta le long de leur ligne de marche, dans les villes et dans les villages, à Kief, Braslaf, Kamenetz, Zaslaf et Lutz, d'où il pénétra en Pologne par Lublin jusqu'à Varsovie, où la contagion éclata le 15 avril, à deux cents lieues de son point de départ, au passage du Dnieper.

4° *Importation par les troupes de pèlerins et de fuyards.*

» On sait que les cérémonies de la religion braminique réunissent, dans l'Indoustan, à certaines époques, une foule immense, qui accourt de toutes parts en pèlerinage vers des lieux saints ou des pagodes renommées ; ces cérémonies ont fourni constamment au choléra pestilentiel l'occasion de se propager et d'étendre ses ravages.

» Le docteur Coates, dans une lettre au bureau médical de Bombay, rapporte qu'à Punderpore, en 1818, lors de la grande fête de Jatra, la maladie éclata dans la multitude rassemblée dans ce lieu, et fit périr trois mille personnes en peu de jours. Les pèlerins la disséminèrent dans toutes les directions, en cherchant à retourner chez eux.

» En 1820, le roi de Siam, alarmé par l'irruption du choléra dans sa capitale, réunit la population sur le bord de la mer, afin de prononcer, dans une solennité religieuse, une sorte d'anathème et d'exorcisme contre la maladie. L'effet de ce rassemblement fut terrible; sept mille personnes périrent sur la place, et les fuyards répandirent la contagion dans toutes les provinces environnantes.

» En 1825, les fêtes du Mohourroum ayant amené à Bénarès une multitude d'Indous, le choléra se manifesta parmi eux avec une extrême violence. Il succomba, dans la ville, six mille pèlerins; et les routes, ainsi que les eaux du Gange furent couvertes de cadavres que dévoraient les oiseaux de proie. La terreur chassa de leurs maisons les habitans de Bénarès, qui se répandirent dans les villages et y portèrent la maladie. L'irruption s'étendit à la plupart des lieux habités du Bengale.

» En 1827, un rassemblement, qu'on estime à cent cinquante mille individus, éprouva un

pareil désastre dans un village près de Bourham-
pore. Au moment où la foule était la plus grande,
dit un journal indou, un vent pestilentiel commença à souffler, et une multitude de personnes
périrent sur le lieu ; toute cette vaste population
se dissipa comme par enchantement, fuyant de
tous côtés, et abandonnant les marchandises de
toute espèce qu'on avait apportées pour cette
foire. La perte du commerce fut immense, et ne
peut être évaluée.

5° *Importation par des individus isolés.*

» Dans un rapport au bureau médical de Bombay, le docteur Taylor affirme que le choléra fut
introduit, pour la première fois, dans cette
grande ville, par un homme venant de Panwell,
village situé de l'autre côté du détroit, et où régnait alors la contagion avec une extrême violence.

» Peu de jours après, au mois d'août 1818,
d'après le témoignage du docteur Jukes, le choléra fut importé dans l'île de Salsette par un détachement des troupes de Panwell, qui escortait
un prisonnier. La maladie se répandit de proche
en proche par suite de ces deux importations.
Dans l'île de Bombay, elle atteignit 15,945 ha-

bitans, dont 2,432 succombèrent, ou plus d'un sixième (1).

» En 1818, dans le camp du lord Hastings, à Gorrouckpore, un Cipaye mourut du choléra. Cinq de ses camarades, qui n'avaient aucun symptôme de la maladie, furent employés à porter son corps à la sépulture. Tous furent atteints du mal, pendant la nuit suivante, et tous en moururent (2).

» Un Européen, ayant quitté Madras, où régnait le choléra, au mois d'octobre 1818, il tomba malade en route, et fut amené à Saint-Thomas-du-Mont, où la contagion n'avait pas encore paru; il y mourut : le lendemain, sa femme succomba; deux jours après, le propriétaire de la maison éprouva le même sort; au bout de deux autres jours, l'épouse de cet homme fut également attaquée du choléra; et les domestiques qui les servaient en furent atteints pareillement (3). Quand cette maladie, ajoute le docteur Scott, apparaît dans une rue, elle en envahit toutes les maisons; et, quand elle s'introduit dans une famille, elle assaille tous ses membres, les uns après les autres. Ceux qui assistent les malades sont

---

(1) *Report of the medical board of Bombay.*
(2) *Report of the medical board of Calcuta*, p. 130.
(3) *Report of the medical board of Madras*, p. 49.

atteints du mal, soit pendant la durée de leurs soins, soit immédiatement après. Par exemple, la femme d'un soldat est frappée du choléra, et meurt ; son amie, qui l'avait secourue, est atteinte du même mal ; mais elle échappe, tandis que le mari de la défunte tombe malade à midi, et expire le soir. Dans les hôpitaux, les hommes attaqués d'autres maladies prennent bientôt le choléra, et notamment ceux couchés près des individus qui en sont infectés. Les domestiques, qui soignent leurs maîtres atteints de la maladie, l'éprouvent eux-mêmes fréquemment. Les médecins, toutes les personnes du service de santé y sont particulièrement exposés ; et il est arrivé, dans l'Inde, que le seul de tous les Européens d'une ville qui, dans une irruption meurtrière parmi les indigènes, se trouvait partager leur sort, était le médecin, dont ils avaient reçu l'assistance (1).

» Pendant l'invasion du choléra en Russie, plusieurs faits analogues ont été constatés. Le conseil médical de Pétersbourg fait connaître, dans son rapport officiel, dressé d'après les témoignages les plus authentiques, que la contagion fut importée à Moscou par un étudiant, qui avait été à Saratof, ville où le choléra régnait avec

(1) Docteur Scott.

violence depuis le milieu du mois d'août. Ce fut
pareillement un Cosaque de l'une des stations
militaires sur le Don qui, ayant été envoyé en
mission à Donborska, sur le Volga, en rapporta
le germe de la maladie à Katschalinskaya, d'où
elle se répandit, en suivant les deux rives du
Don, jusqu'à la mer d'Azof et en Crimée. Enfin,
on a acquis la certitude que ce fut un individu venant de Nischnei-Novogorod, où le choléra faisait
de grands ravages, qui l'introduisit, le 1er septembre, dans la ville de Kazan.

» Ces témoignages affirmatifs peuvent être corroborés par des preuves négatives qui, dans la
question de la contagion, sont singulièrement
concluantes.

» Lorsqu'au mois de novembre 1822 Alep fut
envahie par le choléra pestilentiel, M. de Lesseps,
consul de France, se réfugia, avec tous les Francs
qui voulurent l'accompagner, dans un jardin clos
de murs et de fossés, et situé à peu de distance
de la ville; il y demeura pendant toute l'irruption, soumettant ce qu'il recevait du dehors aux
précautions usitées dans les lazarets. Quoiqu'il
n'y eût pas moins de deux cents personnes ainsi
séquestrées, et que leur constitution, leurs habitudes et leur origine fussent très-diverses, le choléra qui régnait autour d'elles, dans la ville et
dans ses environs, n'en atteignit pas une seule.

13

» A la fin de juin 1823, quand le même fléau décimait la population de Latakié et les villages voisins, M. Guys, consul à Tripoli, se renferma pareillement dans son jardin; tous les autres Européens suivirent son exemple, et, en prenant contre le choléra les mêmes précautions qu'on emploie contre la peste, ils lui échappèrent tous.

» L'usage de ce seul moyen suffit complètement pour préserver les Francs habitant plusieurs autres villes maritimes de la Syrie, quoiqu'ils vécussent au milieu des ravages de la maladie, qu'ils éprouvassent l'action de tous les agens du climat comme ceux qu'elle attaquait, et qu'il n'y eût aucune différence entre eux, autre que l'absence de toute communication avec des individus infectés.

» En 1819, lorsque la frégate anglaise *la Topaze* introduisit le choléra pestilentiel à l'île de France, la maladie s'étendit bientôt du Port-Louis aux campagnes voisines, et progressivement dans les autres parties de la colonie. Mais toutefois, plusieurs habitations, entre autres celle de M. Chamaret de Chozal, l'une des plus considérables de l'île, n'en éprouvèrent aucune atteinte, leurs propriétaires ayant prescrit à tous ceux qui y demeuraient une rigoureuse séquestration, et cette mesure ayant été strictement exécutée.

» En 1820, une irruption du choléra eut lieu dans la ville de Manille, aux Philippines, et fit périr 15,000 habitans en quinze jours. Persuadés que la maladie se propageait par contagion, les capitaines de navires du commerce mouillés dans le port et dans la rade interdirent à leurs équipages toute communication avec la terre, et ils les préservèrent ainsi de toute attaque du choléra. Le gouverneur de Cavite adopta la même mesure pour la population de cette ville, et il en obtint le même succès (1).

» En 1818, quand l'île de Bombay fut envahie par ce fléau, plusieurs villages que des préjugés de castes ou de sectes tenaient isolés du reste de la population demeurèrent intacts pendant quatre mois, tandis que les autres éprouvaient la plus terrible mortalité (2).

» Pendant l'irruption qui eut lieu en 1818, à Ellore, ville de la côte de Coromandel, dans la presqu'île de l'Inde, les détenus renfermés dans une prison environnée de très-hauts murs, échappèrent au choléra qui régnait autour d'eux (3).

En 1819, tandis que le choléra s'étendait, à l'île de France, de la population du Port-Louis

---

(1) *Rapport officiel.*
(2) *Report of the medical board of Bombay.*
(3) Scott, p. 48.

à celle de toutes les campagnes de la colonie, la maladie était concentrée à l'île de Bourbon dans la ville de Saint-Denis, par une chaîne de postes qui, empêchant sa communication avec les autres parties de l'île, parvint à les préserver de l'infection (1).

» Enfin, l'année dernière, pendant l'immense irruption du choléra pestilentiel dans les provinces de l'empire russe, les autorités de la petite ville de Sarepta, située sur le Volga, à 100 lieues d'Astrakhan, interdirent toute communication aux barques qui venaient de cette ville où la maladie faisait d'affreux ravages; elles défendirent pareillement aux rouliers venant de la foire de Nischnei-Novogorod, où la contagion se montra plus tard, de passer par la ville et de s'arrêter dans ses environs. Ces mesures, dit M. le docteur Loder, suffirent pour préserver les habitans du choléra; tandis que les villes situées sur le Volga, au-dessus et au-dessous de Sarepta, furent infectées par la maladie, et virent succomber une partie de leur population (2).

Ces faits sont tout-à-fait inconciliables avec l'idée d'une infection locale, d'une cause épidé-

(1) Rapport officiel.

(2) *Mémoire* de M. Loder, médecin de l'empereur de Russie, à Moscou.

mique ayant pour moteur l'air atmosphérique ,
puisqu'alors la maladie se gagnerait à distance ;
que des murs d'enceinte seraient impuissans pour
l'arrêter ; qu'au lieu de suivre les grands chemins,
les voies de communication , elle suivrait la direction des vents ; qu'elle se disséminerait rapidement dans toute une ville, dans tout un pays,
au lieu de se propager successivement d'une maison ou d'un quartier à l'autre , et de s'avancer
lentement par des lignes itinéraires qui sont précisément celles que parcourt le plus fréquemment
la population. Ces faits établissent, contradictoi-
rement à l'opinion qui attribue la maladie à une
cause épidémique résidant dans l'atmosphère :

» 1° Que le choléra pestilentiel provient d'un
germe, d'un principe *sui generis ;*

» 2° Qu'il se transmet exclusivement par les
communications avec les individus qui sont infectés de ce germe, et par l'usage des choses qui
le recèlent ;

» 3° Qu'il apparaît uniquement dans les lieux
où s'opèrent ces communications ;

» 4° Qu'il est importé d'un endroit à un autre
par les bâtimens de guerre, les navires du commerce, les embarcations de passage, les caravanes, les rouliers, les corps d'armée , les troupes
de pèlerins et de fuyards, et les individus isolés ;

» 5° Qu'il se répand à bord des navires par

les rapports de leurs équipages avec des individus ou des choses qui en sont infectés, et qu'il
est introduit par eux dans les ports de leurs relâ-
ches ou de leur destination ;

» 6° Qu'il s'étend des points du littoral infectés de cette manière, à travers l'intérieur des
pays les plus vastes, suivant les hommes dans
toutes leurs communications, et se propageant
avec une rapidité proportionnelle à l'activité des
relations sociales ;

» 7° Qu'il pénètre constamment dans une contrée par la partie de ses frontières qui est en
rapport avec d'autres pays déjà infectés, et qu'il
s'introduit dans une ville par les quartiers dont
les habitans sont en rapport avec des lieux qu'il
a déjà ravagés ;

» 8° Que, pour en préserver un port, une
ville frontière, il suffit de surveiller ou d'interdire l'arrivée des navires ou des voyageurs provenant des contrées où il règne ;

» 9° Que, pour en garantir une masse d'individus habitant une ville où il s'est introduit, il
suffit de les séparer du reste de la population et
d'empêcher qu'ils aient avec elle aucune communication ;

» 10° Que l'air atmosphérique est tellement
impuissant pour le propager à distance qu'une
famille, une réunion de personnes peuvent vivre

avec sécurité au milieu de ses ravages, dans la
ville, dans le pays où il cause la plus terrible
mortalité, pourvu qu'elles soient séquestrées strictement avant d'avoir été exposées à son action
et jusqu'au moment où elle a totalement cessé.

» D'où il suit que le choléra oriental se transmet et se propage, comme la peste, par les communications médiates ou immédiates avec les
individus qui en sont infectés; ce qui constitue
le caractère propre et essentiel des maladies contagieuses, et le fait différer entièrement des maladies épidémiques dont les causes résident dans
l'atmosphère. »

Mais un écrit qui n'est pas moins intéressant,
sous tous les rapports, entre autres sous celui de
la contagion, c'est l'ouvrage du professeur Delpech (*Etude du choléra-morbus en Angleterre
et en Ecosse, pendant les mois de janvier et de
février* 1832). Ce médecin, aussi laborieux que
profondément instruit, dont tous les instans sont
consacrés à la recherche des vérités utiles qui
peuvent agrandir le domaine de la médecine,
étant, comme il le dit lui-même, dans le doute,
relativement à la nature du choléra asiatique, et
calculant toutes les conséquences qui devaient
résulter pour l'humanité de la solution de cette
importante question, n'a pas craint de se dé-
vouer spontanément pour aller l'étudier dans les

îles britanniques , avant qu'il fît irruption en
France.

Tout appelle l'attention dans cette production,
qui est, à mon avis, une des meilleures monographies publiées sur le choléra indien. Exactitude dans l'observation, candeur dans l'exposition
des faits, délicatesse impartiale et consciencieuse
dans la recherche de la vérité; profondeur dans
les vues et les inductions philosophiques; son ensemble, en un mot, quoique tracé rapidement
et, en quelque sorte, à la barbe de l'ennemi, ne
dément point la brillante réputation de son auteur ; et, lorsqu'on l'a lue attentivement, on n'est
surpris que d'une chose, c'est qu'elle n'ait pas produit les importans résultats que l'auteur s'en était
promis, et qui étaient bien dus à ses lumières et
à son noble dévouement.

Au surplus, lorsqu'on réfléchit aux circonstances actuelles, il est facile d'expliquer cet évènement. Le professeur Delpech est arrivé d'Angleterre avec la profonde conviction que la maladie était contagieuse, et il a publié, à cet égard,
franchement son opinion, motivée sur des faits
irréfragables, de même que l'avait fait M. Moreau
de Jonnès. Mais le moment n'est pas toujours opportun pour faire entendre la vérité, et il a ren-
contré, pour aborder au sanctuaire du pouvoir,
des anti-contagionistes puissans, qui s'étaient

emparés du poste et en gardaient soigneusement
les défilés. D'ailleurs, l'opinion contraire à la
contagion va si bien avec le goût des autorités
pour l'économie, le repos et la liberté du commerce et de l'industrie, qu'il n'est pas extraordinaire de voir le doute obtenir de l'administration
la préférence sur une vérité, dont l'importune
existence doit nécessairement avoir pour effet
d'éveiller continuellement la sollicitude et la surveillance, de provoquer de grands embarras,
d'exiger des mesures contrariantes pour les populations, accompagnées de difficultés, en apparence, insurmontables, ne promettant quelquefois que des résultats équivoques.

Voilà, sans doute, la cause de la faveur qu'a
obtenue auprès de l'autorité le système de la non
contagion, dans la plupart des gouvernemens
européens. Les difficultés ont été pour elles syno-
nymes d'impossibilité. Les anti-contagionistes
n'avaient pas, d'ailleurs, oublié de faire valoir,
à l'appui de leur opinion, la nullité des résultats
obtenus par la Russie, la Prusse et l'Allemagne,
dont les cordons sanitaires n'avaient pu les garantir de l'invasion du fléau.

Nous verrons tout-à-l'heure le peu de fondement de ces assertions ; je dois auparavant
faire remarquer que ce n'est pas la première
fois que l'erreur, en matière de contagion, a

prévalu sur la vérité. Il semble même que ce soit une fatalité attachée à ce genre de fléau, et cela presque toujours par l'influence exercée par les médecins en réputation et en crédit auprès des autorités. La dernière peste de Marseille, en 1720, et celle de Moscou, en 1771, en fournissent de mémorables exemples. Tout récemment encore, le typhus pétéchial, qui a ravagé toute la haute Italie en 1817, *quæquæ ipsæ miserrima vidi*, est une nouvelle preuve des justes observations de Pinel (à l'occasion de la peste) de ce que peuvent produire *l'abus d'une certaine autorité d'opinion dont on est investi, de misérables conflits d'amour propre, les disputes de l'intrigue et l'amour de la célébrité*. Disons d'abord deux mots de la peste de Marseille.

Quatre médecins connus, dit encore Pinel dans sa *Nosographie*, où il fait l'histoire de cette maladie, sont chargés, par les magistrats de Marseille, de constater la nature de la maladie qui débute, et de donner de prompts secours aux malades. Leur déclaration est nette et précise; mais les magistrats rejettent toute idée de peste. Les médecins et chirurgiens des forçats font la même déclaration; même dénégation de la part des magistrats. La mortalité fait des progrès effrayans. Le gouvernement donne alors l'ordre à des médecins de Montpellier de se rendre sur les

lieux. Ceux-ci, délégués par Chirac, premier médecin du régent, jouissant du plus haut degré de
vogue et de faveur, se conforment aux décisions
dogmatiques de cet archiâtre, qui prétend que la
maladie de Marseille n'est qu'une fièvre maligne
ordinaire, en joignant à ses assertions les insi-
nuations les plus outrageantes contre les médecins et chirurgiens de Marseille, qu'il accuse de
chercher à entretenir de fausses terreurs parmi
le peuple, pour rendre leur secours plus nécessaire.

C'est ainsi que cette cité florissante se vit dé-
peuplée en quatre ou cinq mois, de soixante-cinq
mille habitans, en présence et au milieu des efforts
impuissans de Chicoineau, Verny et Didier, médecins de Montpellier, délégués pour combattre
l'épidémie, malgré leur opiniâtreté à soutenir
que la maladie n'est pas contagieuse, qu'elle n'a
d'autre contagion que celle de la terreur qu'elle
inspire. Voilà un exemple bien frappant, sans
doute, des fruits produits par la doctrine de
l'anti-contagionisme.

Comme toutes les épidémies du choléra, la
peste de Marseille commença par une maison,
bientôt elle gagnait toute la rue, se propageant
ainsi, de maison en maison, dans tous les quartiers
de la ville. De même aussi elle a eu ses périodes
1° d'accroissement gradué en juillet, 2° d'ex-

trême intensité en août et en septembre., 3° de déclin en octobre et en novembre, 4° enfin, d'extinction progressive en décembre et en janvier.

Les épidémies contagieuses, après avoir moissonné un grand nombre de victimes, finissent toutes de la même manière. On dirait qu'elles épuisent leur venin pestilentiel sur les premiers individus qui tombent sous leurs coups, tandis que, dans le fait, l'agent délétère reste le même; mais c'est la puissance de résistance qui augmente, ainsi qu'on le dira plus bas.

La peste de Moscou, en 1771, offre un spectacle bien plus affligeant encore, relativement à l'influence exercée par l'opinion des médecins sur le sort de cette malheureuse ville.

La Valachie et la Moldavie étaient, en 1770, le théâtre de la peste quand les troupes russes y pénétrèrent. Ces troupes ne tardèrent pas à y contracter la contagion, et plusieurs militaires en étant mort victimes à Yassi, la contagion ne tarda pas à être importée dans la Podolie, entre autres dans la ville de Kiow, où elle fit périr quatre mille personnes. Un cordon établi autour de cette dernière ville et des troupes stationnées sur la route de Moscou, ne purent empêcher, probablement, quelques individus isolés de tromper la vigilance des gardes, en rompant la consigne; ce qu'il y a de certain, c'est qu'en novembre de la même année la maladie se déclara à l'hôpital militaire de Moscou, et fit périr un prosecteur d'anatomie et onze infirmiers, en quatre ou cinq jours.

Le 23 décembre (la maladie n'avait encore été observée que chez les infirmiers, qui continuaient à en être affectés d'une manière funeste), une assemblée de médecins de l'hôpital ayant eu lieu, il fut décidé que c'était la peste. Un seul médecin de la ville soutint au contraire que ce n'était qu'une fièvre simplement putride.

Toutefois, cet hôpital étant hors et à peu de distance de la ville, on fut d'avis de le faire fermer et d'intercepter par une garde militaire toute communication au dehors, on fit isoler les infirmiers avec les femmes et leurs enfans, et brûler les meubles et les vêtemens soit de ceux qui étaient morts, soit de ceux qui étaient encore en vie.

C'est dans ces circonstances que le gouverneur de la province, le comte Soltikoff, s'adressa plus particulièrement au docteur Mertens, et que, sur son avis franchement exprimé, il fit prendre toutes les mesures préventives et de surveillance pour garantir la ville de l'invasion de la maladie. Ainsi, on exerça une garde rigoureuse autour de l'hôpital où la maladie avait paru. On créa un comité médical avec lequel tous les médecins

de la ville devaient se tenir en relation pour dénoncer tous les cas de maladies suspectes qui
parviendraient à leur connaissance. Mais, après
quelques jours seulement, le froid étant devenu
rigoureux et aucun accident ne s'étant déclaré
dans la ville, à l'exception de sept nouveaux cas
parmi les infirmiers de l'hôpital militaire, le peuple, auparavant consterné, se livre à tous les
excès de la joie la plus vive et à toutes les imprudences de la plus profonde sécurité, sur l'avis du
médecin de la ville qui avait nié la contagion, et
auquel s'étaient réunis deux autres médecins qui
avant avaient partagé l'opinion du comité assem-
blé à l'hôpital militaire.

L'autorité, de son côté, se relâche de toutes ses
rigueurs préventives, le comité médical cesse
même de s'assembler et enfin toutes les mesures
de prudence furent mises en oubli, au point
qu'après avoir brûlé les meubles et les vêtemens
de quatre-vingt-six infirmiers pestiférés qui
étaient morts à l'hôpital militaire, on rétablit les
communications de cet établissement avec l'extérieur. Ainsi, on croyait, malgré l'avis des médecins éclairés et consciencieux en être quitte pour
une terreur panique. Toutefois, il nous restait,
dit le docteur Mertens, la conscience entière
d'avoir rempli avec sévérité notre devoir à titre
de médecins et de bons citoyens.

Cependant, le 11 mars 1771, on convoqua de nouveau le comité médical de Moscou. La maladie venait de se déclarer dans une maison spacieuse, située au centre de la ville, qui servait d'atelier à plus de 3 mille ouvriers des deux sexes employés à l'habillement des soldats; les plus pauvres, qui formaient environ le tiers de ce nombre, habitaient dans la partie inférieure de cette maison, le reste se rendait le soir dans des habitations particulières, dans différentes parties de la ville. Cet atelier était, par conséquent, un grenier à contagion.

Le médecin en second de l'hôpital militaire, le docteur Yaglsky, qui avait été envoyé par le gouverneur dans cette maison, rapporte au comité qu'il y avait huit malades attaqués des mêmes symptômes que ceux observés parmi les infirmiers de l'hôpital militaire trois mois auparavant, c'est-à-dire avec des pétéchies, des charbons et des bubons. Il ajoute que, ayant pris des informations sur l'origine et les progrès de cette maladie, les ouvriers lui avaient avoué qu'au commencement de janvier, une femme qui avait une tumeur à la joue s'était retirée auprès d'un des ouvriers qui était son parent, et qu'elle y était morte; que, depuis cette époque, les malades s'étaient succédé et qu'il en avait péri 117. Quatre autres médecins font un rapport conforme.

En conséquence, le comité médical, composé alors de 16 médecins, déclare au gouverneur et au sénat que la maladie dont il s'agit était la peste.

Toutefois, les deux médecins qui avaient fait défection à leur première opinion sur le caractère de la peste qu'ils avaient reconnue à l'hôpital militaire, ainsi que la plupart des chirurgiens réunis au premier médecin qui avait nié le caractère pestilentiel à la maladie du même hôpital, protestent contre cette déclaration, en soutenant que la maladie n'est qu'une fièvre putride et transmettent par des rapports particuliers leur opinion au sénat, et, de même que cela a eu lieu pour plusieurs épidémies du choléra, ils se fondent sur ce que la mortalité dans la ville, au lieu d'avoir augmenté, est moindre que celle des années précédentes. Le docteur Mertens et les autres membres du comité appelés au sénat persistent, de leur côté, dans leur première opinion.

En conséquence, on ferme les portes de la maison contaminée, plusieurs s'échappent par les fenêtres et les autres sont conduits durant la nuit dans des lieux réservés, savoir : les malades au monastère de St.Nicolas, et les autres à celui de St-Siméon. On s'empare même des ouvriers qui avaient des habitations particulières, pour les séquestrer dans un troisième couvent

hors de la ville, parce que l'on fut informé qu'il
y avait eu quelques morts parmi eux. Enfin, on
prend toutes les mesures sanitaires convénables
en pareil cas. La ville est divisée en sept quartiers, à chacun desquels sont attachés, un médecin
et deux chirurgiens. Les bains publics sont fermés, la sépulture des morts est exclusivement
confiée aux soins des agens de police. Les malades riches sont séquestrés à domicile, et les
malades indigens sont transférés à l'hôpital St-
Nicolas, etc. Mais l'atmosphère s'étant refroidie
en avril, les miasmes contagieux, devenus alors
plus fixes et moins actifs, n'affectaient que ceux
qui habitaient avec les malades, il ne mourait
que trois ou quatre personnes par jour dans l'hôpital des pestiférés, et un égal nombre d'ouvriers
suspects tombaient malades. Toute la ville paraissait, d'ailleurs, exempte de la contagion. Ce que
voyant un grand nombre de personnes crurent que
les médecins qui avaient donné à la maladie le
nom de peste avaient inventé une chose fabuleuse.
Enfin, ce qui vint mettre le comble à la sécurité
c'est que jusqu'au 15 juin, malgré les chaleurs
des premières journées de ce mois, il n'y avait eu
que deux cents décès à l'hôpital St-Nicolas, et
qu'il n'était mort personne de la peste dans la
dernière semaine, et comme il ne s'en était déclaré aucun cas parmi les ouvriers qui avaient

14

leurs habitations particulières, qu'on avait relégués dans le troisième monastère, on leur permit
à tous de s'en retourner chez eux.

Mais, au milieu de tous ces sujets de tranquil-
lité, le mal fait de nouveau explosion vers la fin
de juin dans l'hôpital St-Siméon, et le 2 juillet
six malades périrent dans une seule maison d'un
des faubourgs, et le septième prit la fuite. Les
jours suivans des gens du peuple sont atteints
dans différens quartiers de la ville. Le nombre
des morts augmente avec rapidité ; et vers la fin
de juillet il périssait plus de deux cents personnes par jour. On remarquait également sur les
malades et sur les cadavres, des pétéchies larges
et livides, des vibices et dans plusieurs des charbons et des bubons ; quelques malades périssaient
subitement ou dans l'espace de vingt-quatre heures, avant que l'éruption des tumeurs eût eu lieu ;
plusieurs au troisième ou quatrième jour.

Vers la mi-août, le nombre des morts s'élève
à six cents par jour ; et vers le commencement de
septembre de sept à huit cents et jusqu'à mille.

Ce qui contribua encore à donner à la contagion un nouveau degré d'intensité, ce fut une
émeute populaire qui eut lieu le 15 septembre ;
la populace entre en fureur, pénètre dans les
hôpitaux des pestiférés, ouvre les lieux où les
suspects sont renfermés, pour rétablir les céré-

monies du culte et ensevelir les morts dans la
ville. On embrassait, suivant l'usage, ses proches
et ses amis qui avaient succombé, on négligeait
toutes sortes de précautions, parce qu'on prétendait qu'elles étaient inutiles, la maladie étant
un fléau de Dieu pour venger la religion négligée, et nul ne pouvant échapper à sa prédes-
tinée.

Il n'y a pas besoin de dire que cette incartade
populaire qui fut bientôt réprimée par la force
armée, ayant établi une communication générale
entre le peuple et les pestiférés, dut nécessairement aviver la flamme de l'incendie ; aussi, dès
ce moment, le nombre des morts monte à douze
cents, et les cérémonies ecclésiastiques pour les
funérailles ayant été rétablies à l'époque de ce
tumulte, presque tous les prêtres périrent de la
peste. Dès-lors le service médical fut désorganisé
et la ville ne fut plus qu'un vaste hôpital où les
médecins portaient indistinctement leurs secours.

Le comité médical bornait ses soins généreux,
à répandre des instructions, pour qu'on s'abstint
autant qu'on le pourrait de toucher les corps des
pestiférés ainsi que leurs effets qu'il conseillait de
brûler, sans oublier le précepte d'entretenir un
courant d'air pur dans les chambres.

C'est au milieu de ce désordre anarchique que
le comte Orloff, envoyé par l'impératrice pour

pourvoir à tout, s'adresse de nouveau au docteur Mertens et aux autres médecins contagionistes, pour avoir leurs avis particuliers par écrit, dans l'objet d'insister sur ce qui paraîtrait nécessaire pour détruire la contagion. Ceux-ci ne se rebutent point par la grandeur du mal, on pourvoit aussitôt avec ordre au traitement des malades et aux moyens préservatifs pour ceux qui ne l'étaient point; on établit de nouveaux hôpitaux pour les gens du peuple; on ordonne aux gens aisés de s'isoler et de se séquestrer. Depuis quelques mois la peste s'était propagée dans plusieurs bourgs ou villages voisins; quelques villes avaient même été infectées par les fugitifs; on y envoya des inspecteurs de santé, des médecins et des chirurgiens, on forma un conseil de santé présidé par le gouverneur de Moscou, composé de trois médecins et d'un chirurgien. Chaque jour les autres médecins et administrateurs de la police faisaient leur rapport à ce comité qui dirigeait tous les objets de salubrité.

Grâces à tous ces soins et au retour de la saison froide, qui commence à se faire sentir dès le 10 octobre, le fléau diminua rapidement, et la fin de l'année de 1771 parut y mettre un terme tant à Moscou que dans d'autres lieux de l'empire russe. Mais, d'après les recensemens qui en furent faits, le nombre des victimes de ce fléau s'élève à plus de cent mille tant à Moscou que dans la banlieue. On profita alors du froid rigoureux qui régna pendant cet hiver pour détruire les principes de la contagion. En conséquence, on enfonça les portes et les chambres qui avaient été occupées par les pestiférés et on y pratiqua des fumigations ; on démolit les habitations anciennes et bâties en bois, on en brûla tous les effets mobiliers, au mois de février 1772 on trouva plus de quatre cents cadavres, ensevelis dans les maisons l'année précédente ; ils furent tous exhumés et transportés dans des sépultures publiques, et, chose remarquable, c'est qu'aucun de ceux qui travaillèrent à cette opération, non plus que ceux qui avaient enseveli les morts dès l'apparition des premiers froids ne fut atteint de la peste ; ce qui ne peut s'expliquer que par la condensation et la fixité communiquées aux miasmes par l'action du froid.

Ce fut encore, de même qu'à Marseille et à Nimègue, et ainsi que le choléra en offre des exemples, parmi le peuple et les classes les plus indigentes que la peste fit les plus grands ravages ; les nobles et les négocians riches, excepté ceux qui firent des imprudences, en furent presque tous exempts : elle se propageait par le seul contact des malades ou des objets infectés, et ses principes contagieux ne se répandirent nullement dans l'atmosphère. En visitant les malades, dit le docteur Mertens, nous faisions en sorte de laisser un pied de distance entre nous et le pestiféré, par cette seule précaution et en évitant de toucher le corps du malade, les vêtemens ou le lit nous nous préservâmes de la contagion. Pour voir de plus près la langue, ce médecin mettait dans sa bouche et ses narines un linge trempé dans le vinaigre.

Au milieu de l'effrayante mortalité qui eut lieu il ne périt que ¡trois nobles et très-peu de citoyens distingués, par la précaution qu'ils prirent de se séquestrer et de n'acheter du dehors que les alimens qui leur étaient nécessaires. Le peuple, au contraire, périssait victime, en premier lieu, de son entassement dans des habitations étroites, et, ensuite, de sa cupidité, en achetant à vil prix ce qui avait échappé aux flammes ou en refusant de brûler ce qui lui était échu à titre d'héritage.

Au moyen des précautions mentionnées ci-dessus, il ne périt non plus aucun médecin, bien qu'ils passassent leur vie au milieu des pestiférés. Le docteur Pogaretzky et le chirurgien en chef de l'hôpital de Sᵗ-Nicolas, présentèrent des signes d'atteinte de la maladie, mais il en furent délivrés dès l'invasion par des sueurs critiques.

On ne peut se dispenser de rappeler ici, comme

un modèle à suivre, dans une épidémie pestilentielle, la conduite, à la fois pleine de courage,
de dévouement et de prévoyance, par laquelle le
docteur Mertens se distingua dans cette grande
calamité publique. Rien, sans doute, n'honore
plus les lumières et la sagesse humaines que les
moyens efficaces qu'il prit pour sauver de cette
maladie un des établissemens les plus intéressans
de cette capitale dont il était médecin en chef,
c'est l'hospice impérial des orphelins, où on entretient environ mille enfans et quatre cents
adultes, soit préposés, soit nourrices ou gens de
service. Et cet exemple seul montre comment,
non-seulement dans un établissement public,
mais encore dans une maison particulière, on
peut se conserver en santé avec sa famille, au
milieu d'une épidémie pestilentielle.

« Comme l'enceinte de cet hospice, dit Pinel,
avait trois portes, dès que ce médecin vit, dans le
mois de juillet, que la peste se répandait dans la
ville, il engagea le directeur d'en faire fermer
deux et de n'en laisser qu'une libre avec un portier; il fut ordonné qu'on ne laisserait entrer personne, sans une permission expresse de l'inspecteur en chef et qu'on aurait soin de se pourvoir
en assez grande quantité de farine, de vêtemens,
de linge, de souliers et d'autres objets nécessaires
dans des endroits qui ne seraient pas infectés.

» Au mois d'août, lorsque la peste exerçait les plus grands ravages dans la ville, il ne fut permis à personne d'entrer dans l'hospice, qu'au médecin (le docteur Mertens) ; on chargea des hommes au dehors de la maison d'acheter chaque jour les alimens nécessaires et de porter les lettres. Le même médecin avait désigné par écrit au portier les objets qui devaient être introduits et les précautions à prendre. Le boucher jetait la viande dans du vinaigre, et le sous-économe la recevait ensuite. Les peaux, la laine, les plumes, le coton, le chanvre, le papier, le linge, la soie ne pouvaient point être admis ; on recevait le sucre directement en ôtant les enveloppes et les cordons ; on plongeait dans le vinaigre les lettres après les avoir percées avec une aiguille, et on les desséchait en les exposant à la fumée du bois de genièvre, qu'on faisait brûler ; il était permis de parler à ses parens et à ses amis, qui se présentaient à une certaine distance hors de la porte.

» Au mois d'octobre, on fut obligé d'acheter deux cents paires de bottes et de souliers ; on eut soin de les tenir plongées pendant quelques heures dans le vinaigre et de les laisser ensuite dessécher. Le docteur Mertens visitait les malades deux fois par jour ; deux chirurgiens examinaient, le matin et le soir, les gens bien portans.

Si quelqu'un venait à tomber malade, on faisait appeler aussitôt ce médecin; et s'il apercevait quelque chose de suspect, on tenait le malade isolé jusqu'à ce qu'on fût assuré qu'il n'avait point la peste. C'est ainsi qu'il trouva sept fois des pestiférés parmi les soldats ou les ouvriers de l'hospice; mais comme, dès l'invasion de la maladie, ils furent séparés des autres, la contagion fut arrêtée : il n'y eut qu'un ramoneur qui communiqua la maladie à son apprenti.

» Depuis le mois de juillet, on ne reçut dans l'hospice ni nourrices, ni enfans; mais en attendant, le docteur Mertens proposa au conseil de l'hospice, de consacrer à cet usage une ferme peu éloignée de la ville, ce qui fut exécuté au mois d'octobre. A cette époque il mourait à Moscou environ mille personnes par jour; il fut prescrit alors de dépouiller de leurs vêtemens les enfans qu'on portait à l'hospice, de brûler ces vêtemens, d'en fournir de nouveaux à ces mêmes enfans, qu'on lavait d'abord avec un mélange d'eau et de vinaigre; on les enfermait ensuite pendant quinze jours dans trois chambre isolées; à cette époque, s'il ne se manifestait aucun signe de peste, on les transportait avec d'autres qui avaient été soumis à la même épreuve. Après avoir changé leurs vêtemens, ils passaient encore quinze jours dans cet endroit avant d'être reçus

dans la partie intérieure de l'hospice. Ces enfans,
ainsi que les femmes accouchées, étaient visités
chaque jour. On en porta avec un bubon pestilentiel, et deux en furent atteints durant le temps
d'épreuve. Ils furent retenus isolés dans une
chambre particulière avec les femmes qui les
élevaient; et c'est ainsi que les progrès de la
contagion furent arrêtés, et que tout fut rétabli
dans le premier état, au printemps de l'année
suivante. »

L'histoire sommaire de l'épidémie du typhus
pétéchial, qui a fait irruption dans toute la haute
Italie en 1817, mérite aussi de trouver ici une
petite place. Voici ce que j'en ai vu et retenu
pour m'être trouvé à Milan dans le moment de
la plus grande intensité de l'épidémie.

Dans un village du Piémont, appelé Caprara,
à quatre ou cinq lieues de la ville d'Alexandrie,
il était arrivé un militaire venant des prisons de
la Russie, dans le mois de février 1817. Deux ou
trois jours après son arrivée dans sa famille, il
tombe malade et meurt. Un de ses frères et son
père contractent la même maladie et subissent le
même sort. Il en arrive autant aux voisins qui
étaient venus soigner les malades à titre de bon
office. L'officier de santé du village, qui avait
servi dans les armées françaises, et qui, je crois,
avait vu le typhus de Gênes, reconnaît parfai-

tement la maladie à ses traits caractéristiques ;
il en donne avis au syndic, et, de concert, ils
font un rapport catégorique à l'intendant d'A-
lexandrie; celui-ci envoie aussitôt deux ou trois
médecins sur les lieux pour vérifier les faits et
secourir les malades. Mais la fatalité veut encore
que ces docteurs refusent à cette maladie son
véritable caractère contagieux et fassent à l'autorité un rapport dans lequel ils prétendent que
la maladie régnante à Caprara n'est qu'une fièvre
putride ordinaire, occasionnée et entretenue par
la misère générale, par suite des mauvaises ré-
coltes de l'année précédente 1816, qui, en effet,
avaient été déplorables dans toute l'Europe.

Cette opinion prévaut, et, aucune mesure préventive n'étant mise en usage, bientôt tout le
village et les hameaux environnans sont envahis
par l'infection. Tout près de là est une petite
ville sur la frontière du Piémont et du duché de
Parme ; cette ville est le théâtre presque habituel
d'un marché pour les bestiaux, où l'on se rend
en foule des deux états pour faire ce commerce.
La maladie qui infectait déjà la ville est bientôt
importée dans le duché et la ville de Parme,
dans les lieux environnans du Piémont et jusqu'à
Turin. De Parme, aucune précaution n'étant encore prise, elle se propagea avec rapidité à Milan,
à Pavie, à Lodi, etc.

La mortalité dont elle frappe les habitans de ces deux villes a bientôt éveillé l'attention des médecins éclairés qui y exercent et professent la médecine avec des talens distingués; ils reconnaissent le typhus pétéchial et le signalent aux magistrats, en indiquant les promptes mesures qu'il y avait à prendre pour combattre l'épidémie et empêcher sa propagation. Le célèbre professeur Razori, qui avait si bien observé et décrit cette maladie à Gênes, était alors détenu dans une prison à Milan pour prévention de délit politique. Sa prison devint bientôt le temple d'Epidaure, où médecins, magistrats et citoyens venaient le consulter comme un oracle.

Aussitôt un comité médical est formé et la police est sur pied pour organiser tout à la fois un service pour le traitement curatif et un autre pour les moyens préservatifs. Quelques anti-contagionistes, veulent en vain élever la voix; dans le gouvernement autrichien (pour des cas de l'espèce, heureusement), les idées nouvelles obtiennent peu de faveur, et ils ne parvinrent pas même à répandre le doute; car tous les citoyens, tant à Milan, qu'à Pavie, Lodi, etc, s'empressèrent de suivre les instructions des médecins du comité et de se conformer aux ordres des magistrats.

La première mesure qui fut prise fut celle de

créer des lazarets ou hôpitaux séquestrés dans des monastères et, à défaut d'autres bâtimens publics, le plus grand nombre des églises fut employé à cet usage.

La ville fut ensuite divisée par quartiers, ayant un médecin et un chirurgien pour visiter tous les jours les habitans, et dès que la maladie se déclarait dans une famille indigente, on faisait transporter le malade à l'hôpital, et l'on faisait passer à la fumigation du chlore l'appartement dans lequel il avait couché, ainsi que tous les effets mobiliers. La maison était dès-lors l'objet d'une surveillance beaucoup plus active, et les médecins renouvelaient leurs visites trois ou quatre fois par jour pour s'assurer s'il ne se déclarait point de nouveaux cas, à l'effet d'enlever de suite les sujets malades.

Si la maladie se déclarait chez une personne de la classe aisée et qu'elle voulût être traitée à domicile, pour ne pas être séparée de sa famille, on séquestrait aussitôt la maison en y plaçant une sentinelle ; on faisait, en même temps, partout des fumigations, et les habitans de la maison, consignés pendant sept à huit jours au moins, étaient approvisionnés à leur porte par des pourvoyeurs commis à cet effet.

Cette mesure fut prise également pour toutes les villes, les bourgs, les villages et les hameaux.

Presque toutes les églises furent converties en lazarets dans les contrées où l'épidémie régnait, et, pendant tout ce temps-là, les cérémonies du culte, suspendues, ne donnèrent plus lieu à ces réunions nombreuses dans une même enceinte, qui deviennent de si funestes foyers de contagion.

On avait reconnu que les mendians, avec leurs haillons, étaient les plus puissans agens de la contagion. La mendicité fut, sur-le-champ, généralement extirpée dans tout le royaume Lombard-Vénitien, et les mendians pris en flagrant délit furent enfermés dans des lieux réservés et soigneusement gardés.

Toutes ces mesures furent exécutées avec la plus grande promptitude dans les provinces infectées, placées sous la domination autrichienne, et les succès les plus rapides en furent le salutaire résultat. En effet, la surveillance de la santé publique fit qu'on voyait tous les malades au début du mal, et on pouvait ainsi leur appliquer promptement les remèdes convenables, entre autres l'emploi large de la saignée, moyen fortement conseillé par le docteur Razori, et les malades, promptement soustraits à leur famille ou séquestrés à domicile, ne devenaient plus des foyers d'infection; de sorte que, presque en même temps, malgré les chaleurs croissantes de l'été, on vit et la mortalité s'arrêter et le nombre des malades diminuer, au point que, dans le courant d'août, l'épidémie fut presque généralement éteinte dans le pays de l'obéissance de l'empereur; et, plus tard, à Parme et dans les pays sous la domination du roi de Sardaigne, en septembre, attendu que leurs mesures ne furent prises qu'un mois plus tard que dans la Lombardie.

C'est ainsi que l'opinion de la contagion, généralement répandue et accréditée sur cette maladie dans toute l'Italie, en faisant tenir tout le monde sur ses gardes pour s'en garantir, au lieu de produire, par ses approches, les effets désastreux supposés par les anti-contagionistes, fut, au contraire, pour tous, l'ancre de salut; car la maladie sévissait avec tant de fureur avant l'exécution de ces mesures, que la mortalité s'élevait déjà dans le duché de Lodi à près de deux cents personnes en ving-quatre heures.

On voit par l'histoire sommaire de ces trois épidémies contagieuses, auxquelles nous aurons occasion d'en ajouter encore deux ou trois exemples dans le chapitre des moyens préventifs, on voit, dis-je, l'œuvre des contagionistes mise en opposition avec les idées spéculatives des anti-contagionistes, et le lecteur peut juger de quel côté est la garantie et la sauve-garde de la société.

Ces faits prouvent au moins que, seulement dans le doute, on n'aura jamais à se repentir d'avoir suivi les conseils des premiers, tandis que les maux occasionnés par l'opinion systématique des seconds sont irréparables. Les uns nous ramènent et nous retiennent sans cesse dans le giron de la prudence et de la sagesse, tandis que les autres nous précipitent dans un abîme de ténèbres et de chances hasardeuses de calamités publiques et privées.

Je reviens maintenant à l'ouvrage du professeur Delpech.

Ce médecin éclairé, principalement occupé de la question de savoir si la maladie était contagieuse ou simplement épidémique, penchant plutôt pour cette dernière opinion, d'après l'observation de la marche géographique du fléau dans la direction de certains parallèles de l'est à l'ouest, ainsi qu'il en fait l'aveu lui-même (pag. 7), et en vertu de laquelle il s'était muni de tous les instrumens de physique les plus propres à l'éclairer sur les modifications locales de l'atmosphère et du sol, tels qu'un excellent pendule de la façon de M. Breguet, de deux piles, de barreaux suspendus, d'aiguilles oscillantes sur l'agate, d'un hygromètre, de baromètres, de thermomètres, etc., après s'être livré consciencieusement et de bonne foi à toutes les recherches

qui pouvaient répandre quelque lumière sur ce
point délicat et important de l'histoire du choléra asiatique, ce médecin, dis-je, n'hésite pas
à prononcer que le résultat le plus certain qu'il
ait recueilli de toutes ses investigations était que
la maladie était contagieuse, et que c'était en
vertu de cette puissance de propagation qu'elle
s'était répandue dans toutes les contrées où elle
a fait irruption dans les îles britanniques.

Nous ne rappellerons pas ici tout ce que dit
cet habile et scrupuleux observateur sur la topographie de tous les endroits qu'il a parcourus au
moment où ils étaient les théâtres de l'épidémie;
nous ne dirons rien non plus des expériences
physico-météorologiques auxquelles il s'est livré
dans ces différentes localités, cela nous entraîne-
rait trop loin; nous nous bornerons aux seuls faits
de la contagion, dont la logique incontestable,
ajoutée à ceux déjà rapportés, ne doit plus laisser,
à mon avis, aucune espèce de doute sur la solution du problème en faveur de cette opinion.

Ainsi, on lit, dans la page 10 de l'ouvrage
dont il s'agit, que le docteur Russel a raconté à
l'auteur qu'un voyageur de Londres, venant de
Newcastle, où régnait la maladie, s'arrêta à Mor-
peth, où il fut pris du choléra, et succomba. Il
n'y avait encore point de cholériques dans ce
lieu ni à quarante lieues à la ronde.

Un marchand de bœufs, venant du Nord, cou-
cha, deux jours après, dans la chambre où venait
de mourir le voyageur ; il fut atteint et mourut.
Son frère, qui lui donna des soins, fut également
atteint, mais il ne succomba pas.

L'exactitude de ces faits a été vérifiée par le
docteur Delpech, en passant plus tard à Mor-
peth.

Il s'est assuré au *council office*, avant son départ de Londres, qu'il résultait des rapports sanitaires de la quarantaine imposée aux bateaux de
charbon venant de Newcastle, dans une crique
de la Tamise, que, depuis deux mois, il y avait
continuellement des malades du choléra à bord
de ces bateaux et qu'il en était déjà mort un
grand nombre, et que moyennant l'exercice de
ces quarantaines, qui étaient de dix jours, il n'y
avait pas eu encore un seul malade du choléra,
dans les bateaux et les vaisseaux qui sont en
même temps sur la rivière, ni sur les rives
voisines.

La maladie est venue à Newcastle après Sunderland, avec laquelle elle a les plus grands
rapports par la Tyne. La maladie y avait pénétré par le faubourg de Gateshead, dans des maisons élevées et très-ventilées au-dessus de la col-
line. On assurait qu'elle y avait été importée par
une marchande d'habits d'individus morts du

choléra à Sunderland, et qu'elle en était morte victime elle-même.

Le quartier le plus beau et le mieux situé pour la salubrité de Newcastle est celui qui a été le plus ravagé par le choléra.

Dans un hôpital de cholériques, visité par le docteur Delpech, presque tous les malades qui s'y trouvaient étaient membres de la même famille ou voisins d'habitation.

A quelques milles au-dessous de Newcastle, il existe deux petites villes, en face l'une de l'autre, de chaque côté de la Tyne, l'une appelée South-Schelds et l'autre North-Schelds; ce sont les deux ports du fleuve, au-dessus desquels les vaisseaux de deux cents tonneaux ne peuvent pas remonter. La maladie y avait été apportée par les marins venant de Newcastle, d'autres disent par des mendians; elle y exerçait ses ravages principalement sur la classe ouvrière et indigente.

A Newburn la maladie a été importée de New-castle par des bateliers, d'une manière si évidente, qu'on y suit la filiation de la communication du mal à tous ceux qui en ont été atteints dès le principe. De Newburn elle a pénétré dans la vallée du même nom dans des familles d'ouvriers d'une mine de charbon, dont les habitations sont situées sur le sommet des collines qui encaissent des affluens de la rivière voisine.

Sur cinq cent cinquante habitans qu'il y avait
à Newburn trois cents ont été atteints et soixante
sont morts.

Dans les villages de Bellscelose et de Scootswood
près de Newcastle sur la Tyne, qui sont réunis
par quelques maisons intermédiaires, le choléra
a été apporté dans une de ces dernières habitations, par un batelier venant de Newcastle qui le
communiqua d'abord à ses deux enfans. Ceux-ci
ayant reçu des soins des voisins leur communi-
quèrent la maladie qui atteignit des familles entières dont la plupart moururent. Elle se répandit
ensuite graduellement de proche en proche.

A Lemnington près de Newcastle, il n'y avait
pas eu de malades jusqu'au 21 décembre 1831,
mistriss Waller soigne son mari à Newcastle,
lequel mourut du choléra; veuve, elle vint vivre
chez son beau-père à Lemnington, au bout de
trois jours elle fut prise du choléra dont elle
mourut le lendemain; son beau-père, cinq jours
après, le 27 décembre, fut pris de la même maladie et mourut le même jour. Les voisins qui les
avaient soignés en furent atteints ensuite et elle
se répandit ainsi dans tout le village.

A Westmoor près Newcastle, cinq mille au
nord-est, la maladie pénétra après le 26 décembre
par deux hommes qui moururent rapidement,
après être allés à cette date assister au convoi

d'un parent mort du choléra dans la partie basse
de Gateshead. La maladie se répandit ensuite
autour de leur maison et parmi leurs connaissances.

A Sunderland la première personne connue
qui a été atteinte du choléra était une jeune fille
de onze ans, vendant de l'eau de-vie en détail
aux marins, sur le quai. Huit jours après, à cinquante pas au-dessous de la même maison, un
jeune homme en fut pris subitement et mourut
en quelques heures. Six jours plus tard, le père
du jeune homme, employé comme lui aux travaux du quai et de la rivière, fréquentant la
maison de son fils, mais n'y demeurant pas, fut
atteint à son tour et succomba de même. Les
malades subséquens se sont montrés d'abord dans
les diverses parties du même quartier, et ils ne
se sont montrés que plus tard dans les quartiers
plus élevés; il est remarquable que les maisons
en apparence les plus saines et les plus aérées ont
été principalement victimes de la fureur du mal.
Trois versions différentes existent sur l'importation du choléra dans cette ville.

La première est que la maladie a été répandue
là comme ailleurs par les mendians et leur va-
gabondage ; mais ils ne peuvent évidemment
avoir été que des instrumens de transmission.

Une seconde, qui est plus probable et qui a

été révélée au docteur Delpech par un armateur
et un capitaine qui n'ont pas permis que l'on
publiât leur nom, c'est que des matelots avaient
acheté à Riga, à Cronstadt et à Hambourg, au
moment où le choléra y existait, probablement à
bon marché, des lits de plumes de hasard pour
placer dans leur hamac et que plusieurs sont
morts du choléra dans le voyage. Ces lits de
plumes ont été ensuite vendus à Sunderland.

La troisième, qui a pour auteur le chirurgien
Perman de l'hôpital ordinaire et qui porte aussi
tous les caractères de la véracité, nous apprend
qu'un matelot ayant été employé au décharge-
ment et au nettoyage d'un vaisseau venant de
Hambourg, eut le choléra et fut porté à l'hôpital où il mourut; le jour suivant la garde qui
l'avait servi fut attaquée de même et mourut.
Plusieurs malades furent atteints aussi : on prit
le parti d'enlever les autres, à l'exception d'un
seul qui était fatigué; il fut attaqué aussi, mais
ne mourut pas.

« Il est remarquable, ajoute l'illustre professeur de Montpellier, que la maladie s'est montrée
à Sunderland pendant qu'elle existait dans la
plupart des ports de la Baltique; qu'elle s'est
montrée d'abord sur le quai de la rive sud-est du
fleuve, celle où se fait la plus grande pratique
des vaisseaux qui la fréquentent, dans les mai-

sons où l'on reçoit le plus grand nombre d'étrangers; dans celles où logent les personnes occupées sur ce quai ou à bord des vaisseaux; et
qu'en s'éloignant du bord du fleuve, elle s'est
manifestée surtout dans les quartiers où logent
les personnes que le commerce maritime fait
vivre; enfin, qu'une caserne autant et peut-être
plus mal située que ces derniers quartiers et sur-
toút que les maisons les plus voisines et dans
lesquelles l'épidémie a fait de grands ravages,
s'est tenue fermée, isolée, et s'est préservée. »

En outre, pour que rien ne manque à ces intéressans documens, il rapporte que le docteur
Haslewod, dans un ouvrage qu'il vient de publier
sur l'épidémie de Sunderland qu'il a observée,
raconte qu'une chaise à porteurs qui servait à
transporter les cholériques appartenait à la maison des pauvres et y était rapportée toutes les
fois qu'elle avait servi. Les habitués de la maison
s'amusèrent à se porter mutuellement, il en mourut rapidement trois de ceux qui avaient pris part
à cet amusement. Enfin, il donne un tableau
d'un grand nombre de cholériques de Sunderland, duquel il résulte que des familles entières
ont été atteintes successivement ou en même
temps.

A Tranent, Musselbourg et Prestompans, bourg
des environs d'Edimbourg, capitale de l'Ecosse,

la maladie s'est également propagée de famille à famille dont elle atteignait presque tous les membres.

Elle avait été apportée à Prestompans, de Tranent, par un charretier nommé Jame Renton, qui y avait été pour assister au convoi de sa mère, morte du choléra, et dans le lit de laquelle il avait couché avec son enfant âgé de quatre ans, le lendemain ils furent pris tous les deux du choléra dont le père mourut à sept heures et le fils à onze.

Copland, charpentier, qui a fait le cercueil et qui a aidé à porter en terre Renton, ainsi que deux personnes qui l'avaient soigné dans sa maladie ont eu le choléra immédiatement après, mais sont guéris.

La femme Smith, demeurant en face de Renton, étant allée prendre des informations sur son état, son mari a été attaqué le samedi, lendemain de la mort du voisin; il n'a pas succombé. La femme Smith a eu la diarrhée, puis le choléra, elle en est morte; les trois enfans de Smith ont été atteints, deux sont morts, le troisième est guéri. Une fille de dix-neuf ans, demeurant dans une chambre attenante, fut prise du choléra le lendemain de la mort de la femme Smith et a succombé en vingt-quatre heures.

Le professeur Delpech tenait ces détails d'un

médecin qui avait fait des recherches authentiques sur la propagation de la maladie, et desquelles il résulta en outre que la maladie a commencé par un point distinct de la ville et qu'elle
ne s'est propagée de là dans tout le reste que
d'une manière insensible.

Le docteur Moer, médecin à Musselbourg
depuis long temps, et qui a écrit l'histoire de l'invasion du choléra dans cette ville, lui a aussi
appris que la maladie avait éclaté au commencement de janvier, le lendemain d'une fête solennelle en Ecosse. Le premier malade fut une pauvre femme âgée de quatre-vingts ans, qui succomba; son fils et sa femme lui ayant donné des
soins, quoique n'habitant pas avec elle, tombèrent
malades et succombèrent aussitôt après elle. La
maladie se propagea de là à tous les parens et
voisins qui étaient venus donner des soins aux
malades ou simplement les visiter, et le mal y
fut si violent qu'il succomba jusqu'à sept ou huit
membres dans la même famille.

Nous n'en finirions pas si nous voulions rappeler ici les faits nombreux rapportés par le
professeur Delpech et desquels il résulte incontestablement que le choléra se transmet par
contagion et non autrement.

C'est ainsi que la maladie, importée de la Baltique, une fois débarquée à Sunderland, se pro-

pagea de proche en proche dans la ville et les
environs, en suivant les rivières navigables et les
canaux de navigation, où il y a un commerce
et des communications très-actives parmi les
hommes.

Le mal a toujours éclaté dans la classe indigente, parmi laquelle il s'est propagé avec une
étonnante rapidité, et ce n'est jamais que rarement et plus tard qu'il a atteint la classe
aisée. Ce qui justifie parfaitement sa nature contagieuse, car la petite vérole ne chemine pas
autrement, non plus que la peste et les typhus.
Les alimens de toutes les maladies contagieuses
étant toujours les réunions nombreuses d'hommes
habitant en commun des appartemens uniques,
comme les ateliers, les pièces garnies de dix à
douze lits où les hommes couchent le plus souvent deux à deux, ainsi que cela a lieu dans
ces hôtelleries entièrement et exclusivement
consacrées à héberger les ouvriers dans les villes
industrielles, et encore des chambres de douze
à quinze pieds quarrés où sont hébergées en totalité de nombreuses familles, telles sont les
circonstances qui alimentent la contagion dans
les classes inférieures du peuple et qui les moissonne d'une manière effroyable, tandis que la
classe aisée en éprouve à peine quelque reten-
tissement par les communications qui existent

entre elle et la classe laborieuse ou indigente par
l'intermédiaire des domestiques, et très-souvent
aussi par la fréquentation des mendians : rien,
en effet, n'est meilleur propagateur de la contagion que les haillons de la mendicité, ainsi que
l'expérience l'a démontré pour toutes les maladies contagieuses et que le raisonnement le con-
firme.

C'est par le peuple maritime du commerce de
la haute mer que les maladies contagieuses sont
apportées sur les îles et les continens, et c'est par
le peuple maritime du cabotage, des navigations
intérieures qu'elles se propagent dans l'intérieur
des terres. C'est ainsi que de proche en proche
le choléra, une fois débarqué à Sunderland,
ainsi que je viens de le dire, s'est propagé dans
la direction des rivières et des canaux de navigation et a pénétré successivement à Newcastle, Musselbourg, Edimbourg, Manchester,
Londres, Dublin, et, en général, dans toutes les
grandes villes commerçantes de l'Angleterre, et
bien qu'il ne soit pas toujours facile de saisir le
mal au moment où il fait sa première explosion
dans une contrée, parce que les premières personnes atteintes succombent ordinairement avant
d'avoir fait appeler les médecins, sans qu'on
puisse obtenir toujours des renseignemens positifs
sur la première importation, il n'en est pas moins

vrai que la manière dont il se propage ensuite
par la communication, d'individu à individu, est
plus que suffisante pour décéler la nature contagieuse de cette maladie.

J'ai rapporté plus haut avec assez de détails
l'histoire de la peste de Moscou, pour prouver
que ce fléau pestilentiel était aussi obscur dans
son origine que les épidémies de choléra, quoiqu'on n'ait jamais élevé aucun doute qu'il ne
fût qu'une extension de la peste de Yassi et de
Kiow.

Quant à la manière dont la maladie à franchi
sans intermédiaire la distance de Londres à Paris,
à défaut de documens positifs à ce sujet, voici
comment on peut l'expliquer; lorsque, dans le
mois de février 1832, le choléra a fait irruption
à Londres par les provenances maritimes et les
ouvriers employés aux travaux du port, aux arri-
mages ou débarquemens de marchandises sur la
Tamise, il y avait une multitude d'artisans français de toute espèce, esquels, depuis la paix, sont
en usage d'aller de la capitale de la France dans
celle de l'Angleterre, soit pour s'y perfectionner
dans certains arts, où le peuple anglais nous a
réellement devancés, soit pour y porter des in-
dustries dans lesquelles nous sommes aussi ses
devanciers : or, lorsque tous ces artisans ont été
témoins de l'invasion du fléau et de ses ravages,

ils ont dû nécessairement en être épouvantés et
en conséquence prendre la fuite.

N'est-il donc pas bien raisonnable de supposer
que parmi ce grand nombre de fugitifs il y en
avait qui étaient dans l'incubation de la maladie
ou qui au moins portaient avec eux des vêtemens, des effets qui ne pouvaient manquer d'être
déjà contaminés. C'est certainement de cette
manière et non par l'air atmosphérique que plusieurs cas de choléra se sont manifestés dans
différens quartiers de Paris principalement habités par la classe ouvrière. Un seul cas suffisait
pour engrainer la ville, et au lieu d'un il y en
a peut-être eu sept ou huit et plus encore.

Tous ces cas ont été bientôt autant de foyers
ou plutôt autant d'étincelles qui se sont converties en foyer au moyen des agglomérations d'un
grand nombre d'individus habitant et couchant
dans une même pièce.

La maladie une fois dans la capitale, où il n'a
été pris aucune mesure préventive pour la réprimer comme cela a été fait à Edimbourg et à
Londres, a suivi rapidement son libre cours et,
toujours en suivant sa loi de propagation, elle
s'est étendue en rayonnant autour de ces différens foyers et ensuite aux environs de cette capitale, infectant de proche en proche tous les
départemens, jusqu'à ce qu'elle ait parcouru

toute la France, si on ne lui oppose pas une digue pour garantir les populations qui jusqu'à présent en ont été exemptes.

L'air atmosphérique et ses courans exercent si peu d'influence sur cette propagation du choléra que, quoique les vents aient constamment soufflé du nord-ouest au sud-est pendant les mois d'avril et de mai, Châlons, Lyon, Grenoble, etc., qui se trouvent dans cette direction, n'en ont encore éprouvé aucune atteinte, tandis qu'au contraire la maladie a pris sa principale extension au nord de Paris, c'est-à-dire en sens contraire à la direction du vent, ce qui est un argument sans réplique contre la prétendue nature épidémique assignée au choléra.

Une circonstance qui peut avoir contribué à entretenir l'erreur de la non contagion et qui a servi beaucoup la cause de l'anti-contagionisme, c'est une affection catarrhale qui, à raison de la constitution atmosphérique, règne en France depuis environ huit ou dix mois. Ce sont des bronchites, des catarrhes pulmonaires et des embarras intestinaux avec un léger degré de colite caractérisé par des coliques et la diarrhée, affection que, par dérision ou jeu de mots, on a appelé la cholérine, pour faire allusion au choléra pendant qu'il était encore loin de nous.

Mais c'est évidemment faire abus de l'obser-

vation et du raisonnement que de rapprocher
ces deux affections, comme deux degrés du
même mal.

Ce qu'il a plu à nos raisonneurs modernes
d'appeler cholérine, n'est évidemment qu'un embarras intestinal, une affection catarrhale légère
de la membrane muqueuse du gros intestin,
occasionnée, à n'en pas douter par les fréquentes vicissitudes atmosphériques, c'est-à-dire les
changemiens brusques de la température, qui varie
souvent de quinze ou vingt degrés en vingt-quatre heures, sous l'influence de laquelle nous
vivons depuis cette époque et de laquelle il résulte que les intestins se trouvant souvent dans
l'obligation de suppléer aux excrétions cutanées,
troublées par les abaissemens brusques de la
chaleur atmosphérique, exhalent et sécrètent par
leur membrane muqueuse, et évacuent par les
selles les matériaux destinés à s'échapper par la
transpiration insensible.

Mais cette affection légère, qui n'est le plus
souvent, comme le dit le vulgaire, qu'un béné-
fice de nature n'a pas plus de rapport avec le
choléra indien que n'en a la fièvre de lait avec
la terrible fièvre puerpérale, et elle en diffère
surtout essentiellement et capitalement par sa
nature, bien qu'elle puisse disposer à contracter
plus promptement une contagion quelconque,

telle que le choléra, le typhus, la peste, la fièvre jaune, voire même la petite vérole, ainsi
que nous en avons des exemples en ce moment
à Grenoble (1).

La cholérine a si peu de rapport avec le choléra et existe si indépendamment de lui, qu'il
n'est pas une contrée dans la partie méridio-
nale de la France, où l'on n'en observe un
grand nombre, depuis l'automne dernière même
depuis le mois d'août, et cependant, heureusement, nous ne voyons jamais le choléra éclater à

(1) Il existe actuellement à Grenoble une épidémie
varioleuse qui s'est manifestée parmi le peuple et les soldats de la garnison, il y a en même temps variole franche chez les non vaccinés et varioloïde chez les vaccinés.
De ce que le plus grand nombre de ces malades ont la
diarrhée avant de prendre la maladie contagieuse, en
concluerons-nous que la cholérine est le premier degré
de la petite vérole? nous serions aussi bien fondés à le
faire que ceux qui le supposent ainsi relativement au choléra. Il est bien certain, physiologiquement parlant, que
toutes les évacuations quelconques, les hémorrhagies,
les flux, etc., en désemplissant les vaisseaux, donnent
plus d'activité au système absorbant, et ce n'est que cette
circonstance qui fait que ceux qui ont la diarrhée sont
beaucoup plus susceptibles que les autres d'absorber les
miasmes contagieux; mais cela ne donnera point naissance à une maladie spécifique, si le germe n'en existe
pas à la portée de l'absorption.

la suite de ce prétendu manifeste de la trop célèbre *épidémie;* la diète, le repos, les mucilagineux,
les bains, les lavemens amilacés, la dissipent
ordinairement en deux ou trois jours, et chez
les indifférens qui se négligent on la voit bien
quelquefois être suivie de gastro-entérite, rarement de dyssenterie, plus rarement encore du
choléra sporadique qui, ainsi que je l'ai démontré est tout-à-fait étranger à l'asiatique, mais
jamais de ce dernier. L'épidémie catarrhale de
l'an xi, dont la constitution atmosphérique avait
une si grande ressemblance avec celle de 1832,
présenta aussi une foule de ces diarrhées; et, loin
qu'elles disposassent à contracter une affection
plus grave, je fis l'observation, laquelle j'ai con-
signée dans une dissertation sur cette épidémie,
qu'elle préservait le plus souvent d'autres maladies régnantes plus sérieuses, et que, loin d'être
nuisible, sa survenance était avantageuse.

Messieurs les non contagionistes, gardez pour
vous le choléra, c'est-à-dire ne nous l'envoyez
pas ; nous ne redouterons nullement ce fléau, s'il
ne nous est importé, même alors que nous serions
tous à la fois atteints de la cholérine, attendu
qu'il n'y a aucune affinité, aucun degré de pa-
renté entre ces deux homonymes, malgré votre
désir d'en trouver, ou votre entraînement à le
voir ainsi.

16

Que la constitution atmosphérique change,
que le temps soit moins inconstant, plus uniforme
dans la durée de sa température et nous verrons
disparaître la cholérine; mais aucun changement
atmosphérique ne saurait nous débarrasser du
choléra dont la marche est entièrement indépen-
dante de cette constitution, quelque effort qu'on
fasse pour nous démontrer obscurément le contraire; attendu qu'il est émancipé de toutes les
prétendues puissances physico-météorologiques
auxquelles il vous plait de le subordonner et que,
tant que vous affecterez de ne pas mieux connaître ses mœurs et son caractère, il se rira de tous
vos calculs et combinaisons spéculatives, continuant à décimer l'espèce humaine, malgré les
antiphlogistiques, les sédatifs, les excitans, les
anti-spasmodiques, les toniques, les vomitifs, les
réchauffans, les réfrigérans, etc., et toutes les
légions pharmaceutiques que vous lui opposez.

Une fatalité attachée à l'étude du choléra en
Europe, c'est la négligence qu'on semble apporter dans l'observation de son mode de propagation, ce qui était cependant la connaissance la
plus importante à acquérir, vu que dans une
maladie contagieuse, contre laquelle les efforts
de l'art sont presque impuissans, l'indication
essentielle c'est de s'en préserver. Mais les non
contagionistes ont si bien réussi à fourvoyer l'at-

tention des médecins, des autorités et de la population en général, et la question de la contagion a tellement été écartée, d'une manière tout-à-fait tranchante, du fond de la maladie , qu'il n'est plus seulement permis d'élever le moindre doute sur ce point important de doctrine; et pour que les médecins n'eussent pas à s'occuper de la contagion, on a donné pour aliment à leur zèle les autopsies des cholériques. C'est sur ce terrain lugubre que chacun travaille à qui mieux mieux pour trouver des lésions qui puissent donner naissance à quelque théorie dont on puisse s'illustrer, ou pour créer quelque méthode de traitement qui coure le monde sous le nom de son inventeur, comme la méthode antiphlogistique le fait sous celui de M. Broussais, la méthode échauffante sous celui de M. Magendie , etc.; et le tout à la plus grande gloire de ces messieurs, mais sans aucun profit pour l'humanité, qui continue à être cyanosée absolument de la même manière que dans l'Indoustan.

En fait, dans l'étude des maladies soupçonnées contagieuses la question principale étant leur caractère extensible, c'est aussi de ce côté-là que doit se diriger toute l'attention du médecin , à l'effet d'éclaircir les doutes et parvenir à la connaissance de la vérité pour, le cas échéant, se défendre contre elles du seul côté où elles soient vulné-

rables, savoir, en se mettant sur la défensive
hygiénique. Il faut donc que les médecins, lorsque le mal fait irruption dans un endroit nouveau, fassent en quelque sorte les juges d'instruction, pour constater d'où il vient, pourquoi et
comment il est arrivé.

Au lieu de cela, depuis que la maladie est en
France, on se borne à dire que le choléra a
éclaté sur tel point et à annoncer ensuite tous
les cas nouveaux et surtout les morts qui surviennent journellement. On dirait que la question de
la contagion est absolument sans intérêt, et en
dehors de l'histoire de la maladie, qu'on met une
sorte d'affectation à considérer comme exclusivement épidémique.

On ne tient non plus aucun compte des individus ou des établissemens qui échappent aux
atteintes du fléau par la séquestration et l'isolement. Il semble que ces faits soient des témoins
importuns de la vérité, dont on doit dérober
la connaissance au public, dans la crainte de
l'effrayer. Ainsi, il est bien avéré que plusieurs
colléges, pensions et communautés religieuses
de Paris, entre autres toutes celles connues sous
le nom de la Visitation du Sacré Cœur, ont
échappé à la maladie, au milieu de ses ravages,
en interrompant toute communication avec le
dehors, et on glisse là-dessus, comme si ces faits

étaient non avenus. Ce ne sont pas là assurément des preuves de la bonne foi des non contagionistes.

Il ne me reste plus à ajouter à tous ces faits accablans, relatifs à la contagion incontestable du choléra indien, que l'autorité des noms les plus recommandables des contrées ravagées par ce fléau, que la force de la vérité a rangés dans le camp des contagionistes, et j'espère que ce complément, auquel j'ajouterai la réfutation la plus explicite de tous les argumens des non contagionistes, ne laissera plus rien à désirer aux hommes de bonne foi, pour la démonstration de la nature évidente de sa contagion, unique objet de cet ouvrage, entrepris principalement pour remplir cette tâche, dans le but d'arriver par cette intime conviction, aux mesures hygiéniques destinées à l'éteindre partout où il existe.

Autorités militantes pour l'opinion de la contagion du choléra.

1º Suivant le rapport de M. Moreau de Jonnès, à la tête de toutes ces autorités, dans l'ordre de date, est le bureau médical de Calcuta, qui, le premier de tous les corps savans, décrivit le choléra en 1819, et qui, tout en rejetant la contagion d'un individu à un autre, l'admet de masse à masse.

2° Cette opinion était aussi celle des médecins des deux divisions de l'armée anglaise, qui furent ravagées par le choléra dans le Bengale.

3° Le bureau médical de Bombay admet, sans restriction aucune, la contagion individuelle du choléra, son importation d'un lieu à un autre, et la préservation des hommes par l'isolement et les quarantaines, d'après les faits authentiques qui se sont passés à Bombay.

4° Le conseil médical de Pétersbourg, dans son avis officiel du 10 janvier 1831, déclare aussi qu'il est forcé de reconnaître que la cause occasionnelle du choléra-morbus, la seule bien prouvée, est la contagion, *sui generis*, moins virulente peut-être que la peste, et exigeant une certaine prédisposition pour se développer dans le corps humain, mais certainement existante. Il a regardé le choléra qui régnait alors en Russie comme contagieux, et a recommandé, en conséquence, les mesures de police sanitaire employées en pareil cas, affirmant que les endroits cernés dès le commencement de la maladie en ont été préservés, et il a fixé à vingt et un jours la durée des quarantaines.

5° Un ordre du conseil de l'amirauté d'Angleterre, adressé en 1819 à tous les commissaires

des douanes, exprime la même opinion relativement aux précautions à prendre à l'égard des navires provenant de l'île de France, alors ravagée
par le choléra.

6° La commission sanitaire centrale formée en
France en 1820, pour préparer l'organisation sanitaire du royaume, reconnut le caractère contagieux du choléra indien, et signala la possibilité de son introduction en France par les voies
maritimes.

7° Le conseil supérieur de santé, depuis sa
création en 1812, a constamment classé le choléra-morbus parmi les maladies contagieuses,
transmissibles par les communications commerciales, et cela à l'unanimité des douze membres
qui le composent, d'après l'attestation de M. Moreau de Jonnès.

8° Le conseil privé de la Grande-Bretagne a
prouvé qu'il était du même avis, en 1830, en
prescrivant les mesures sanitaires préventives
usitées contre les maladies contagieuses, à l'égard
des provenances russes, lorsque le choléra y régnait. (Il paraît que ces mesures ont été négligées à Sunderland.)

9° Le gouvernement ottoman a également, à
la même époque, ordonné les mêmes mesures
pour les provenances de la mer d'Azof et de la
mer Noire.

10° Le gouvernement prussien, lorsque la maladie éclata à Astrakhan, en 1823, et postérieurement, pendant la guerre de Pologne, n'a pas hésité à établir des cordons sanitaires sur les frontières de la Silésie et dans le duché de Posen, pour que le choléra, qui avait été considéré comme contagieux par les quatre médecins qui avaient été envoyés en Russie pour observer cette maladie, ne pût pas franchir les frontières de la Prusse. Si ces mesures n'ont pas eu tout le succès qu'on en attendait, ce sont, à n'en pas douter, les mouvemens des armées belligérantes russe et polonaise, qui en ont été la cause et dont un grand nombre d'individus ont forcé la ligne sur plusieurs points, soit par désertion, soit pour se soustraire aux poursuites du vainqueur.

11° Le gouvernement saxon avait pareillement établi un cordon sanitaire et commandé la plus stricte surveillance à l'égard des provenances de la Russie et de la Pologne lorsque le choléra y était. (La Saxe n'a pas été envahie.)

12° Enfin, parmi les personnages éminens, que leur position scientifique ou sociale a investis du pouvoir d'acquérir, médiatement ou immédiatement, la certitude du caractère contagieux du choléra, on doit citer :

MM. les consuls de France, en Perse et en Syrie, de Lesseps, Guys, Reynaud et Gamba

dont la correspondance fournit sur ce sujet les
faits les plus concluans;

MM. les docteurs Markartienne, Martinengo,
Meunier, Angelin, Salinas, Bournas et autres qui
ont pratiqué avec zèle et courage pendant l'irruption du choléra en Syrie, en Perse et en Mésopotamie;

M. de Loder, médecin de l'empereur de Russie,
à Moscou, pendant le désastre de cette ville et
l'un des praticiens les plus éclairés de la Russie;

Sir Gilbert-Blane, premier médecin du roi
d'Angleterre, dont les recherches sur les contagions sont au nombre des meilleurs ouvrages
contemporains;

Lord Heytesbury, ambassadeur d'Angleterre à
Pétersbourg, qui, dans sa dépêche du 5 octobre
1830 à son gouvernement, n'a pas hésité à dire
que si le choléra arrive jusqu'à Moscou, on ne
peut guère douter qu'il ne se propage à Pétersbourg, à Varsovie et de là en Allemagne;

Le comte Zekrensky, ministre de l'intérieur
de Russie, qui a fait cerner et séquestrer plus de
quarante villes ou villages infectés du choléra, et
dont les mesures rigides et rationnelles ont pré-
servé de nombreuses populations des ravages de
ce fléau.

L'empereur de Russie, qui non-seulement a
donné son approbation à ces mesures, mais en-

core qui s'est soumis personnellement en sortant
de Moscou aux moyens de désinfection dont on
fait usage pour empêcher l'exportation de la contagion, et qui les a corroborés par une quarantaine qu'il subit à Twer, conformément aux lois
sanitaires;

Le généralissime Skrzynecky, qui, dans sa
dépêche du 22 avril, a reconnu que le choléra
s'était introduit dans son armée, le 10 du même
mois, par ses communications avec les corps de
l'armée russe infectés de cette maladie, et qu'il
combattit près de la ville d'Aganie. Dix jours
après, plusieurs centaines de soldats polonais
étaient déjà atteints du choléra. Ce général était
tellement persuadé du danger de mettre ses troupes en communication avec des lieux et des militaires infectés, qu'il évita de prendre la ville de
Siedlec, parce que, dit-il, les lazarets étaient
encombrés de militaires russes attaqués de cette
redoutable maladie.

Un tel concours de preuves, données par des
faits nombreux, authentiques et concluans, par
des autorités scientifiques, administratives et
gouvernementales et par des témoins oculaires,
du caractère le plus respectable et du nom le
plus illustre, établit incontestablement que le
choléra oriental est une maladie contagieuse,
qu'elle se transmet d'un individu à un autre par

leurs communications médiates ou immédiates, et qu'elle est introduite d'un pays infecté dans un pays sain par l'importation maritime, les marches des armées, les caravanes, les voyageurs, les fuyards et les individus isolés.

Réfutations en particulier des argumens des non contagionistes du choléra.

Il résulte bien évidemment de tous ces faits et de tous les raisonnemens qu'on a lus jusqu'ici, que le choléra indien est, pour tout homme de bonne foi, dégagé de toute idée préconçue et de tout esprit de système, une maladie essentiellement contagieuse, et que, à l'exception des lieux qui l'ont vu naître, son unique moyen de génération et de transmission est la contagion.

Cependant, comme les anti-contagionistes ne se rendront pas vraisemblablement à ces preuves matérielles de la vérité, bien qu'il ait été démontré plus haut qu'on ne pouvait considérer la maladie comme simplement épidémique, savoir, comme dépendante d'un principe occulte répandu dans l'atmosphère, qu'en tombant dans des suppositions absurdes ils ne manqueront pas de dire que, quoique leur opinion soit inexplicable par le secours de la physique, elle n'en est pas moins fondée sur des faits irrécusables, qui sont,

selon eux, aussi authentiques, pour ne pas dire
plus, que ceux cités en faveur de la contagion.
Examinons donc sans partialité et sans prévention ces faits, qu'ils invoquent avec tant de confiance.

1° Le premier, le plus spécieux de tous, est sans
doute le défaut de transmission de la maladie à
tous ceux qui approchent, touchent et soignent
les cholériques. Si la maladie était contagieuse,
disent-ils, elle ne manquerait pas de se transmettre à tous les individus qui se sont exposés à
la contagion; or, nous ne voyons pas que les médecins, les gardes-malades et les infirmiers en
soient atteints dans une proportion plus considérable que les autres classes de la société; donc
cette circonstance repousse toute idée de contagion.

Réponse. Le fait n'est pas exact, généralement
parlant; il peut l'être, cependant, en Angleterre,
en France et dans tous les pays qui sont éclairés
par les lumières de la civilisation; mais il n'en est
pas de même, assurément, dans toutes les contrées qui ont été ravagées par ce fléau. Ainsi, dans
les pays où ne sont pas encore parvenues les connaissances des moyens de désinfection dont on
fait aujourd'hui généralement usage en Europe,
tels que le chlore et les chlorures, les renouvellemens de l'air, les ventilations et toutes les

ressources d'assainissement imaginées depuis peu
d'années, il n'est pas douteux que la maladie a
dû frapper ses premiers et ses plus rudes coups
sur tous ceux qui se sont dévoués aux soins des
malades. Il faudrait avoir été témoin de tous les
voyages et de toutes les stations du fléau dans
les différentes régions du globe qu'il a parcourues, pour pouvoir attester le contraire. Or, ce
fait est loin d'être établi de manière à pouvoir
en argumenter valablement.

Les relations des historiens du choléra et les
observations journalières de ce qui se passe sous
nos yeux nous prouvent, au contraire, que, neuf
fois sur dix, lorsque la maladie entre dans une
maison, elle ne la quitte jamais sans avoir exercé
sa fureur sur le plus grand nombre de ses habitans, et qu'elle commence presque toujours par
ceux qui ont le plus approché des malades, ou
bien qui ont des relations plus particulières avec
ceux qui les ont visités et soignés. C'est même
ainsi qu'elle s'étend progressivement, de proche
en proche, dans les habitations, dans les rues et
quartiers, avec une rapidité d'autant plus grande,
que le lieu est plus populeux, c'est-à-dire que les
habitans y sont plus agglomérés et que, d'ailleurs,
le temps de son incubation est au plus de vingt-
quatre à trente-six heures, ainsi que je l'ai dit
plus haut, d'après l'analyse des faits, lorsque le

mal a été contracté directement, dès le moment où le venin a été absorbé.

La rapidité et la multiplicité des cas d'infection sont d'ailleurs toujours subordonnés aux circonstances qui favorisent ou éloignent les points de contact ou de rapprochement. Ainsi, lorsque la maladie fait irruption dans une habitation occupée par un grand nombre d'individus entassés dans des appartemens étroits, presque toujours composés d'une seule pièce, pour loger une famille nombreuse, dont tous les membres vivent et surtout couchent et dorment en commun ; dans ces hôtels où quinze ou vingt ouvriers, et quelquefois plus, passent la nuit dans une seule pièce, comme cela a lieu dans les quartiers populeux de Paris occupés par la classe ouvrière, tels que la Cité, le Marais, le Gros-Caillou, etc.; elle exerce alors ses fureurs sans merci ni miséricorde, détruisant quelquefois des familles de fond en comble, et, s'il faut en croire la *Gazette médicale* et les relations des médecins, ces exemples n'ont pas été rares à Paris. Les souscriptions faites en faveur des orphelins en bas âge, que le fléau a privés de tous leurs parens, en sont une preuve si convaincante, qu'on ne conçoit pas que, devant ce seul fait, il puisse encore exister des adversaires de la contagion.

Ces exemples, si multipliés dans la classe du

peuple, de la rapide et de l'infaillible extension
progressive de la maladie, d'individus à individus
qui cohabitent ensemble, ne sont pas même ex-
clusifs à cette classe, car les maisons les plus
opulentes ont offert cet affligeant spectacle, témoin la famille du président du conseil des ministres, M. Casimir Périer, qui, le premier atteint
de la contagion, pour être allé, vraisemblablement, visiter les cholériques dans les hôpitaux,
l'a communiquée à ses gens, à ses enfans, à sa
belle sœur, Mme Scipion Périer, qui a succombé pour l'avoir contractée, non pas directement, mais des personnes qu'elle envoyait fréquemment visiter l'illustre malade. M. le ministre
du commerce et des travaux publics, le comte
d'Argoult, n'a-t-il pas aussi failli payer de sa
vie son zèle et son dévouement pour visiter et
secourir les cholériques dans les hôpitaux?

On insiste : Mais pourquoi tous ceux qui se
sont exposés de même à la contagion ne l'ont-ils
pas contractée? pourquoi les médecins, et les infirmiers surtout, qui vivent dans l'atmosphère des
cholériques, n'en ont-ils pas été plus affectés que
le commun de la société? Il est encore bien facile
de répondre à cette objection. Observons d'abord
qu'un argument semblable serait aussi bien fondé
en le dirigeant contre les militaires qui ont sur-
vécu, sans blessures, à une bataille sanglante;

assurément, tous ceux qui se sont trouvés dans
de pareilles occurrences, au milieu des décharges
de la mousqueterie et de la mitraille, sont, certes,
bien au même cas que ceux qui ont échappé à
une contagion, et cependant on n'a jamais prétendu inférer de ce que plus des trois quarts
d'une armée se sont retirés sains et saufs, à la suite
d'une action meurtrière, un argument contre la
réalité du fait. Pourquoi? parce que ici les faits
sont matériels et repoussent toute espèce de contradiction spéculative et métaphysique, et qu'il
n'en est pas de même de ceux qui appartiennent
à la contagion, dont l'agent se dérobe à nos recherches, bien que nous ne puissions douter de
ses actes.

Cependant, abstraction faite des considérations matérielles et en ne recourant qu'aux lumières de l'esprit, le salut des militaires échappés
à une bataille sanglante est bien plus inexplicable que celui des individus qui échappent à la
contagion du choléra, car on ne peut invoquer,
dans le premier cas, que les faveurs d'un aveugle
et heureux hasard, tandis que toutes les connaissances de la physiologie et d'une saine observation nous apprennent, relativement aux maladies
contagieuses, que non-seulement on peut avoir
le bonheur de ne pas se trouver dans la direction des émanations du principe contagieux,

mais encore, 1° qu'il est des individus assez heü-
reusement constitués ou organisés pour résister
aux attaques de la contagion; 2° que l'absorption
d'un principe contagieux ne se fait pas indifféremment à toutes les époques de la vie de celui
qui s'y expose, de même que le principe lui-
même ne possède pas toujours les conditions nécessaires à sa transmission; que, par conséquent,
l'infection ou la non infection dépend du moment
où un individu s'y est exposé, en se rappelant
ici ce qui a été dit plus haut, que celui du repos
et du sommeil dans le foyer de l'agent était toujours le plus favorable à son absorption; 3° que
l'organisme, chez les individus qui sont le plus
exposés à l'action des agens délétères, s'habitue
peu à peu à leur résister, en vertu d'un principe
conservateur, dont la nature semble avoir doué
tous les êtres organisés vivans, phénomène observé dans tous les temps, qu'on a désigné sous le
nom d'acclimatement et auquel on doit probablement attribuer la fin de toutes les épidémies
contagieuses; 4° que l'époque la plus redoutable
pour contracter la contagion est précisément celle
où la maladie contagieuse commence à sévir dans
un pays nouveau, attendu que l'organisme, pris à
l'improviste, n'a point encore eu le temps de se
mettre sur ses gardes pour résister à l'intromission de l'agent délétère; 5° enfin, parce qu'il est

17

bien reconnu que, parmi ceux qui vivent dans un foyer d'infection, il en est qui sont assez heureux pour n'absorber qu'une faible dose du poison, insuffisante pour produire un bouleversement total dans l'économie, mais seulement capable de porter quelques légers désordres, à un degré très-inférieur à céux de la maladie, comme cela est arrivé à M. le docteur Delpech et à son compagnon le docteur Coste, lorsqu'ils observaient les cholériques en Angleterre.

Ce que nous disons ici en dernier lieu est principalement applicable aux médecins, infirmiers et gardes-malades lorsqu'ils ont de longue main l'habitude de la pratique des hôpitaux, et que les visites des uns et les soins des autres ne sont d'abord que momentanés et en quelque sorte fugitifs. La nature alors a le temps de se mettre en garde contre le principe contagieux et par l'habitude, de même que cela a lieu pour l'acclimatement, elle peut par suite le vaincre, le repousser, y être insensible, ou encore l'assimiler sans qu'il en résulte de grands désordres.

C'est par cet effet de l'habitude que les poisons avaient fini par être inoffensifs pour Mithridate, ainsi que nous l'apprend l'histoire ; que nous nous habituons à prendre graduellement de fortes doses de substances vénéneuses sans en être incommodés ; que nous nous acclimatons

contre les émanations insalubres répandues dans
l'atmosphère et auxquelles tous les étrangers paient
tribut quand ils arrivent dans une contrée où il
règne des maladies endémiques. C'est encore de
cette manière que s'éteignent les épidémies de
toutes les maladies contagieuses, ainsi que je l'ai
dit plus haut, c'est-à-dire quand tous les corps
se sont trempés contre la contagion, celle-ci n'a
plus d'action sur eux.

D'ailleurs nous devons faire remarquer que
les médecins, quel que soit leur dévouement et
l'apparence de leur opinion, ont toujours bien
soin, dans le doute de l'existence de la contagion, d'user de toutes les précautions capables de
les garantir, comme de faire ouvrir les appartemens avant leur visite, d'y renouveler l'air, d'y
faire des fumigations de chlore ou de vinaigre,
de ne pas avaler leur salive, de toucher le moins
possible les malades ou leurs effets, de se bien
laver ensuite avec le savon et le vinaigre, en se
dépouillant des linges dont ils se sont enveloppés.
Voilà comment s'explique la conservation de
tous les médecins qui ont donné leurs soins aux
pestiférés de Marseille, de Moscou, etc. Tandis
qu'on ne peut pas en dire autant de tous ceux qui
ont donné des soins aux cholériques dont un
grand nombre sont morts probablement par suite
des autopsies ou des assistances à cette opération.

2° On objecte encore que le choléra a souvent éclaté spontanément sur des points où rien ne faisait connaître qu'il y eût été importé.

RÉPONSE. D'après les faits nombreux rapportés plus haut, rien n'est moins prouvé que ces assertions ; et si dans quelques cas la preuve de l'importation n'a pu être faite authentiquement, c'est qu'on y a mal procédé ou bien, comme je l'ai dit, que les premiers malades ayant succombé, on n'a pu obtenir d'eux aucun renseignement positif. Mais la manière dont la maladie s'est ensuite propagée est bien suffisante pour démontrer comment elle a dû y être importée. La même obscurité au reste règne très-souvent pour l'explosion des épidémies varioleuses, et l'on ne pense pas qu'on veuille en faire un argument contre la contagion de la variole.

3° L'inefficacité des cordons sanitaires dans certains cas est une preuve que la maladie se propage par tout autre voie que celle de la contagion, par l'air atmosphérique, etc.

RÉPONSE. Les cordons sanitaires peuvent être quelquefois inefficaces pour empêcher les débordemens de toutes les maladies contagieuses de même que pour le choléra. Mais cette circonstance ne prouve autre chose contre la contagion, si ce n'est qu'alors ces cordons n'ont pas rempli leur tâche, que la garde a été mal faite, la sur-

veillance mal exercée et qu'il y a eu des trans-
fuges des lieux infectés dans ceux qu'on voulait
préserver. Témoin l'invasion du choléra dans
la Prusse, la Silésie, la Hongrie, nonobstant
leurs cordons qui ont été forcés ou éludés par
des militaires fugitifs des armées infectées, des
négocians, des voyageurs, des contrebandiers,
la fraude des uns et l'audace des autres.

4° L'inoculation du sang et de la matière des
sécrétions des cholériques sur des individus sains
n'a jamais produit la maladie chez ces derniers.

Réponse. Le principe contagieux ou le germe
de la maladie n'existe pas plus dans le sang que
dans les matières des sécrétions. Il en est de même
pour la variole et la vaccine, puisque le mélange
du sang d'un varioleux avec le pus de ses pustules suffit souvent pour faire manquer l'inoculation.

La matière des vomissemens noirs dans la
fièvre jaune, l'inoculation du pus pris dans le
bubon d'un pestiféré, et enfin, la matière des
déjections d'un cholérique ne contiennent pas
non plus le germe reproducteur de ces maladies,
et voilà pourquoi on a pu se les inoculer impunément de tout temps. Cette circonstance, dont
ont voulu s'étayer les anti-contagionistes, ne
prouve donc pas que ces maladies ne sont pas
contagieuses, parce que ce n'est pas par cette

voie que ces maladies se transmettent et se propagent, mais seulement par celle de l'infection
miasmatique, c'est-à-dire par le dégagement et
le transport d'un principe halitueux spécial du
corps malade sur un corps sain. L'embryon reproducteur n'existe que là et non ailleurs, de
même que le venin rabique n'existe que dans la
bave de l'animal enragé, celui de la gale dans
le ciron, etc. Cet embryon est-il un animalcule
ou une autre substance subtile quelconque, ennemie de notre existence? nous verrons tout-à-
l'heure l'idée qu'on doit s'en faire et quelles sont
les conditions de son existence et de sa puissance malfaisante.

En attendant, je ne puis résister à rappeler ici
un fait très-curieux à connaître et qui va parfaitement à mon sujet.

Le docteur Valli, médecin à l'hôpital militaire
de Mantoue, sous l'empire, italien d'origine,
était un de ces chevaliers errans intrépides, com-
battant au péril de sa vie ce qu'il appelait la
prévention de la contagion. Dominé par cette
idée fixe, il était allé à Constantinople pour y
observer et s'y inoculer la peste, et il en était
revenu sans en avoir éprouvé aucune atteinte.
Triomphant de ce succès, qui fit grand bruit, et
dont les journaux du temps rendirent compte, il
avait composé un ouvrage en italien sur la non

contagion de la peste, où du moins sur la possibilité de s'en préserver en se l'inoculant, ouvrage dont il m'avait donné un exemplaire que j'ai égaré.

De retour en France, en 1814, les évènemens de l'époque le forcèrent à s'arrêter à Grenoble, où il séjourna trois ou quatre mois, en attendant une occasion favorable pour se rendre en Amérique, à l'effet de répéter les mêmes expériences pour la fièvre jaune.

Pendant son séjour dans notre ville je voyais fréquemment et familièrement ce docteur anticontagioniste, et, comme je ne partageais pas son opinion, nous brisions souvent des lances sur cette question. Son succès relativement à la peste le rendait inaccessible à tous les argumens qu'on lui opposait, il restait entier et confiant dans son opinion. Je lui faisais vainement observer qu'il avait étudié la peste probablement dans un moment où elle n'était pas transmissible par contagion ; et que d'ailleurs l'inoculation de cette affection par le pus des bubons n'était point son mode normal de propagation, non plus que celui de la fièvre jaune; que les maladies contagieuses par miasmes ne pouvaient pas se transmettre vraisemblablement par un autre moyen que celui-là, et que je ne serais désabusé de la contagion de la fièvre jaune qu'autant que j'aurais vu un ou plusieurs individus se revêtir immédia-

tement de la chemise d'un mort de cette maladie, ou coucher dans son lit.

En venant me faire ses adieux, le docteur
Valli, toujours infatué de son idée, m'assura
que la première expérience qu'il allait faire était
celle que je lui avais indiquée et qu'il m'en écri-
rait le résultat. Je l'en dissuadai fort, s'il voulait
que je conservasse l'espoir d'avoir de ses nouvelles. Mais il ne tint que trop sa promesse, car
j'appris quelques mois après, par les journaux
politiques et scientifiques de 1816, que ce médecin
était mort de la fièvre jaune à Philadelphie, après
avoir couché dans le lit d'un malade, mort de
cette maladie.

Lorsque plusieurs médecins non contagionistes
auront fait de prime abord pour le choléra cette
épreuve, d'une manière bien authentique, et qu'ils
y auront résisté, je conviens que ma créance à
la contagion sera bien ébranlée.

5° Les non contagionistes veulent bien reconnaître que, quoique le choléra ne soit pas contagieux d'individu à individu immédiatement
ni médiatement, il peut néanmoins se développer plus facilement dans un foyer d'infection
que loin de ce foyer, et ils appellent ainsi la
réunion d'un grand nombre de malades dans un
même local, dans une habitation, un hôpital,
une ville, etc.

RÉPONSE. Cette véritable concession de leur part est un aveu formel de la faiblesse de leurs principes, qui leur est arraché par la force de la vérité. Mais que signifie cette distinction de mauvaise foi? si ce n'est qu'une plus grande quantité de combustibles embrasés donnera lieu à un foyer plus intense de chaleur qu'une petite quantité. Est-ce à dire pour cela que cette petite quantité en ignition ne donnera ni feu ni chaleur? sans doute tous les effets sont proportionnés à leurs causes productrices et les contagionistes n'ont jamais prétendu qu'un seul individu malade pût produire des effets aussi désastreux sur les hommes sains que la réunion d'un grand nombre; un seul soldat qui se bat avec courage ne peut pas faire autant de mal à son ennemi qu'un bataillon. Mais le petit foyer n'en dégage pas moins de la chaleur, et il peut allumer un incendie si vous approchez de lui de nouvelles matières combustibles, et les coups portés par le soldat contre lequel vous ne vous mettez pas en défense ne tuent ou ne blessent pas moins tous ceux qui s'y exposent.

Au reste, comment se forment les grands foyers de contagion? évidemment il leur faut un noyau par lequel ils commencent. Or, quel est ce noyau? si ce n'est un cas isolé, environné des conditions nécessaires à la formation d'un foyer. Ainsi, un individu est porteur du germe du choléra, il habite et couche dans un grand dortoir, en compagnie de dix, trente ou quarante individus, la maladie fait explosion chez lui, tout aussitôt et très-naturellement ses compagnons ou les membres de sa famille lui prodiguent des soins et des secours, voilà l'étincelle ou autrement le foyer primitif. Les compagnons ou les membres de la famille continuent à habiter la même pièce que le malade, celui-ci dégage en plus ou moins grande quantité des miasmes cholériques, ces miasmes voltigent dans l'atmosphère, ils s'accrochent bientôt aux individus sains qui sont le plus à leur portée, ceux-ci les pompent, les absorbent ; voilà de nouveaux malades qui, dégageant à leur tour de nouveaux miasmes, devront nécessairement augmenter le foyer et son intensité. Les maladies contagieuses ne se propagent pas autrement. Ainsi un seul malade, renfermé dans une pièce avec plusieurs individus sains, est un foyer morbifère pour ceux-ci, qui deviennent à leur tour des foyers pour les autres qui viennent les soigner ou les visiter, etc.

En conséquence, l'on voit que cette distinction de foyers d'infection, imaginée pour défendre une mauvaise cause, n'est évidemment qu'une subtilité sans force puisqu'elle ne repose que sur une nuance du plus au moins.

Pour un observateur de bonne foi, tout individu atteint d'une maladie contagieuse est un
foyer pestilentiel à l'égard de tous ceux qui l'approchent, et il exercera sur eux une action d'autant plus grande, qu'ils cohabiteront avec lui,
respireront dans la même atmosphère et seront
en contact avec ses effets, meubles et vestiaires.
Telle est la vérité, elle n'admet ni exception,
ni milieu, et si tous les individus qui approchent
d'un cholérique ne prennent pas sa maladie, c'est
que dans le moment de leur visite les conditions
de la transmission du germe manquent, soit de
la part du malade, soit plus encore de la part de
ceux qui échappent à la contagion. (Revoir ce
qui a été dit plus haut.)

Ces considérations expliquent ou corroborent
encore les explications déjà données sur cette
grande léthalité qui frappe la classe du peuple
dans toutes les maladies contagieuses et qu'on
voudrait en vain attribuer à la misère, à l'intempérance, à l'ivrognerie, à la malpropreté, etc.;
car toutes ces causes peuvent bien déterminer
des altérations physiologiques dans l'organisme,
c'est-à-dire des affections sporadiques ou épidémiques, mais jamais, ainsi que je l'ai dit, elles
ne produiront constamment une affection spéciale, identique pour tous.

Car si cela était, le choléra ne serait pas une

maladie nouvelle pour nous, et les causes auxquelles on voudrait le rapporter pourraient tout
aussi bien donner naissance au typhus, à la peste
orientale ou à toute autre maladie quelconque,
ce qui n'a pas lieu (1).

Enfin, j'ai déjà dit qu'attribuer dans nos climats l'existence du choléra à une cause occulte
répandue dans l'atmosphère ou émanant du sol
était une supposition absurde, qui ne pouvait soutenir un instant les regards de la raison éclairée
par les lumières de la physique, de la chimie et
de l'histoire naturelle, et qui se trouve d'ailleurs
en opposition flagrante avec l'observation de la

---

(1) Je dédaigne de parler ici des épizooties des galli-
nacées, dont on voudrait faire un argument en faveur
de la nature seulement épidémique du choléra; parce
que ces épizooties sont trop indépendantes de l'épidémie
cholérique pour l'attribuer à la même cause. En 1815,
une épizootie, parfaitement semblable à celle décrite à
Choisy-le-Roi, près de Paris, régna parmi les poules d'un
grand nombre de métairies de la rive gauche de l'Isère,
dans la vallée de Grésivaudan, et nous n'observâmes point
pour cela d'épidémie concomitante; il y a, d'ailleurs,
trop peu de conformité entre l'organisation des oiseaux
et l'espèce humaine, sous le rapport des fonctions physiologiques et la manière de vivre, pour pouvoir faire à
cet égard le moindre rapprochement. Certains insectes,
croqués par ces oiseaux, peuvent seuls occasionner une
épizootie parmi eux.

marche actuelle de l'épidémie ; et comme les non contagionistes n'ont pourtant que cette ressource pour sauver leur système, il en résulte que leur défaite est incontestablement complète, en présence des faits et des simples lumières de la raison et du bon sens.

J'ai épuisé, je crois, tous les faits et tous les argumens qui constatent irréfragablement que le choléra asiatique est une maladie essentiellement contagieuse, et qu'il n'a d'autres moyens d'existence que sa transmissibilité d'un individu à un autre. Or, ce principe fondamental étant bien établi et cette vérité bien reconnue, il ne me reste plus qu'à déterminer s'il est au pouvoir de l'homme de détruire et de saper le mal dans les conditions de son existence et de nous débarrasser ainsi d'un aussi terrible ennemi. Tel sera l'objet des chapitres suivans.

Avant de finir celui-ci, dont l'étendue aura peut-être paru fatigante au lecteur, mais qu'il m'a été impossible de réduire à cause de l'importance et de la gravité des sujets qui y sont traités, je crois devoir faire observer que j'ai placé la discussion de la contagion à l'article diagnostic, au lieu de la classer comme tout le monde à l'article aitiologie, c'est-à-dire des causes. Or, je dirai que ce n'est pas sans intention que j'ai fait cette transposition dont la nouveauté paraî-

tra peut-être arbitraire. Mais cette manière de
procéder est une conséquence de mes principes,
savoir, que le diagnostic d'une maladie doit se
composer de tous ses signes caractéristiques et,
autant que faire se peut, pathognomoniques; et
comme, dans mon opinion, la cause est ce qu'il
importe le plus de connaître; qu'un caractère diag-
nostique qui ne repose que sur la description des
phénomènes est un diagnostic tout-à-fait incomplet, qui ne peut fournir que des indications
rationnelles incomplètes, comme je le démontre
dans mon tableau nosologique ; et que de tous
les phénomènes du choléra celui qui est le plus
tranché est sa transmissibilité, j'ai dû nécessairement établir ce caractère à l'article du diagnostic, attendu, ainsi qu'on le verra, que c'est
sur ce caractère principal que seront déduits
tous mes moyens curatifs et surtout préventifs.
C'est sur l'existence de la contagion, en un mot,
que seront fondés mes indications rationnelles et
mes moyens thérapeutiques et hygiéniques. C'est
pour avoir ainsi mutilé le choléra, comme je le
dirai tout-à-l'heure, que nous sommes restés si
faibles contre un ennemi qui, mieux connu dans
sa puissance nuisible, pourra être vaincu peut-
être avec la plus étonnante facilité.

Ainsi, pour ne rien omettre dans le diagnostic
du choléra, je dirai que c'est une affection toxi-

cogénée (engendrée par un poison subtil), dont
le principe vénéneux n'existe ni dans l'air, ni
dans le sol de nos climats , n'est par conséquent
pas épidémique, mais se dégage des individus
qui en sont spécialement malades et se transmet
à ceux qui sont sains; et que les phénomènes produits par la présence de ce poison sont , suivant
la dose qui a été ingérée ou absorbée : ou la
mort presque immédiatement, parce que, alors,
le principe de la vie frappé à sa source est aussitôt anéanti ; ou une résistance faible de la part
de l'individu affecté, qui finit toujours par succomber; ou une réaction suffisante dans l'économie pour résister et le vaincre, d'où résulte la
guérison.

Cette lutte entre l'élément destructeur et celui
de la vie est pittoresquement exprimée par les
phénomènes suivans.

Récapitulation et explication des phénomènes morbides.

Je ne rappellerai point ici les prodromes. Je
ne puis reconnaître comme tels la cholérine et la
diarrhée, que les non contagionistes voudraient
faire considérer comme un premier degré ou
plutôt un commencement de la maladie, quoiqu'il soit bien constant que cette affection règne

depuis sept à huit mois en France, et qu'elle ne
soit que l'effet des vicissitudes atmosphériques,
ainsi qu'il a été dit plus haut. Je ne considère
donc moi-même cet état que comme une prédisposition favorable à toute espèce de contagion,
à moins que, la diarrhée se déclarant, les autres
symptômes du choléra ne se manifestent en même
temps ou peu d'heures après. On pourrait, dans
ce dernier cas, supposer que le principe contagieux aurait été introduit dans le canal intestinal
par la déglutition de la salive qui en aurait été
imprégnée, ce qui est extrêmement vraisemblable.

Tout porte à croire alors que, si l'introduction
du principe délétère ne s'est pas faite par d'autres
voies, son action peut se borner à des coliques, la
diarrhée et quelques autres légers phénomènes de
la maladie, tels que vomissemens, crampes, etc.,
comme cela a eu lieu chez un grand nombre de
médecins, d'infirmiers et de gardes-malades,
parmi lesquels nous avons cité les exemples des
docteurs Delpech et Coste. Ainsi s'expliqueraient
ces atteintes légères du choléra au moyen desquelles un grand nombre d'individus ont payé
ou paient si heureusement leur tribut au fléau.

Mais, tous les observateurs sont d'accord sur
ce point, le plus souvent ces phénomènes ne
sont que des prodromes du mal qui ne tarde pas

à faire explosion de la manière la plus alarmante, ou bien cette explosion a lieu subitement et sans symptômes précurseurs. C'est alors que la maladie se dessine successivement sous deux formes bien distinctes, lesquelles correspondent évidemment aux désordres portés dans tout l'organisme par l'agent morbifère.

La première de ces formes, qu'on a encore appelée période algide, ou de collapsus, peut varier dans son intensité et dans sa durée, mais elle présente constamment, du plus au moins, le tableau suivant, si bien dessiné par la plume éloquente du docteur Double, rapporteur de la commission de l'Académie de médecine (1).

« Refroidissement de toutes les parties extérieures du corps et surtout des extrémités inférieures. Cette température s'abaisse quelquefois jusqu'à quatorze ou quinze degrés. Cyanose ou coloration bleue bronzée de la peau, dans une étendue variable; cadavérisation rapide de la face; les yeux caves, affaissés sur eux-mêmes, et entourés d'un cercle cyanique plus livide que le reste du corps; une matière pulvérulente grisâtre recouvrant les cils, les paupières et l'entrée des narines; la sclérotique parcheminée, comme échimosée, et transparente au point de laisser paraître

(1) Gazette médicale, n° 34, tom. 1.

18

la choroïde; les joues creuses; des crampes douloureuses aux membres supérieurs et inférieurs,
quelquefois aussi sur les régions lombaire et ab-
dominale ; la langue froide et d'un blanc nacré
violacé ; la voix toujours très-faible , le plus souvent cassée, soufflée ; une grande oppression; des
syncopes momentanées et fréquentes; une diminution notable de l'action du cœur; la respiration
difficile et lente ; l'air expiré par le malade privé
de chaleur, l'affaiblissement, ou l'absence presque totale, et quelquefois même la disparition
complète du pouls ; les urines entièrement suspendues; des vomissemens fréquens de matières
blanchâtres, ressemblant à celles des déjections ;
les déjections alvines multipliées, liquides, blanchâtres et comme mêlées de flocons albumineux.

» Les malades succombent souvent durant
celte période qui n'a rien de limité quant à sa
durée.

» Quand la mort arrive, le plus communément
les vomissemens et les selles s'arrêtent et le malade succombe au moment où il annonce qu'il
est mieux. »

Pour peu qu'on connaisse les lois vitales, c'est-
à-dire quelque légères que soient les notions
qu'on possède en physiologie, il est difficile
de rester avec un esprit impassible en présence
de ce tableau de la vie aux prises avec un agent

actif de destruction, et quand bien même on ne
connaîtrait ni la source de cet agent, ni sa nature et qu'on verrait un malade pour la première
fois, sans avoir aucune idée de la maladie et des
antécédens, il serait impossible de ne pas supposer que de semblables phénomènes n'appartiennent pas à l'empoisonnement. Cette circonstance
devient ensuite bien plus évidente, lorsqu'on
compare les phénomènes morbides dans leur
marche progressive avec ceux d'un poison ingéré dont l'action est de nature asphyxiante et
débilitante du principe de la vie dans tous les
organes, entre autres sur ceux de la circulation,
tels que l'acide hydrocyanique, la belladona,
l'aconit napel, etc., l'asphyxie par un gaz délétère tel que le plomb ou la mitte, le gaz hydro-
sulfurique, etc.

Enfin, ces conjectures deviennent tout-à-fait
une certitude lorsque, après s'être éclairé par
l'observation des faits, ainsi que nous venons de
le faire, on s'aide des lumières de la physiologie
pour se rendre compte des diverses nuances et
des divers degrés de force que présentent le tableau vivant du mal et sa fin plus ou moins
prompte par la mort du malade, ou par la réaction du principe de la vie qui, opprimé d'abord
par un ennemi puissant, a eu néanmoins assez
de force pour lui résister et en triompher.

Ainsi le principe véaéneux a-t-il pénétré à forte dose dans le torrent de la circulation par l'appareil pulmonaire? le malade peut succomber en peu d'instans par l'asphyxie, c'est-à-dire la cessation d'action du cœur occasionnée par le contact du poison sur cet organe, c'est alors le ressort de la vie qui se brise, et toute la mécanique vitale est arrêtée par une syncope, avant qu'il se soit manifesté aucun autre désordre notable dans les phénomènes physiologiques des fonctions.

La dose du poison est-elle moindre (ou bien l'individu présente-t-il une plus grande force de résistance à l'agent destructeur, ce qui revient au même), et s'est-il introduit par la même voie? le mal se déclare aussi promptement après l'infection que dans le cas précédent, c'est-à-dire sans période appréciable d'incubation, le cœur, n'étant alors vaincu que par les coups redoublés du venin, décline successivement dans son action; et les autres organes qui lui sont subordonnés, ne pouvant plus recevoir de lui le liquide vivifiant qui les anime, s'éteignent successivement de la périphérie au centre; de là ce froid glacial des parties les plus éloignées, cette couleur bleue ou violette de la peau, le sang rouge n'arrivant plus aux extrémités des artères et y ayant une interruption remarquable entre la circulation arté-

rielle et la veineuse , ce qui a été démontré par
les vivisections des cholériques, à l'époque de la
cyanose, par le docteur Dieffenbach , chirurgien
de l'hôpital de la Charité de Berlin (1), le sang
des capillaires n'est pas renouvelé , et ce sang
étant noir, poisseux , engagé dans ces mêmes
vaisseaux où il ne peut plus circuler, il en résulte
cette coloration bleue ou violette de la peau,
caractère qui, au reste, existe en même temps
dans tous les tissus, quelquefois même jusque dans
les os comme l'ont démontré les découvertes du
docteur Begin.

Les asphyxies produites par les vapeurs des
fosses d'aisance ne présentent-elles pas aussi au
premier degré tous les traits de la cyanose? et
peut-on l'expliquer autrement que par l'asphyxie
du cœur résultante de la souillure du sang par
la présence d'un gaz délétère ?

(1) Voyez dans le n° 40 de la *Gazette médicale* de Paris,
*Observations physiologiques et chirurgicales sur les
cholériques* (par cet auteur), desquelles il résulte que
du vivant même du malade, les grosses artères des membres sont vides de sang, leur tissu desséché et inerte,
les veines au contraire et les vaisseaux capillaires, rem-
plis d'un sang noir, goudronneux ou bitumineux, à demi
coagulé et ne pouvant circuler à cause de sa consistance
gluante et plastique, la peau frappée d'inertie, comme
celle d'un cadavre, et tout cela remarquable surtout à
l'époque la plus prononcée de la cyanose.

Le principe morbide s'est-il introduit par les voies digestives? la diarrhée et les vomissemens sont les premiers phénomènes qui se déclarent, et à moins qu'il ne se soit introduit une assez forte dose de l'agent délétère dans le torrent de la circulation, ce qui donne lieu aux mêmes accidens décrits ci-dessus, la maladie peut se borner là, et se terminer, comme il a été dit, sans autre désordre notable, avec la cessation du flux qui a été provoqué par le contact du principe morbide sur la surface de la muqueuse digestive.

Enfin, l'introduction de l'agent vénéneux s'est-elle faite par les absorbans cutanés? il est vraisemblable qu'alors le cœur n'étant inficié que peu à peu, résiste d'abord au poison, et que par conséquent, il y a incubation et prodromes bien caractérisés, jusqu'à ce que la puissance du cœur étant notablement affaiblie, la période algide ou de collapsus vienne exprimer le danger du malade, par le refroidissement, la cyanose et l'extinction du pouls dans les artères des extrémités.

Ainsi s'expliquent, à l'aide des connaissances physiologiques, les différentes phases et les différentes nuances du choléra dans le cours d'une épidémie; partout les effets sont relatifs et proportionnés à l'action de l'agent délétère, et tous les troubles des fonctions, toutes les lésions et les souffrances des organes, la mort elle même

ne sont que le résultat de l'action d'un poison
qui attaque le principe de la vie, dans sa principale source, le cœur. Les substances vénéneuses
les plus délétères connues ne se conduisent pas
autrement, surtout les venins des reptiles, des
genres crotale et vipère, et encore l'acide hydrocyanique. Ce qui ferait présumer avec quelque
fondement, que le venin cholérique, étant aussi
un poison animal, pourrait bien avoir quelque
analogie avec l'acide hydrocyanique ou au moins
avec son radical le cyanogène.

Il reste toutefois à expliquer cet énorme flux de
matière séroso-albumineuse par les vomissemens
et les selles, auquel la maladie est principalement
redevable de son nom, ainsi que les crampes
douloureuses qui l'accompagnent; or, voici comment on conçoit ce double phénomène, physiologiquement parlant : nous avons vu que le cœur
était d'abord frappé par la présence du poison
dans son principe moteur, l'irritabilité; ses contractions diminuant par conséquent de force, ce
piston ne peut plus lancer le sang aux extrémités artérielles, et il doit résulter de cette insuf-
fisance dans la projection de ce liquide, que
l'aorte, en étant engorgée, est réduite à le pousser
en entier dans les premiers vaisseaux qui naissent de son tronc, tels que les carotides, les
vertébrales, le tronc cœliaque, les artères ré-

nales, les mésentériques, etc., ces dernières surtout qui lui offrent le moins de résistance parce
qu'elles se distribuent presque immédiatement à
des organes facilement perméables. Il y a donc
dans tous les organes où se distribuent ces vaisseaux congestion, c'est-à-dire accumulation du
sang, et distension des vaisseaux sanguins, tant
artériels que veineux et capillaires; les viscères
abdominaux deviennent donc ainsi le foyer principal de la circulation sanguine.

Mais par l'effet de ce désordre physiologique,
les nerfs des ganglions, leur plexus et les ganglions
eux-mêmes sont stimulés, ils réagissent à leur tour
sur les organes qui leur sont subordonnés, et la
congestion, d'abord passive, doit devenir active,
de telle sorte que tous les phénomènes de la vie
ne tardent pas à être concentrés dans l'abdomen.
De là, les douleurs épigastriques et abdominales;
de là, cette abondante sécrétion sur les surfaces
muqueuses intestinales d'un liquide séroso-flocon-
neux extrêmement abondant, qui semble n'être
qu'une sorte d'expression de la partie la plus liquide du sang qui, accumulé en excès dans ces
parties, n'a d'autres moyens de se débarrasser du
trop plein qu'en se dépouillant à travers les vais·
seaux exhalans des muqueuses des parties les
plus ténues de ses principes constituans.

De là aussi, ces injections ou ces colorations

des ganglions qui ont été considérés par quelques observateurs, entre autres par MM. Delpech et Pinel, comme le siége de la maladie, de là encore ces prétendus gastro-entérites, ces psorenteries et ces psorentérites dans lesquelles on voudrait aussi trouver la cause matérielle de la maladie, quoique toutes ces altérations anatomiques ne soient évidemment que des effets passifs de la perturbation portée dans la circulation par l'empoisonnement miasmatique.

Ce qu'il y a de bien plus lumineux, d'après l'analyse du sang des cholériques, par le docteur Thompson, professeur de chimie à l'université de Glascow (1), c'est que le sang des cholériques ne contient plus qu'une proportion de sérum beaucoup moindre que celui des hommes en bonne santé, cette proportion étant pour ces derniers :

$$\left. \begin{array}{l} \text{Sérum.} \ldots \ldots 55 \\ \text{Caillot.} \ldots \ldots 45 \end{array} \right\} \ 100$$

tandis que celui des cholériques offre, terme moyen sur cinq malades, savoir :

$$\left. \begin{array}{l} \text{Sérum.} \ldots \ldots 33,2 \\ \text{Caillot} \ldots \ldots 66,8 \end{array} \right\} \ 100$$

(1) V. *Gazette médicale* de Paris, n° 35, et l'étude du choléra en Angleterre par le professeur Delpech.

ce qui est parfaitement d'accord avec la pré-
somption de l'expression de la partie la plus ténue
du sang dans le flux des cholériques que je viens
d'émettre, et qui se présente si naturellement à
la pensée que mes idées étaient déjà arrêtées sur
ce fait avant d'avoir la connaissance de l'analyse
dont il s'agit.

Cette analyse présente encore d'autres circonstances bien remarquables et bien intéressantes,
ce sont les changemens survenus dans le sang des
cholériques, sous le rapport des proportions relatives des différentes parties constituantes de ce
liquide.

Voici à cet égard le tableau fourni par le célèbre chimiste anglais, en supposant cent parties
d'eau dans chaque cas et en faisant concourir
les deux extrêmes de choléra sur cinq individus :

	Santé.	Choléra n. 1.	Choléra n. 4.
Eau.	100,00	100,00	100,00
Albumine	10,79	7,34	9,28
Fibrine.	5,67	0,57	1,97
Matière colorante et al-bumine	9,42	41,51	34,08
Sels.	1,65	1,81	1,85
	127,53	151,23	147,18

On voit, d'après ce tableau qui me paraît cor-
respondre exactement aux phénomènes morbides

de la maladie et à l'aspect physique du sang, les altérations profondes qu'a éprouvées ce liquide par l'atteinte du mal. Il en résulte, 1° diminution considérable dans la quantité de sérosité; 2° diminution notable dans les proportions de l'albumine; 3° diminution frappante dans celles de la fibrine; 4° augmentation énorme dans celles de la partie colorante; 5° enfin, augmentation notable dans celles des sels. Comment ont pu survenir des changemens aussi importans dans les proportions des élémens constitutifs du sang, si ce n'est par ce travail abdominal d'expression ou d'exhalation de ses parties les plus ténues, ce qui explique cette énorme proportion de la partie colorante conservée, parce que seule elle a été retenue tout entière ?

On conçoit que lorsque les changemens sont arrivés à un point d'altération extrême, il est impossible que tous les efforts de la nature et de l'art puissent procurer la guérison, et c'est en effet ce que l'on observe; voilà pourquoi le choléra est une maladie aussi meurtrière.

Mais une circonstance bien plus intéressante encore, attendu qu'elle peut répandre la véritable lumière sur le germe de la maladie qui a échappé jusqu'ici aux investigations de la science, parce que, probablement, les idées ne sont pas dirigées vers ce but, c'est celle qui est relative à la per-

manence de la couleur sombre du sang, malgré
son exposition à l'air ou au contact du gaz
oxigène.

Il faut qu'il y ait là quelque chose de particulier, et s'il m'est permis d'exprimer ici ma pensée
tout entière, pensée d'autant plus remarquable,
qu'elle est en quelque sorte préconçue dans mon
esprit, depuis deux ou trois ans que je m'occupe
de l'étude du choléra, je ne serais point éloigné
de croire que l'on y trouverait le véritable poison
cholérique, c'est-à-dire des traces d'acide hydrocyanique combiné sous forme de sous-hydrocya-
nate avec le peroxide de fer. Telle a toujours été
mon opinion, et si cette conjecture se vérifiait,
le problème du choléra serait sans doute résolu
sous tous les rapports : sous celui de sa génération,
de sa transmission, de sa guérison et surtout de
sa destruction générale.

Ainsi, voici un appel à tous les chimistes pour
vérifier le fait le plus intéressant, et, je puis dire
peut-être aussi, le plus facile. On regrette, en
s'occupant de cette pensée, de ne pouvoir plus
exhorter à ce travail le laborieux et savant Ser-
rulas, l'auteur de la découverte du cyanogène et
de tout ce qui y a rapport (1) ; il était sans doute
bien compétent pour cette recherche ; mais le feu

(1) Il est mort du choléra le 25 mai 1832.

sacré de la science n'est pas éteint avec lui, il reste dans la capitale des savans qui, j'espère, sauront suppléer à la perte de ce grand chimiste, et ce serait faire injure aux Gay-Lussac, aux Thénard, aux Robiquet et à tant d'autres hommes distingués que de douter qu'ils ne rempliront pas le vide affligeant qu'il laisse. Nous verrons plus bas, au chapitre du traitement, un essai que j'ai tenté moi-même sur le sang d'un malade non cholérique, qui pourra peut-être mettre sur la voie de cette découverte.

Ainsi, on doit l'espérer, tout finira par s'éclaircir, tout finira par s'expliquer dans le choléra, lorsqu'on abandonnera les fausses routes de l'esprit de système pour rentrer dans le véritable chemin de l'observation.

Pendant que ces scènes tumultueuses se passent dans l'abdomen et que la nature s'épuise par la séparation d'une partie essentielle des principes constitutifs du sang, toutes les autres sécrétions sont suspendues. Celle de l'urine est surtout totalement enrayée, de sorte que la vessie contractée ne contient pas une goutte de ce liquide. Mais, chose remarquable ! c'est que le plus souvent on trouve sa membrane muqueuse, celle des artères, les calices et les bassinets, tapissées de la même matière crémiforme que l'on trouve à la surface muqueuse des intestins, ce qui donne un

grand degré d'autorité à mon explication physio-
logico-mécanique de cette sécrétion anomale que
je considère comme un travail d'expression. Les
artères rénales ou émulgentes étant d'un gros
volume et partant directement de l'aorte, comme
le tronc cœliaque et les mésentériques, doivent
en effet participer aux mêmes embarras et aux
mêmes désordres.

Quant aux crampes douloureuses des membres,
elles sont dues à la même cause qui agit sur l'abdomen, c'est-à-dire à la congestion du sang qui,
partant de l'aorte, est poussé dans la colonne
vertébrale, sur la moelle épinière et ses membranes, et où il peut rester en stagnation par la
difficulté de son retour par les veines et les sinus
vertébraux. Ce phénomène, comme ceux de l'abdomen, peut aussi dépendre de l'action directe
de l'agent délétère.

Jusqu'à présent, nous avons vu la nature oppri-
mée par un agent vénéneux qui s'est introduit
dans l'économie et qui a inficié tout le torrent
de la circulation ; nous avons vu surtout cet
agent exercer sa puissance débilitante sur le
piston de la circulation, au point d'anéantir son
action en peu d'instans ou graduellement, de
sorte que tous les autres phénomènes ne sont
évidemment que les résultats nécessaires et
subordonnés de ce premier fait que je suppose

démontré, parce que l'on ne peut concevoir
autrement les symptômes, la marche et la rapide léthalité de la maladie qui nous occupe.

Mais les malades ne meurent pas toujours dans
la période du collapsus ; on voit souvent qu'à
cette période de débilité, même alors que la nature aux abois semble près de succomber, il en
succède une autre qui ranime à la fois le malade
et l'espérance du médecin ; c'est à cette période
qu'on a donné en général le nom de réaction,
et M. Double celui de période æstueuse ; elle
arrive communément au bout de quelques heures,
quelquefois seulement au bout d'un, deux et
même trois jours, et elle s'annonce par le retour
successif de la chaleur, le rétablissement graduel
du pouls dans les artères des membres, qui passe
d'une lenteur et d'une faiblesse considérables à
une force et à une fréquence croissante de quarante à quatre-vingts à quatre-dix pulsations ; la
décomposition de l'air par la respiration ; la cessation ou une grande diminution dans les vomissemens et les déjections, dont les matières blanchâtres et liquides se colorent peu à peu par la
présence de la bile ; le retour de la sécrétion urinaire, la disparition progressive de la cyanose,
le rétablissement des traits de la face ; enfin, un
mouvement fébrile avec chaleur halitueuse à la
peau.

Tantôt cette période succède franchement à l'algide et s'établit régulièrement, ce qui est un signe
heureux ; d'autres fois cette conversion se fait
difficilement, n'a lieu qu'incomplètement, c'est-
à-dire le froid persistant, ainsi que la cyanose,
dans les membres, ce qui est d'un mauvais augure ; ou bien encore n'a lieu que par des alter-
natives de retour incomplet de la chaleur avec
le froid, état qui peut durer plus ou moins long-
temps, et au milieu duquel il y a encore tout à
craindre pour le malade.

Lorsque la réaction s'établit franchement et
régulièrement, on voit en quelque sorte la nature
triompher dans sa lutte contre le principe délétère ; une chaleur générale et uniforme s'empare
de tout le corps, la peau se ranime, une vapeur
chaude, halitueuse, soulageante, le recouvre, le
pouls prend successivement plus de ressort., les
urines sécrétées reprennent leur cours naturel et
deviennent sédimenteuses et quelquefois une
éruption miliaire ou des efflorescences cutanées
terminent la maladie (1). La convalescence s'établit. On ne peut expliquer cette heureuse terminaison que par la victoire remportée par la na-

(1) V. *Rapport et instruction sur choléra*, au nom de
la commission de l'Académie, par M. Double. (N° 34
de la *Gazette médicale*.)

ture sur son redoutable ennemi qu'elle est par-
venue enfin, soit à expulser, soit à soumettre en
l'assimilant. La dose du venin a été vraisemblablement trop faible pour la terrasser, ou elle a
été assez forte pour le vaincre.

Remarquons ici que la principale force médica-
trice employée par la nature pour combattre son
ennemi a été la fièvre, et que cette fièvre a tout
le caractère de la fièvre inflammatoire (V. plus
haut, pag. 127), savoir : pouls élevé, chaleur
halitueuse, etc., sans aucun signe de phlegmasie
locale, en dépit de la doctrine physiologique; la
fièvre n'est donc, dans ce cas, comme dans presque tous les autres, que l'expression évidente d'une
réaction, d'un combat livré par le principe conservateur de l'organisme, et dont l'agent principal est l'appareil de la circulation, à un élément
étranger nuisible qui s'est introduit dans nos liquides, ou bien qui, destiné à être évacué, a été
retenu par quelque obstacle.

Poursuivons ces intéressans rapprochemens.
Lorsque la conversion de la période algide se fait
difficilement et péniblement en celle de réaction,
cette difficulté, physiologiquement parlant, peut
dépendre de plusieurs causes : la première, c'est
que la substance ou le principe vénéneux a été
absorbé à trop faible dose pour donner immédiatement la mort en peu de temps, mais néan-

moins à dose suffisante pour porter une grande
altération dans le sang; dans ce cas, il est vraisemblable que la petite quantité de ce liquide
qui a échappé à la décomposition, savoir, la fibrine
et le principe colorant, ne peut assez puiser par
la respiration, dans l'air atmosphérique, de gaz
oxigène, ce principe vivifiant de tous les êtres
organisés, et alors la réaction est incomplète ou
insuffisante, et le malade continue à languir dans
un collapsus glacial, seulement un peu moindre
qu'auparavant; les déjections continuent, le pouls
reste faible et lent, la fièvre presque nulle, l'air
qui sort des poumons est peu échauffé et a peu
perdu d'oxigène, contenant à peine un peu d'a-
cide carbonique, et quoique la lutte se prolonge,
la vie n'en est pas moins vaincue par l'agent délétère, à moins que l'art ne parvienne à introduire
dans le sang les substances attractives de l'oxigène qui lui manquent, ou quelqu'autre substance
stimulante, ce qui n'a point encore été tenté.

La seconde cause dirimante d'une complète
et salutaire réaction, c'est sans contredit l'engouement dans lequel se trouve le système veineux contenant du sang visqueux, plastique et
même coagulé qui ne permet plus au sang artériel lorsqu'il est poussé jusqu'aux capillaires de
traverser ces derniers pour revenir au cœur, ce
qui donne lieu à des extravasions sanguines, à des

sugilations, à la persévérance du froid des extrémités et même à la gangrène des parties éloignées.

Cet état peut toutefois être surmonté dans quelques cas, si le malade est fort et robuste, et
surtout si la nature est secondée par les moyens
appropriés de l'art, comme nous verrons plus bas.
Le malade alors en est quitte pour des escarrhes
gangréneuses et guérit avec perte de substance
des parties où les vaisseaux se sont trouvés le plus
oblitérés, à cause de leur éloignement du cœur,
comme les orteils, le nez, les doigts; mais ces
escarrhes gangréneuses peuvent aussi être plus
étendues et très-profondes sur des surfaces cutanées plus rapprochées, et dans ces cas, les malades peuvent succomber après l'apparition de ces
accidens qui sont au reste peu fréquens, parce que
la mort arrive avant qu'ils aient pu se développer.

Tous ces derniers phénomènes empruntent très-
bien leur explication de la connaissance de l'hy-
draulique physiologique.

Mais la réaction la plus fréquente qui succède
à la période d'affaissement du choléra, c'est celle
où la fièvre s'allume tout-à-coup ou successivement avec une grande énergie; le pouls alors
devient vif et très-fréquent, s'élève à cent vingt,
à cent trente pulsations; la chaleur, au lieu d'être
halitueuse, est sèche et âcre, la soif considérable, etc.

La maladie, ou plutôt la fièvre de réaction, peut alors revêtir toutes sortes de formes, et quoique la cause qui l'a allumée soit la présence d'un principe délétère qui souille la circulation, les effets secondaires qui résultent du trouble de cette fonction peuvent être des fluxions locales variées sur différens organes, comme cela a lieu dans les fièvres typhodes, la peste orientale, la fièvre jaune, etc., de la classe des maladies toxicogénées.

Aussi a-t-on confondu tous les accidens qui surviennent à cette époque sous le nom générique de forme typhoïde. Nous allons trouver dans mes principes théoriques, développés plus haut, leur interprétation la plus simple et la plus naturelle. Toute fièvre, d'après la plus sévère observation, est une réaction qui se passe, ainsi que je viens de le dire, dans l'appareil de la circulation, à l'occasion d'un principe étranger nuisible, soit introduit, soit conservé dans la masse du sang, et c'est pour l'éliminer, l'expulser ou l'assimiler que le cœur réagit, se soulève pour la défense et la conservation communes. La fièvre est donc le signal d'un combat engagé entre le principe conservateur et un principe de destruction, ainsi que l'avaient très-bien pressenti les anciens.

Mais dans ce conflit les couloirs ne sont pas toujours ouverts ou disposés pour livrer passage à

l'ennemi attaqué, poursuivi et pour personnaliser
ma pensée, il peut aussi lui-même présenter de la
résistance. Ainsi, si, une fois sur vingt, la nature
triomphe sans aucune lésion locale, comme cela
a lieu dans la fièvre inflammatoire simple, les
dix-neuf vingtièmes de fois, il y a un débordement du liquide circulant qui pénètre alors dans
les vaisseaux incolores, lesquels dans l'état normal n'admettent que des liquides blancs (1), de
là des inflammations locales consécutives et effets
de la fièvre, que l'on doit distinguer des inflammations essentielles ou primitives, par le nom
de fluxions ou congestions pseudo-inflammatoires. (Voyez plus haut les pages 127 et suiv.)

Il s'établit souvent à l'occasion de toute fièvre
primitive des courans fluxionnaires sur différens
organes, appareils, ou systèmes qui, ainsi que je
l'ai dit, donnent bientôt un nouveau développement par leurs complications à la maladie et lui
impriment une forme que les praticiens ont prise,
surtout dans ces derniers temps, pour son caractère essentiel, opinion qui toutefois ne peut

(1) C'est ainsi que Haller et Bichat définissent l'inflammation. Or, que l'inflammation naisse par une irritation
locale commune, comme dans les accidens inflammatoires
des maladies chirurgicales, ou qu'elle soit l'effet d'une
fluxion locale, les lésions anatomiques doivent être les
mêmes.

qu'être utile au traitement jusqu'à un certain point, mais qui, en faisant perdre de vue la nature du mal, c'est-à-dire la cause qui y a donné lieu, assimile le diagnostic des maladies internes fébriles à celui des lésions locales dont la forme, quoique accidentelle, provoque d'une manière abusive les émissions sanguines locales. Eh bien! c'est ce qui arrive dans la période de réaction fébrile du choléra.

Cette réaction est-elle forte, énergique, sur un sujet bien constitué et dont les organes sont encore vierges de toute lésion, de toute atteinte morbide, la maladie se termine sans fluxion locale, par le rétablissement rapide de toutes les sécrétions, c'est la fièvre inflammatoire simple.

Le sujet au contraire est-il faible, adonné aux boissons spiritueuses, ses voies digestives sont-elles dans un état presque habituel de sur-excitation par un mauvais régime, etc., il s'établira bientôt sur la muqueuse digestive un courant fluxionnaire déterminé par le mouvement fébrile, et il se déclarera une gastro-entérite plus ou moins violente suivant les habitudes intempérantes ou le mauvais régime des individus. Voilà sans doute pourquoi le choléra est si funeste aux ivrognes, aux malheureux qui se nourrissent mal et à ceux qui sont gloutons et adonnés à la bonne chère.

Le sujet est-il studieux , exerçant beaucoup
son cerveau aux fonctions intellectuelles, ce qui
entretient un courant habituel plus fort dans la
circulation cérébrale que partout ailleurs, le courant fluxionnaire sera attiré et s'établira sur l'organe encéphalique ou sur ses membranes, et on
aura alors ce qu'on a nommé la forme ataxique,
le délire et la sur-excitation des organes des sens,
ou encore, si la fluxion est très-forte, un état
comateux, léthargique, apoplectique , en un mot
les symptômes de la fièvre cérébrale ; l'individu
est-il actif, laborieux, exerçant une profession
mécanique qui fait une grande dépense de mouvemens musculaires, ce qui entretient une circulation plus active sur la moelle épinière ou
ses annexes; est-il adonné aux plaisirs vénériens,
ce qui revient au même, la fluxion alors s'établira principalement sur la moelle épinière et ses
dépendances et l'on aura alors, suivant le degré
de la fluxion et son siége particulier sur la pulpe
nerveuse ou sur les membranes , savoir : dans le
premier cas, des spasmes, des contractions tétaniques, des crampes douloureuses , et dans le
second, épanchement séreux, compression de la
moelle épinière, et tous les symptômes de l'adynamie, ainsi qu'il a été dit plus haut pag. 140 et
suivantes, et cet état pathologique pourra ensuite
s'étendre jusqu'au cerveau ; l'on verra alors se

développer les symptômes de la fièvre cérébrale.

Le cholérique était-il avant habituellement ca-
tarrheux, c'est-à-dire toussant' et crachant,
a-t-il éprouvé des fluxions de poitrine (pleurésie et pneumonie), a-t-il des tubercules dans les
poumons, ce sera surtout sur ces organes que
s'établira le courant fluxionnaire et vous aurez
la forme pleuro-pneumonique ou péri-pneumo-
nique.

Enfin, ce sera toujours sur un organe en quelque sorte taré que s'établira de préférence la
fluxion ou la congestion pseudo-inflammatoire.

Ainsi s'explique ce caractère typhoïde qu'on a
cru reconnaître au choléra dans sa seconde période, caractère réel, mais accidentel, à l'occasion duquel on s'est livré à tant de commen-
taires illusoires.

Ce qu'il y a de certain, c'est que toute maladie toxicogénée, le typhus, la peste, la fièvre
jaune, la petite vérole, la rougeole, la scarlatine,
de même que le choléra, peuvent présenter toutes
les phases et toutes les nuances variées de lésions
symptomatiques et anatomiques que nous venons
de développer, pouvant exister isolément ou si-
multanément et auxquelles j'aurais pu donner une
bien plus grande extension encore en y appelant
presque tout le cadre des phlegmasies, ce qui m'en-
traînerait hors des limites de mon travail.

Il y a toujours corrélation des lésions cadavériques avec les caractères symptomatiques observés du vivant du malade, c'est-à-dire que l'on
trouve constamment sur les organes fluxionnés,
ou qui ont été le théâtre de la fluxion des traces
d'inflammation, savoir : gonflement, rougeur des
tissus, engorgement des vaisseaux, pseudo-membranes, exhalation séreuse, sécrétion purulente,
désorganisation et quelquefois gangrène, etc.,
suivant les organes attaqués, et ce sont ces découvertes en anatomie pathologique qui ont jeté
les médecins modernes dans une pétition de
principes qui a été bien funeste à la science,
en faisant considérer toutes ces lésions comme
des preuves du siége et de la nature des maladies,
tandis qu'elles ne sont que consécutives et les
effets d'une cause essentielle qui a provoqué le
mal et qu'ils négligent.

Ainsi, de ce qu'on trouvera à l'ouverture des
corps des lésions particulières à certains organes,
ce n'est pas une preuve que le siége du mal était
dans ces organes, mais seulement un indice que
les organes affectés ont été le théâtre d'une congestion symptomatique. Telle est la doctrine de
l'observation qui est si peu d'accord avec les doctrines spéculatives.

Nous reviendrons encore sur cet objet en parlant du traitement du choléra.

Pronostic du choléra.

Le choléra pestilentiel est une maladie formidable qui, d'après toutes les descriptions des épidémies qui en ont été recueillies, tue au moins un tiers des individus qui en sont atteints, quel que soit le climat où on l'observe et quelque traitement qu'on ait mis en usage jusqu'à ce jour.

Comme toutes les maladies pestilentielles, elle est principalement populaire, c'est à-dire qu'elle exerce surtout ses fureurs sur la classe du peuple, chez les ouvriers, les artisans qui vivent réunis et couchent dans des pièces communes. Les femmes y sont moins exposées que les hommes, parce qu'elles ont moins de communications avec les ateliers, les réunions nombreuses où s'exerce l'industrie, et qui sont des greniers à contagion. Il en est de même des enfans. Mais si les mêmes communications, les mêmes points de contact avaient lieu pour eux, il n'y aurait aucune différence dans la proportion du nombre d'individus atteints par la maladie, tandis qu'elle n'est, dans l'état de notre civilisation, que d'un tiers pour les femmes et les enfans, par rapport au nombre des hommes qui en sont victimes.

Le mal se propage d'un individu à un autre par le contact médiat ou immédiat des personnes qui

en sont atteintes, et encore plus fréquemment
par la cohabitation des uns avec les autres.

Les momens les plus désastreux d'une épidémie
cholérique sont ceux où la maladie fait explosion
dans une contrée nouvelle. Le premier ou les premiers individus infectés sont tous autant de foyers
d'infection, qui la répandent autour d'eux par la
fréquentation des personnes qui les approchent
sans précaution. La contagion est alors d'autant
plus rapide et subtile que les corps sont pris à
l'improviste par le principe infectionnaire. C'est
par la même raison qu'elle est aussi à cette époque si meurtrière qu'elle donne la mort à plus de
la moitié de ceux qui en sont attaqués.

Les grandes cités très-populeuses et surtout
adonnées à l'industrie, où de grands nombres d'individus sont agglomérés, sont en général les théâtres où ce fléau exerce ses principaux ravages,
et, comme dans toutes les affections pestilentielles
et contagieuses, ces ravages sont toujours proportionnés au peu de précautions que prennent les
habitans contre la contagion et à la sécurité dans
laquelle ils sont. Les foyers d'infection dans ces
cas se multiplient, s'étendent, et le mal ne cesse
que lorsque les personnes bien portantes se sont
acclimatées en quelque sorte à l'action des miasmes, de manière à résister plus ou moins à cette
action. Alors le mal perd de sa force offensive en

proportion de ce que les populations acquièrent
de forces défensives, comme cela se voit à la fin
des épidémies (1).

Les phénomènes morbides alors deviennent
moins intenses, et le nombre des morts diminuant
en proportion, l'épidémie diminue aussi graduellement jusqu'à ce que la contagion ne trouvant plus
d'aliment à sa voracité, le mal finisse par s'éteindre insensiblement. Ce qui prouve que la fin des
épidémies du choléra, comme celle de toutes les
maladies contagieuses pestilentielles, est l'effet de
l'acclimatement des habitans, c'est qu'elle sévit
alors, c'est-à-dire sur la fin de l'épidémie avec
autant de fureur que dans son principe, contre
les nouveaux débarqués qui approchent des cholériques, ou qui reçoivent l'influence de la contagion d'une manière quelconque.

De la classe populaire, la maladie s'étend, au

(1) Rien ne prouve mieux l'acclimatement que l'observation sur laquelle tous les praticiens sont d'accord ; savoir : que les individus vivant au milieu d'une épidémie
cholérique sont tous plus ou moins influencés et travaillés
par les phénomènes morbides, qui, portés au plus haut
degré, ressemblent exactement aux prodromes du choléra,
et que les non-contagionistes attribuent si gratuitement
à un agent épidémique imaginaire, au lieu d'y reconnaître l'agent contagieux et d'y voir un avortement de ses
effets.

bout d'un certain temps, à la classe des habitans aisés, et le plus ordinairement c'est par l'intermédiaire des domestiques que cela a lieu, à cause de leurs rapports habituels avec les gens du peuple; on a remarqué que, dans ce cas, quoique l'épidémie ait déjà beaucoup diminué de son intensité parmi le peuple, ils n'ont aucune part eux-mêmes à cette clémence, la maladie sévissant contre eux avec toute la fureur qu'elle faisait éclater dans le principe.

Bien que la maladie puisse se développer partout où on l'importe, il est bien remarquable qu'elle affectionne principalement les bords des fleuves, des rivières, le littoral de la mer, pourvu que ces lieux soient le théâtre d'une grande activité et d'une grande communication entre les hommes, comme cela se voit dans les bassins des fleuves navigables, sur les bords desquels le commerce fait affluer habituellement un grand nombre d'habitans.

Nous verrons au dernier chapitre la cause de cette prédilection du choléra pour ces localités.

C'est une bien grave erreur que celle qui, considérant la terreur comme un moyen d'extension du mal, accrédite l'opinion que le choléra n'est pas contagieux, parce que, 1° c'est une absurde dérision de croire que la frayeur puisse donner une maladie spécifique; 2° parce que, en plon-

geant les hommes dans la sécurité et en les empêchant de prendre des précautions convenables
pour se prémunir contre la contagion , tout en
remplissant rigoureusement et sans réserve les
devoirs sacrés de l'humanité et même de l'affection , elle centuple la force et la multiplication
du fléau.

Les épidémies de choléra , comme toutes les
autres épidémies , font d'abord main basse sur
tous les individus faiblement constitués ou débi-
lités par des maladies antérieures , ceux qui ont
quelques organes tarés , sur les vieillards caco-
chymes ; mais cela n'empêche pas qu'elles choi-
sissent aussi leurs victimes parmi les membres
les plus sains et les plus vigoureux des populations , qu'elles moissonnent souvent avec la plus
effroyable rapidité. Les différences dans la mortalité comparative des individus affectés sont , sans
doute , principalement subordonnées à la quantité ou à la dose du poison ingéré , non moins
qu'à la puissance de la résistance vitale qui , dans
tous les cas , est insuffisante quand la dose du
venin lui est supérieure.

C'est dans la première période , c'est-à-dire
celle de collapsus que la maladie est surtout dangereuse.

Les attaques en sont quelquefois foudroyantes,
et les malades, terrassés par la violence du mal,

meurent en peu d'instans (comme empoisonnés par une substance vénéneuse asphyxiante) d'une syncope , précédée d'une débilité radicale, avant le développement des autres symptômes caracté- ristiques de cette période.

La persévérance de l'état algide, malgré l'em- ploi des moyens mis en usage pour réchauffer le malade, est un signe d'autant plus alarmant, que le froid est plus intense et qu'il est plus opi- niâtre.

Par la même raison, la température froide de l'air expiré et la nullité de sa décomposition an- noncent presque toujours une mort prochaine.

L'intensité de la cyanose, surtout lorsqu'elle tourne à la couleur noire est un signe formida- ble.

La flétrissure et l'aplatissement des globes ocu- laires ne le sont pas moins.

L'extinction du pouls dans les membres, accom- pagnée de contractions, faibles, lentes et à peine sensibles du cœur, est un mauvais signe, mais qui n'est cependant pas toujours mortel pourvu qu'il ne dure pas long-temps, la réaction se manifes- tant quelquefois dans cet état désespérant, rare- ment d'une manière brusque, plus souvent d'une manière lente, et la circulation se rétablissant partout entre les artères, les vaisseaux capillaires et les veines, ce qui est annoncé par le retour de la chaleur à la périphérie du corps, et par la disparition insensible de la cyanose. Une douce moiteur concomitante, et la cessation des évacuations concourent alors à améliorer le pronostic.

Mais si la réaction commencée par le retour du pouls et des battemens plus forts et plus fréquens du cœur, le rétablissement de la chaleur au torse, ne s'étend pas aux autres parties du corps, si les membres et la face restent froids et cyanosés, bien que la respiration décompose l'air et absorbe de l'oxigène, c'est une preuve qu'il y a interruption entre la circulation du sang rouge et du sang noir et que les veines engouées par du sang, épais et glutineux, ne peuvent plus exercer leur fonction circulatoire. Alors le sang artériel arrêté dans son cours aux extrémités artérielles ne doit plus jouir que d'un mouvement oscillatoire dans les artères des parties cyanosées, tandis qu'au contraire la circulation continuant à se faire exclusivement dans les viscères abdominaux, les vomissemens, la soif, et le flux cholérique doivent être entretenus comme auparavant. C'est ainsi qu'un grand nombre de malades périssent au milieu d'une réaction incomplète par l'effet d'un obstacle mécanique qui brise le cours de la grande circulation.

C'est dans ces cas aussi qu'on remarque quelquefois des escarrhes gangréneux qui se montrent dans les parties les plus éloignées du centre de la circulation.

Plus de la moitié des malades qui succombent après la manifestation de la réaction périssent par l'effet de cette cause physiologique.

Une réaction franche et qui est toujours d'un favorable augure se fait peu attendre après l'invasion du froid et de la cyanose. Elle s'annonce par le rétablissement graduel des battemens du cœur, par celui du pouls, une chaleur halitueuse générale, le retour des urines, la diminution du flux cholérique et sa coloration par la bile. Cet état d'amélioration progressive et qui a de si grands traits de ressemblance avec la fièvre inflammatoire est la terminaison la plus heureuse de la maladie, et sa durée ne dépasse guère non plus celle de cette fièvre.

Les malades qui succombent à la suite de la réaction le doivent aux différentes fluxions locales qui peuvent s'établir sur les organes par suite de cette réaction, telles que la gastro-entérite, la céphalite, la méningite, la spinite, la dothinantérite, soit fièvres gastrique, nerveuse, cérébrale, adynamique, muqueuse, etc., la mort n'arrive alors qu'après une durée plus ou moins longue et tout-à-fait semblable à celle de ces états morbides, dans l'état ordinaire.

Le même individu peut être atteint plusieurs fois du choléra durant le cours de la même épidémie.

Une question importante à résoudre par rapport à la société tout entière, est celle de savoir si le principe cholérique importé dans nos contrées est susceptible de s'y naturaliser, comme la petite vérole, la rougeole, etc. Nous ne pouvons à cet égard que former des conjectures; on sait, par exemple, que beaucoup de contrées dans l'Asie et surtout dans l'Inde ont éprouvé, dans l'intervalle de quinze ans, jusqu'à vingt et même trente irruptions du fléau, mais ces irruptions peuvent être le fruit de nouvelles importations.

En général, voici ce que l'observation et l'expérience apprennent : toutes les maladies pestilentielles miasmatiques, sans exanthèmes et, par conséquent, sans principes fixes susceptibles de se déposer et d'adhérer long-temps à nos vêtemens, à nos meubles, etc., ne sont ordinairement que passagères et fugaces de leur nature; elles frappent fort, après quoi elles disparaissent. Jamais la peste, la fièvre jaune, le typhus même n'ont pu établir un domicile fixe et permanent en Europe, parce que les conditions de leur existence manquent vraisemblablement, et que le principe volatil qui leur donne lieu se détruit par des circonstances qui nous sont inconnues.

Ce n'est que rarement qu'on voit le principe
contagieux se conserver long-temps dans nos
objets mobiliers, et encore faut-il pour cela que
ce soit de gros ballots d'étoffes de laine, de coton
cardé, qu'on a négligé d'exposer à la sereine
avant de les emmagasiner, comme on l'a vu pour
les lits de plumes de Sunderland, et comme nous
en verrons un exemple pour le typhus.

Tandis que, au contraire, la petite vérole, la
rougeole, la scarlatine, la lèpre autrefois, dépendant à la fois et d'un principe miasmatique et
d'un principe matériel fixe, condensé, et qui peut
s'attacher à nos hardes et à nos meubles, prennent, par cette voie même, racines partout.

Ces conjectures consolantes font donc présumer que le choléra peut s'éteindre parmi nous
sans retour, sans recourir à aucun moyen. Mais
il peut encore vagabonder pendant long-temps
dans le rognon européen de la population ter-
restre, où il trouve et où on lui laisse tant et de
si faciles alimens à sa voracité. Il faut donc lui
faire la guerre, sans désemparer, jusqu'à ce
qu'il soit anéanti; mais, pour y parvenir, il faut
croire à sa contagion, il ne faut pas être ennemi
de la vérité. C'est avec cette foi seule que nous
parviendrons à le vaincre promptement et sûrement, ou, autrement, *il est impossible* de nom-
brer les victimes qu'il est encore destiné à im-

moler dans une partie du monde où il ne fait que
d'arriver. (V. ci-après le chapitre des *moyens
préventifs.*)

———

CHAPITRE V.

TRAITEMENT CURATIF.

La thérapeutique du choléra n'a fait aucun progrès dans son voyage de l'Inde parmi nous. Sa mortalité a été la même à Paris que dans l'Asie. La cause de cette im-progression est due à la fausse direction des esprits, imprimée tout entière vers les recherches nécroscopi-ques. Nécessité de porter ses investigations du côté du sang, où existe réellement la cause matérielle du mal. Dans l'état actuel de nos connaissances, les indications ne peuvent être tirées que des symptômes. Indications rationnelles symptomatiques. Examen des différens moyens généraux et particuliers qui ont été le plus préconisés.

LA thérapeutique du choléra asiatique a-t-elle fait quelques progrès dans la visite qu'a faite ce fléau chez les peuples les plus civilisés de l'Europe? Les faits parlent. Il s'est joué des lumières de notre civilisation, et il n'a rien, absolument rien, perdu de son caractère sauvage et cruel ; il est sorti vainqueur de cette épreuve au grand désappointement de notre orgueil. Les raisons de cet évè-

nement sont faciles à déduire ; on les trouvera,
je crois, dans les réflexions suivantes.

Celui qui, pour reculer les bornes d'une science
aussi complexe que la médecine, borne ses investigations à l'anatomie pathologique, qu'il considère
comme l'unique flambeau qui puisse nous éclairer
sur la nature et le siége des maladies, est, je ne
crains pas de le dire, dans une bien grande erreur.
Les ouvertures de corps, l'examen nécroscopi-
que des organes ne peuvent nous révéler, dans
le plus grand nombre de cas, que les méca-
nismes variés par lesquels arrive notre destruction. Ils nous font ainsi connaître à la vérité le
siége et le théâtre du mal, ce qui est bien quelque chose sans doute, puisque nous pouvons, d'a-
près cette connaissance, porter nos agens thérapeutiques sur les parties envahies ou menacées;
mais ce n'est pas là le point unique, le point du
problème le plus intéressant et surtout le plus difficile à résoudre pour établir les indications rationnelles d'un traitement, attendu que lorsque la
maladie est localisée, il est dangereux, et cela
n'arrive malheureusement que trop souvent, que
déjà les organes, au secours desquels on vient,
aient éprouvé de graves atteintes dont il ne nous
est pas toujours facile de les délivrer. Or, ce point
capital qu'il nous importe le plus d'éclaircir, c'est
la connaissance de l'agent morbifère, et notam-

ment de son mode d'action, pour pouvoir le combattre dès le principe; *principiis obsta serò me-
dicina paratur...*

A voir ce qui se passe de nos jours, on dirait
que l'esprit humain, en médecine, est destiné à
être toujours sous le joug d'une seule idée; qu'il
ne peut en embrasser plusieurs à la fois, aveuglé
qu'il est par celle qui est en vogue ou en faveur.
Ainsi, c'est aujourd'hui le tour de l'anatomie
pathologique, et tous les efforts de notre intelligence sont exclusivement consacrés aux recherches les plus minutieuses de cette science, dans
laquelle on croit trouver les secrets les plus ca-
chés de la nature; et cependant, outre qu'il est
une foule de maladies dans lesquelles on ne trouve
nulle lésion organique, et d'autres où la lésion
n'est évidemment que secondaire ou effet d'une
cause spécifique, il en est de tellement générales,
que tous les systèmes d'organes sont à la fois
compromis.

J'ai fait remarquer plusieurs fois moi-même à
ma clinique des cas de fièvres où il y avait un débordement si général de la circulation sur tous
les tissus, qu'ils présentaient ainsi à la vue partout
des traces semblables à celles que laisse une inflammation locale des plus actives. Quel est le
praticien exercé et observateur qui n'a pas fait
des autopsies de typhus, où l'on trouve le cer-

veau et ses membranes , la moelle épinière et ses
enveloppes , les membranes du tube digestif et le
péritoine , les poumons et la plèvre , les muscles
et les membranes synoviales , les ganglions lymphatiques et le tissu cellulaire , les glandes sécré-
toires , voire même les vaisseaux artériels et veineux , présentant tous les traces les plus appa-
rentes d'une inflammation ou au moins d'une
pseudo-inflammation ? J'ai vu de pareils effets encore dans des fièvres nerveuses puerpérales.

Pourquoi toutes ces lésions à la fois ? C'est que
la maladie n'existe pas primitivement dans les
solides comme on se l'imagine ; c'est que la cause
que l'on néglige , et qui est dans le torrent des
liquides , s'est disséminée partout ; c'est qu'enfin ,
ainsi que je viens de le dire , le torrent de la circulation ne pouvant être contenu dans ses canaux,
se déborde partout , soit par l'exubérance ou l'altération des liquides , soit par défaut de résistance
suffisante du tissu des vaisseaux auxquels le sang
ne communique plus cette vie et cette santé qui
lui manquent, etc., etc.

Il n'y a donc point dans ces cas, qui sont les
plus nombreux, des affections locales primitives,
et quand le mal commencerait dans une seule
partie et continuerait ensuite à s'étendre , ce serait être mauvais logicien que de considérer les
dernières invasions du mal comme occasionnées

par des réactions sympathiques du premier organe attaqué. En pathologie, qui peut le moins
peut le plus, et la même cause qui a frappé un
organe, lorsqu'elle existe dans les liquides, peut
frapper tous les autres.

Ainsi, cela se voit dans l'affection syphilitique
dans laquelle on n'a jamais pensé de regarder
comme des effets sympathiques les accidens qui
surviennent après l'apparition des premiers symptômes. D'ailleurs, pour donner une preuve palpable du peu de ressources que nous présentent les
dissections des cadavres, dans certains cas de
maladies toutes spéciales, pour nous éclairer sur
la nature de ces maladies, quel fruit la médecine
a-t-elle recueillie des dissections des pustules de
la petite vérole, de l'érysipèle, du zona, de la
pustule maligne, de la rougeole, de la scarlatine,
des dartres, etc.? Aucun. Traitez donc toutes
ces affections cutanées, ou établissez vos indications curatives sur la connaissance organique de
ces lésions de tissu, et vous verrez les résultats !

Demandez aux disciples de l'école physiologique les succès qu'ils ont obtenus de l'emploi
des antiphlogistiques contre les phlegmasies sy-
philitiques et scrofuleuses ! Ils vous répondront
peut-être affirmativement, en alléguant la disparition momentanée des symptômes inflammatoires; mais observez, plus tard, les suites déplo-

rables de cette pratique, et vous apprécierez la théorie réformatrice de l'expérience des siècles.

Les indications curatives se tirent donc, dans le plus grand nombre de cas, bien plus de la connaissance de la nature de la cause morbide, que du siége de la maladie qui ne peut que les modifier plus ou moins. Ce que je dis des affections cutanées est assurément applicable à toutes les lésions des surfaces muqueuses qui forment l'appareil tégumentaire interne. Aussi, j'admire le zèle et le courage de tous les médecins qui se livrent aux recherches les plus minutieuses sur les altérations anatomiques qui se rencontrent chez les cholériques, mais je ne puis m'empêcher de m'écrier que le mal n'est pas là, que ce n'est pas ainsi qu'on atteindra le monstre; ce que vous croyez trouver n'en est pas même l'ombre.

Ainsi, gastro-entérite, psorentérie, psorentérite, ganglionite, spinite, pancréatite, céphalite, colite, etc., toutes les terminaisons en *ite* possibles de l'école physiologique ne feront pas faire un pas à la thérapeutique du choléra. Toutes vos descriptions anatomiques des désordres produits par le mal ne vous donneront pas le moindre moyen de le vaincre. Le nœud gordien n'est pas là, le mal n'est pas dans les solides; c'est évidemment dans le sang qu'il se cache, qu'il s'enveloppe pour se dérober à vos recherches, c'est là

probablement que vous le trouverez; mais ce n'est
pas seulement des yeux qu'il vous faut pour le
voir, vous avez besoin, pour le reconnaître, de
toutes les ressources de l'optique, de toutes les
lumières et de tous les efforts de la chimie, et
encore peut-être vous échappera-t-il, et serez-vous
obligés d'arriver à la connaissance de cet inconnu par le secours de toute la force du raisonnement, ainsi que nous le verrons plus bas.

Ainsi donc, je le répète, le médecin qui, comme l'a fait le chef de l'école physiologique, fonde
sa doctrine sur les caractères anatomiques des maladies, me paraît absolument au cas du natura-
liste qui, pour connaître un être organisé, le
couperait dans sa longueur par le milieu du tronc,
et après avoir étudié exclusivement une des deux
moitiés, croirait en posséder la description complète ; ou encore de celui qui se contenterait de
décrire les formes extérieures d'un corps inorga-
nique sans pénétrer avec les lumières de la chimie dans sa composition intime ; ou enfin à ce
géologue qui, se promenant sur les abîmes d'un
sol d'alluvion, stygmatisé par les ravages d'un torrent impétueux, se bornerait à décrire les profondes corrosions, les amoncèlemens de blocs
de pierres, de roches, de graviers, de sable, de
tronçons d'arbres, etc., dont il aurait le spectacle sous les yeux, sans faire aucune mention

de la cause de ce bouleversement, sans remonter
par la pensée et le raisonnement à la recherche
de cette cause, qui ne peut être que le débordement du torrent, dont les eaux, augmentées for-
tuitement dans leur volume et la rapidité de leur
cours, sont sorties de leur lit, devenu insuffisant
pour les contenir.

C'est cette liaison des effets à leurs causes qui
constitue ce qu'on appelle la philosophie des sciences, tant morales que physiques ; c'est elle seule
qui leur fait faire des pas de géant, qui anime
leur étude en répandant l'intérêt sur les sujets les
plus arides. En alimentant la curiosité de l'esprit,
elle nous tient sans cesse en haleine pour étendre la sphère de nos connaissances. Que serait
l'histoire sans la philosophie ? L'histoire naturelle,
la botanique, la minéralogie, la géologie, l'astro-
nomie, etc., sans cette même philosophie qui
coordonne les faits et les inductions, et en forme
un tout indivisible ?

Or, quelle est la branche de nos connaissances
qui ait plus besoin d'être éclairée par le flambeau de la philosophie que la médecine? quelle
est la science dans laquelle les faits s'enveloppent
de plus de mystère, et réclament plus d'attention dans leur observation, et de méditations plus
sérieuses pour les comprendre ?

Ce n'est donc pas en les mutilant, ces faits,

que nous vaincrons les difficultés de la science,
ce n'est pas en nous renfermant dans un cercle
vicieux, étroit, et en y tournant sans cesse, sans
oser en sortir, que nous étendrons la sphère de
nos lumières; c'est en suivant une marche toute
contraire. Les dissections cadavériques ne doivent, sans doute, pas être négligées; elles nous
ont fait et nous font journellement les révélations
les plus intéressantes et les plus lumineuses; mais,
par elles, vous ne voyez que la fin d'un fait, vous
n'assistez qu'au dernier acte du drame morbide,
et quand vous arrivez sur le champ de bataille,
l'ennemi, vainqueur, en a déjà disparu, ne vous
laissant que des ruines pour juger ses actes; ce
qu'il vous importe le plus de connaître, ce sont
les antécédens et le commencement du fait; c'est
précisément ce qui vous échappe.

Toute maladie a des causes qui la déterminent,
elle peut même être l'effet du concours de plusieurs. Chaque cause a sur notre économie un
mode spécial d'action. C'est cette cause, c'est ce
mécanisme spécial qui constitue le commencement du fait morbide. C'est donc l'agent que vous
devez chercher à connaître, c'est lui que vous
devez étudier, au lieu des effets qu'il a produits
lorsqu'il a consommé ses actes.

C'est pour n'avoir pas procédé de la sorte que
le choléra est si bien connu par ses œuvres et si

mal dans sa nature et dans son mécanisme, que, par conséquent, sa thérapeutique rationnelle est si peu avancée, pour ne pas dire tout-à-fait ignorée.

Attachons-nous donc à cette nature, et nous parviendrons vraisemblablement à un résultat plus heureux que celui obtenu jusqu'à ce jour.

Voici à cet égard des expériences, que j'ai tentées moi-même sur le sang humain, qui pourront peut-être mettre sur la voie de la découverte du principe vénéneux, etc.

Eloigné du théâtre des épidémies du choléra, ne pouvant par conséquent point faire personnellement des recherches sur le sang des cholériques, mais soupçonnant, dès les premiers instans où je me suis occupé de l'étude de cette maladie, par la lecture des monographies publiées à cet égard dans l'Inde et dans la Russie, que le principe morbide pourrait bien être quelque chose d'approchant, pour ne pas dire de semblable, à l'acide hydrocyanique qui, d'après mon opinion, ne peut donner une aussi rapide mort à une si petite dose qu'en décomposant instantanément le sang, au moyen d'une prompte combinaison de cet acide avec le péroxide de fer qui paraît un de ses principes constitutifs les plus essentiels, je n'ai pas lu sans intérêt les résultats de l'analyse du sang des cholériques, par le professeur Thompson de Glascow, ainsi que je l'ai dit plus haut.

Or, ce qui m'a le plus frappé dans cette analyse, c'est, en premier lieu, cette proportion énorme de substance colorante qui existe dans le sang des cholériques, comparée avec celle du sang d'une personne saine, cette proportion étant comme 41,15 : 9,12; et, en second lieu, la couleur sombre de cette partie colorante, qui, lorsque le sang est encore entier, ne rougit point à sa surface, malgré son exposition au contact de l'air et du gaz oxigène.

Ces phénomènes bien dignes d'attention n'ont donc pu que fortifier mes conjectures, et pour éclaircir le fait, j'ai, dans une saignée prescrite à un malade de l'hôpital, fait tirer du sang dans deux palettes; dans la première, j'avais mis une demi-once d'eau distillée, tenant en dissolution une goutte d'hydrocyanate ferrugineux de potasse, et dans l'autre, il n'y avait rien. A mesure que le sang coulait, on le remuait dans les deux vases pour que les circonstances fussent égales; or, le sang auquel était ajoutée la goutte d'hydrocyanate de potasse a présenté une couleur rouge sombre qui n'a éprouvé aucun changement par le contact de l'air, tandis que le second présentait une belle couleur écarlate qui augmentait encore par l'agitation.

D'après les phénomènes morbides du choléra, l'abondance et la couleur foncée de leur sang, et les effets identiques opérés sur le sang humain d'un individu non attaqué du choléra, par l'addition d'une goutte d'hydrocyanate de potasse, il n'y aurait donc rien d'impossible que le principe délétère qui donne lieu au choléra ne fût la présence dans le sang d'une petite quantité d'acide hydrocyanique, et alors que peuvent apprendre les autopsies? que peuvent produire les médications qui ne sont pas dirigées contre ce poison?

Ainsi s'expliqueraient les efforts impuissans dans lesquels se sont épuisés les médecins les plus distingués et les plus recommandables de nos jours pour atténuer le fléau cholérique. Le chemin de l'erreur, quelque éclairé que soit le voyageur qui le parcourt, ne peut conduire au temple de la vérité; et vouloir traiter un empoisonnement asphyxiant dont l'effet est une asthénie radicale, comme une maladie inflammatoire dans laquelle il existe des élémens tout contraires dans le sang, c'est évidemment le comble de l'aveuglement, le *nec plus ultrà* de l'égarement de notre impatient orgueil qui se roidit contre les secrets de la nature et qui agit en dépit de son existence.

Au surplus, je suis trop pénétré de la vérité de cet axiome hippocratique, *experientia fallax, judicium difficile*, pour ne pas présenter ici mes idées et même mon essai avec toute la réserve que mérite un objet aussi grave. Ce sont des faits que je signale , des doutes que j'expose, plutôt que des préceptes dogmatiques. C'est aux savans, aux chimistes, et surtout aux médecins observateurs et de bonne foi, que je les adresse. Il serait sans doute bien consolant pour l'humanité que ces faits se vérifiassent d'une manière positive , et que mes conjectures reçussent le sceau de la vérité.

Quoi qu'il en soit, que ce soit l'acide hydro-cyanique ou tout autre principe dont la présence dans le sang donne lieu au choléra asiatique, c'est-à-dire qui en soit la cause matérielle, tou-jours est-il certain que cette cause n'existe pas ailleurs, et que cette maladie est toute chimico-physiologique , témoin les altérations évidentes qui existent, soit dans les qualités, soit dans les proportions des composés et des élémens consti-tutifs de ce liquide.

Et tant qu'on n'aura pas trouvé ce principe toxicofère et son antidote, le mal sera toujours aussi meurtrier, malgré tous les efforts de l'art.

Tel est donc le problème à la solution duquel nous ne saurions trop inviter MM. les chimistes exercés de la capitale, pendant que le choléra y règne encore , promettant à leurs recherches des résultats beaucoup plus satisfaisans qu'à celles des médecins anatomistes.

Ces travaux, une fois consommés pour le cho-

21

léra, s'ils ont produit des résultats lumineux pour
son traitement, devront ensuite être continués
pour toutes les maladies, car il n'est pas douteux
qu'ils ne puissent aussi répandre le plus grand jour
sur un grand nombre d'autres affections que, dans
notre ignorance ou dans nos théories spéculatives,
nous attribuons si gratuitement aux solides, parce
qu'eux seuls paraissent affectés à notre vue
bornée.

J'estime donc que le choléra est un empoisonnement dont l'agent subtil s'est introduit dans
le sang, et que tant qu'on ne reconnaîtra pas la
nature du poison et son antidote, tous les traitemens qu'on pourra diriger contre cette terrible
maladie ne seront qu'empiriques et presque insi-
gnifians, voilà pourquoi sans doute les remèdes
les plus contradictoires ont eu jusqu'ici à peu près
les mêmes résultats.

Je pense aussi que, sous le rapport du nombre
des guéris, comparé à celui des morts, on doit
classer les malades, en empoisonnés, au premier,
au deuxième, au troisième et même au quatrième
degrés, ce qui expliquerait très-bien toutes ces
nuances du même mal qui sont si embarrassantes
pour notre esprit ; savoir, cette dévorante mortalité dans le principe et dans le fort d'une épidémie, et la diminution progressive du nombre
des victimes et de l'intensité de la maladie ; cir-

constances qui seraient toutes subordonnées aux doses différentes du poison.

Je pense, enfin, qu'à raison du défaut de l'absorption des médicamens par les lymphatiques, surtout de l'oxigène par la respiration, on sera obligé, dans les cas graves, de recourir à l'injection des médicamens dans les veines pour les faire parvenir dans le torrent de la circulation, ainsi que cela a été pratiqué en Angleterre, où l'on ne craint pas d'injecter l'eau chaude en assez grande quantité, dans l'objet de réchauffer les malades dans la période algide, sans toutefois que ce moyen ait eu aucun résultat satisfaisant, parce qu'il était sans action sur le principe morbide.

A défaut de notions sur la vraie nature de l'agent morbide du choléra, et dans l'état actuel de nos connaissances, nous sommes réduits à ne parler ici que des moyens, tant généraux que particuliers, mis en usage jusqu'à ce jour, soit sur des données empiriques, soit sur des indications symptomatiques rationnelles. Toutefois pour ne pas nous noyer dans un océan de formules toutes plus ou moins préconisées par leurs auteurs, je crois devoir me circonscrire dans les indications rationnelles que semble présenter chaque phase de la maladie, d'après les symptômes qu'elle présente; et, pour rendre ce chapitre aussi complet que

possible, nous examinerons ensuite, en les ap-
préciant à leur juste valeur, chaque moyen particulier.

1° *Indications symptomatiques relativement aux prodromes.*

Des lassitudes spontanées, de l'abattement, du
dégoût, des borborigmes, des flatuosités avec
douleur de tête, un sentiment pénible de cardialgie avec nausées, des coliques légères avec diarrhée séreuse, un frémissement dans les membres
avec une grande susceptibilité aux impressions du
froid. Tels sont les premiers symptômes qui, dans
un grand nombre de cas, précèdent l'invasion
tumultueuse du mal; et quoique souvent ils n'appartiennent qu'à la cholérine, c'est-à-dire à un
embarras gastro-intestinal dépendant de la constitution atmosphérique, il n'en est pas moins vrai
qu'ils peuvent aussi être l'effet de l'intromission
du principe cholérique, notamment par la déglutition de la salive et l'absorption cutanée; ils sont
par conséquent un avertissement péremptoire que
l'on ne doit pas négliger.

Il faut donc, dès qu'ils apparaissent, que le
malade observe une diète rigoureuse, garde le
lit, qu'il soit bien couvert, et qu'il fasse usage de
boissons chaudes, émollientes et sucrées, telles

que des infusions de fleurs de mauve, de violet-
tes, de sureau, de bouillon blanc, à l'effet de
procurer un mouvement excentrique dans la circulation, et de faire expulser, par les sueurs, le
principe morbide, avant qu'il ait atteint et frappé
de débilité les principaux viscères. C'est dans cet
objet qu'on ne doit pas craindre, si la langue est
molle, humide, large et recouverte d'un enduit
muqueux, jaunâtre ou blanchâtre, d'administrer
un vomitif, dix-huit grains d'ipécacuanha, de
préférence au tartrate de potasse antimonié, à
cause de la propriété cathartique de ce dernier:
On administre en même temps, pour combattre la
diarrhée, de fréquens demi-lavemens d'amidon,
étendu dans la décoction d'une tête de pavot; on
ne doit pas même craindre d'ajouter à ces demi-
lavemens un grain extrait gommeux d'opium
pour arrêter cette diarrhée débilitante, et, enfin,
d'appliquer dix ou douze sangsues à la marge de
l'anus, si les coliques et l'opiniâtreté de la diarrhée en font une indication.

Avec ces moyens simples on voit assez souvent
la maladie ne pas prendre d'autres développe-
mens et le malade guérir, sans autre mauvaise
fortune, pour me servir de l'expression du docteur Double; et que la maladie ainsi traitée soit
prodrome du choléra ou une simple cholérine,
on n'aura jamais à se repentir de cet excès de

prudence, 1° parce qu'en faisant garder le lit et l'appartement au malade on l'éloigne du contact des foyers d'infection; 2° parce qu'en arrêtant la diarrhée, on modère l'avidité des bouches absorbantes, dont la voracité, ainsi que je l'ai dit, est toujours proportionnée à l'état de vacuité des vaisseaux.

L'époque la plus terrible du choléra c'est la période algide, et elle se déclare quelquefois après les prodromes ci-dessus, mais le plus souvent d'une manière inopinée, brusque et tumultueuse, et le malade, terrassé comme par l'effet d'un poison violent, à la fois asphyxiant et irritant, éprouve tous les phénomènes de l'empoisonnement. Le premier de tous par son importance c'est le refroidissement général de la périphérie du corps, accompagné de la petitesse et de la disparition du pouls, plus d'une grande faiblesse et d'une excessive lenteur dans les battemens du cœur.

On cherche aussitôt, dans ces cas, à réchauffer les malades par l'application de corps imprégnés de calorique à la surface du corps, tels que des linges chauds, des bouillotes, des bouteilles de grès, des briques placées dans le lit du malade, ou de la vapeur d'eau qu'on introduit entre les draps du lit, etc.; on a même imaginé en Angleterre des fonds de lit en tôle, ayant la forme d'une caisse, dont la partie supérieure est concave, pour y placer le malade sur un matelas ; on introduit de la vapeur d'eau dans cette caisse, pour la réchauffer, vers une extrémité, tandis que de l'autre on en retire l'eau condensée, au moyen d'un robinet (1).

Mais ces moyens de réchauffement sont trop dispendieux, trop compliqués et occasionnent trop d'embarras pour y songer. Il me semble, de même qu'à beaucoup de praticiens, qu'on pourrait avantageusement y suppléer avec de petits réchauds en tôle, à peu près semblables à ceux avec lesquels on donne des bains de vapeur par encaissement ; ces réchauds, composés d'un foyer avec grille pour recevoir le combustible en ignition, d'un cendrier pour le courant d'air, seraient surmontés d'une caisse en tôle en entonnoir, du sommet duquel partirait un tuyau en cuivre ou en fer blanc, par lequel il serait facile de verser à volonté de l'air chaud dans le lit du malade, en y introduisant son extrémité, qui ferait office de bouche de chaleur. Il existe, sur ce modèle, des réchauds à esprit de vin destinés à cet usage.

Je serais toutefois porté à accorder la préférence au moyen suivant auquel je suis redevable d'un miracle de résurrection. M. Plana, pharma-

(1) Voyez l'ouvrage de M. Delpech.

cien en chef de notre hôpital, vieillard âgé de
soixante-dix-huit ans, était affligé, depuis plusieurs années, d'une ossification dans la valvule
auriculo-ventriculaire du cœur du côté gauche,
ce qui gênait singulièrement la circulation, et
par suite la respiration. Il est pris un jour tout-à-
coup de bâillemens et d'un froid glacial qui, au
bout d'une heure, devient tout-à-fait cadavérique. On l'avait mis au lit pendant qu'on me cher-
chait, et, lorsque j'arrivai, il était entièrement
froid, insensible, sans pouls, sans respiration et
sans battement de cœur distinct. Je crus cependant entendre à l'oreille un léger frémissement
dans ce viscère, ce qui, avec la circonstance du
froid glacial qui avait précédé, me fit juger que
cet accident pouvait bien être l'effet d'un accès
de fièvre intermittente algide. Je fis en conséquence continuer à frictionner le malade, ce que
l'on faisait déjà en m'attendant, et pratiquer aussitôt une saignée du bras; mais, quoique la veine
fût bien ouverte, il ne sortit pas une goutte de
sang. Les assistans étaient nombreux; il y avait
entre autres plusieurs élèves, et aucun ne doutait
qu'il ne fût décidemment mort.

Cependant, je conservai moi-même quelque
espérance, et, sans perdre de temps, je fis placer une grande chaudière sur le feu et j'y fis
vider un plein sac de son que j'arrosai avec plu-

sieurs litres d'eau bouillante que je pris dans la chaudière de la tisane de la pharmacie; lorsque le son, qu'on avait incessamment remué dans la chaudière, me parut suffisamment chaud, j'en fis étendre sur un matelas par terre une couche de demi-pied d'épaisseur ; il s'en dégageait une vapeur aqueuse épaisse. Cela fait, j'arrosai le son avec un demi-litre, à peu près, de bon vinaigre presque au degré de l'ébullition, et ce fut sur cette couche que fut déposé le corps vraiment cadavérique de mon malade. Je le recouvris ensuite lui-même d'une couche semblable, que j'arrosai également avec un demi-litre de vinaigre, et je plaçai sur le tout deux couvertures de laine.

Au bout de deux minutes environ, le retour à la vie s'annonça par un profond soupir, le frémissement de l'artère et l'écoulement du sang par la veine ouverte, le rétablissement graduel des sens, etc. Je laissai néanmoins encore le malade pendant une demi-heure dans cette position, et je ne le fis replacer dans son lit, bien chauffé, que lorsque la chaleur et la sueur me parurent bien établies à la périphérie du corps, et après lui avoir fait prendre une potion cordiale avec l'eau de canelle orgée, l'éther à forte dose et le sirop de Sthœcas.

Je n'ai pas besoin de dire que l'accès fébrile

terminé, j'administrai le sulfate de quinine à dose
suffisante avec le plus grand succès.

J'ai souvent réfléchi à cet évènement remarquable, et, en soumettant à l'analyse de la pensée mon moyen, j'ai cru y reconnaître plusieurs
modes d'action qui ne sont pas sans intérêt pour
la pratique dans le cas d'asphyxie quelconque;
la première, c'est l'action de l'application directe
de la chaleur par un corps spongieux, mou et
humide, sur le corps refroidi, et pouvant réveiller
la sensibilité engourdie, la tonicité des vaisseaux
et la liquéfaction du sang déjà sans doute épaissi;
la seconde, c'est une douche de vapeur universelle et continue d'eau et d'acide, agissant, en
humectant les solides, comme un stimulant diffu-
sible, susceptible d'être résorbé par les vaisseaux
absorbans, cutanés et veineux; et le troisième,
qui n'est pas moins intéressant, c'est de répandre
dans l'air, en contact avec le malade, une vapeur
acétique, mitigée par son mélange avec la vapeur d'eau, et qui, en s'insinuant dans les poumons, peut aussi y réveiller l'action absorbante
des vaisseaux, s'introduire dans le sang et aller
stimuler le cœur. C'est ainsi, sans doute, que
l'odeur du vinaigre radical est, de tous les alexi-
tères, le meilleur qu'on connaisse dans tous les
cas de lipothymies, de cardialgies, etc., qui précèdent la syncope et l'asphyxie.

Mon expérience faite sur le sang, et de laquelle
il résulte que le mélange de quelques gouttes d'a-
cide acétique augmente instantanément la rougeur du liquide, ne semble-t-elle pas expliquer
tous ces phénomènes d'excitation, bien connus à
la vérité, mais mal appréciés, ou plutôt négligés
dans leur interprétation théorique?

Je conseille donc, de préférence à tout autre,
l'emploi de mon moyen réchauffant, par les raisons que son triple mode d'action remplit à la fois
trois indications rationnelles : réchauffer, exciter
à l'extérieur et porter à l'intérieur un principe
essentiellement stimulant et ami de la vie de
l'homme, ce qui peut avoir de grands avantages
contre le choléra.

La cyanose, ou couleur bleue, étant un effet
concomitant du refroidissement, disparaîtra aussi
avec le froid. Je pense, toutefois, que si le rétablissement de la chaleur était long à se faire on
pourrait avantageusement ouvrir la veine au
bras, afin de faciliter, par ce moyen, la circulation veineuse de la circonférence au centre, en
désemplissant les vaisseaux veineux du sang poisseux qui les engoue; il n'est pas douteux que mon
bain spongieux ne doive faciliter cette circulation.

Relativement à la cardialgie, aux coliques,
aux vomissemens et aux déjections séreuses, mon

bain spongieux , humide et vaporeux me paraît
encore un des meilleurs moyens rationnels pour
faire cesser ces symptômes, dont nous avons suffisamment expliqué le mécanisme physiologique ,
parce que , en effet , soit en établissant un mouvement vital excentrique, soit en remplissant les
poumons de vapeurs excitantes de vinaigre , il
doit tendre à rétablir la circulàtion générale et
à détruire , par conséquent , cette concentration de la circulation dans les organes abdominaux , par le retour d'un équilibre général dans
tout le système de la circulation sanguine. Il faut
donc beaucoup attendre de l'usage de ce moyen
et ne pas tourmenter le malade par d'autres, qui
contrarieraient les dispositions qu'il exige.

Mais le malade est dévoré d'une soif ardente,
il désire boire froid. Cette soif est évidemment
l'effet de la perte que fait incessamment le sang
par le flux séroso–albumineux et fibrineux; faut-
il lui donner des boissons chaudes ou froides? Les
indications rationnelles sont encore ici en faveur
des boissons froides, car il les désire d'une part,
et, de l'autre, il en doit résulter une réaction
avantageuse du centre à la circonférence. Don-
nez-lui donc à boire froid, même à la glace, et il
en supportera d'autant mieux l'application du calorique à la périphérie du corps, car c'est là qu'il
est nécessaire principalement de le rétablir.

Mais quelles sont les boissons qui méritent la préférence? ce sont, selon moi, les eaux chargées d'acide carbonique, simples ou édulcorées avec du sucre ou du sirop, si le malade le désire, il serait avantageux même qu'elles fussent frappées de glace. Remarquez aussi que tous les praticiens qui ont soigné des cholériques sont généralement d'accord sur les avantages ou du moins le soulagement qu'on retire soit de l'emploi de la glace, soit de celui des eaux gazeuses.

Toutefois, par les motifs que j'ai exprimés plus haut, c'est-à-dire à cause de la couleur sombre du sang des cholériques, qui ne rougit pas au contact de l'air, ce qui fait craindre que le fer du sang ne soit en grande partie combiné avec un acide qui le rende inattaquable par l'oxigène atmosphérique, et attendu que cet oxide métallique a été considéré de tout temps comme le meilleur stimulant de la circulation, je penserais que les eaux minérales gazeuses et ferrugineuses devraient avoir encore plus d'efficacité que les eaux gazeuses simples, en portant dans la circulation du fer dissout, pour remplacer celui qui est tombé dans l'inertie par une combinaison anomale.

Or, on peut faire de ces eaux artificiellement dans toutes les officines. Mais il faut en connaître le procédé. Voici à cet égard le résultat de mes recherches. Désespéré d'avoir perdu à Uriage,

par l'effet de la négligence pour ne pas dire de la
malveillance, une source ferrugineuse gazeuse
d'une grande puissance, qui contenait près de
deux grains de carbonate de fer par litre et plus
de la moitié de son volume d'acide carbonique,
avec laquelle j'avais obtenu des résultats très-
avantageux contre quelques maladies, j'ai fait,
depuis cette perte, de vaines démarches pour
obtenir du propriétaire les travaux convenables
et suffisans pour la récupérer. Étant donc privé
de ce médicament que j'avais expérimenté avec
beaucoup d'efficacité pendant deux ans, je crus
d'abord que rien n'était plus facile que d'imiter
la nature dans la fabrication des eaux ferrugineuses.

En conséquence, de concert avec le pharma-
cien en chef de notre hôpital, M. Berger, homme
plein de zèle, de savoir et de modestie, je plaçai
dans une bouteille remplie d'eau trois grains de
carbonate de fer bien pulvérisé et, avec la pompe
à compression, nous introduisîmes, au moins six
ou sept fois le volume de l'eau, du gaz acide
carbonique ; il était naturel de penser que l'excès
d'acide carbonique en contact avec les atomes
de carbonate de fer ferait ce que fait la nature,
c'est-à-dire dissoudrait ce sel. Cependant il n'en
fut rien ; le carbonate de fer resta tel quel et
nous nous assurâmes bientôt que plusieurs phar-

maciens avaient déjà fait en vain la même ten-
tative.

Nous ne nous rebutâmes pas toutefois par ce
premier essai, et le lendemain l'opération fut re-
commencée avec la même quantité de fer hydraté,
bien comminué ; la plus grande partie fut dis-
soute, et communiqua à l'eau une saveur ferrugineuse très-prononcée. Depuis cette découverte
j'ai recours à cette fabrication par le même procédé toutes les fois que j'en ai besoin.

Si le choléra asiatique faisait jamais irruption
dans notre ville, il existe à cinq ou six lieues de
nous, à Mens et au Monestier-de-Clermont, des
eaux admirablement gazeuses et ferrugineuses
dont on pourrait faire des approvisionnemens
journaliers d'une grande utilité, mais ces approvisionnemens faits à Uriage, si on en recouvrait
la source, seraient bien plus commodes et plus
prompts.

Je dois observer que toutes les eaux ferrugineuses gazeuses, tant naturelles qu'artificielles, ne
se conservent pas long-temps, le fer s'en préci-
pite bientôt à l'état carbonate neutre ; et, si l'on
veut être certain de leur action médicamenteuse,
il faut de toute nécessité renouveler l'approvi-
sionnement tous les jours.

Tels sont les moyens simples et d'une facile
exécution avec lesquels je voudrais combattre la

période algide du choléra jusqu'à ce que la période de réaction fût bien établie ; j'y ajouterais
dans les cas extrêmes où l'asphyxie serait immi-
nente et la vie près de s'éteindre, l'injection dans
les veines d'un mélange d'eau distillée avec une
ou deux gouttes d'acide acétique par once, d'une
chaleur de trente degrés Réaumur, en attendant
que la chimie nous ait trouvé quelqu'autre antidote plus spécifique. Car la thérapeutique du
choléra ne sera satisfaisante que lorsqu'on sera
parvenu à cette médication capitale par infusion
dans le sang, dont le procédé pourra peut-être
par la suite fournir d'utiles applications à tous les
cas d'asphyxie et d'empoisonnement (1).

Pour entretenir la chaleur de mon bain spon-

---

(1) Je ne parle pas ici de l'eau oxigénée ou chargée de
protoxide d'azote, dont les propriétés stimulantes paraî-
traient très-convenables, attendu que leur dilatation à
l'état gazeux dans le sang pourrait être funeste. On pourrait néanmoins en faire l'essai. Il est vraisemblable que,
puisqu'on a cru obtenir quelque heureux résultat de
l'inspiration de ces deux gaz, et surtout de ce dernier
en ingestion dans les organes digestifs, au moyen de son
mélange avec l'eau, dans un moment où l'absorption est
frappée d'inertie, il est vraisemblable, dis-je, qu'ils agiraient bien plus efficacement étant mis en contact direct
avec le sang, au moyen de l'eau. C'est une expérience à
tenter. On pourrait aussi essayer l'injection de quelques
substances salines excitantes.

gieux je l'arroserais de temps en temps avec de l'oxicrat à trente-quatre ou trente-six degrés de température, suivant le besoin; quant aux crampes, si elles étaient bien douloureuses, j'emploierais pour les combattre d'abord les ligatures circulaires des membres, ensuite l'addition de quelques gouttes de laudanum de Sydenham ou de Rousseau dans la boisson gazeuse, et, en dernier lieu, l'application des ventouses scarifiées ou des sangsues le long de la colonne vertébrale.

2° *Indications rationnelles de la période de réaction.*

Si la période de réaction s'établit franchement, soit par les seuls efforts de la nature, soit sous l'influence des moyens conseillés ci-dessus, ou tout autre, il faut retirer le malade de son bain halitueux s'il l'a pu supporter jusque-là (1), le placer dans son lit, lui administrer des boissons

---

(1) Car il est à craindre que l'anxiété et les jactations auxquelles il est en proie ne dérangent beaucoup l'économie de cette opération. Il faudrait alors replacer le malade dans son lit, faire réchauffer le son pour l'y ensevelir de nouveau, jusqu'à ce que l'effet désiré fût obtenu.

On pourrait aussi employer les mêmes moyens dans une baignoire en bois, attendu l'action de l'acide acétique sur les métaux et sur le marbre.

22

mucilagineuses , non plus à la glace, mais à la
température de l'appartement , et laisser agir la
fièvre qui fera le reste , c'est-à-dire qui poursui-
vra sa victoire en rétablissant l'équilibre par une
crise universelle et réparatrice, comme dans la
fièvre inflammatoire.

Mais si, au lieu de cet heureux résultat, la fièvre languissait ou s'allumait avec fureur et d'une
manière tumultueuse , si, dans la lutte de la circulation , il s'établissait des courans fluxionnaires
pseudo-inflammatoires sur les muqueuses du tube
digestif, ce qui s'annoncerait par les symptômes
de la gastro-entérite; ou sur la moelle épinière,
ce qui s'exprimerait par les mouvemens convulsifs ou l'adynamie ; ou sur le cerveau et ses membranes, ce qui serait exprimé par le délire, des
douleurs de tête , etc., les autres symptômes de
l'arachnitis et de la céphalite; ou bien sur les
poumons et les plèvres, ce que l'on reconnaîtrait
aux symptômes de la pleurésie, de la pneumonie;
ou encore sur le péritoine en développant les
phénomènes de la péritonite, il faut alors se conduire absolument comme si on avait à faire à
ces inflammations elles-mêmes, ainsi qu'on le
fait aujourd'hui pour le typhus; car la maladie
est physiologiquement la même que lorsque ces
affections naissent par toute autre cause, savoir :
l'effet d'autant de fluxions locales qui tendent

à détruire les organes qui en sont le siége.

Ainsi, dans la gastro-entérite, les saignées locales et générales, les boissons mucilagineuses, les lavemens, les fomentations émollientes sont les remèdes rationnels. Dans la spinite et l'adynamie, on aura recours aux applications de sangsues ou de ventouses scarifiées le long de la colonne vertébrale.

Dans la fièvre cérébrale (arachnitis ou céphalite), on aura recours à cette même application derrière les oreilles et dans le voisinage du grand trou occipital, ou aux tempes; dans la pleurésie, on fera cette application sur la poitrine, sur la partie correspondante à la douleur et à l'engouement; dans la pneumonie, on donnera la préférence à la saignée à la lancette, etc.

A ces moyens on fera succéder, les cas échéant, les révulsifs, les sinapismes, des vésicans, etc.

Les malades qui succombent par suite de ces affections consécutives, bien que victimes, ne le sont pas immédiatement du choléra, mais seulement des maux accidentels dont celui-ci n'a été que l'agent provocateur et dont il n'est plus, par conséquent, que la cause éloignée, et c'est tout-à-fait s'abuser que de considérer comme constituant le diagnostic du choléra ces caractères anatomiques, qu'on trouve dans les organes de ceux qui meurent à cette période de la maladie.

Tels sont les traitemens rationnels que réclame toute réaction désordonnée du choléra. Il ne
diffère en rien de celui que dans l'état ordinaire
les mêmes phénomènes pathologiques réclament,
bien que la nature de la maladie ne soit pas la
même dans son point de départ.

Toutes ces considérations, encore un coup,
prouvent qu'il vaut bien mieux combattre de
prime abord les maladies d'après la connaissance
de leur nature et avant qu'elles se soient locali=
sées sur les organes, que d'avoir à traiter leurs
effets secondaires qui constituent alors de véritables métaptoses ou des changemens matériels
dans les causes organiques des maladies et qui
en effacent presque entièrement, non-seulement
la forme, mais encore le fond.

3° *Indications rationnelles dans la convalescence.*

Dans la convalescence franche, lorsque la
fièvre de réaction a cessé, que les sécrétions sont
toutes rétablies ainsi que l'équilibre général dans
toutes les fonctions, il faut soigner le convalescent, comme un homme qui vient de passer à
une rude épreuve physique et dont les organes
viennent de résister à un violent assaut de destruction.

Les bouillons de viande, légers, faits avec la chair des jeunes animaux, seront progressivement remplacés par d'autres plus nutritifs; et si le convalescent les supporte bien, on passera graduellement aux panades, aux potages de riz, de fécules, de pâte, ensuite aux œufs, aux poissons, aux viandes blanches, aux vins médiocrement spiritueux, trempés d'abord et ensuite purs; dans ce cas, la convalescence est ordinairement aussi rapide que l'a été la maladie.

C'est à la suite des fièvres gastriques et muqueuses consécutives, c'est-à-dire des inflammations membraneuses ou crypto-membraneuses de la muqueuse digestive qu'il faut surtout une grande prudence dans la conduite de la convalescence. Il faut éviter alors avec la plus grande attention tous les alimens trop excitans et notamment les trop fortes doses qui peuvent réveiller des phlegmasies à peine éteintes, irriter des ulcères peut-être encore ouverts.

On a conseillé, dans ces circonstances, l'usage du lait coupé, celui d'ânesse, mais il ne réussit pas toujours, lorsqu'il y a notamment un reste d'engorgement dans les cryptes muqueux ou qu'il y a des ulcérations à la fin de l'iléon et dans le colon. Alors le lait purge, la diarrhée survient, des mouvemens fébriles se manifestent, et la fièvre symptomatique est, dans ce cas, un indice

du retour de l'inflammation qui est vraisemblablement réveillée par le contact de cet aliment
sur la muqueuse; il faut alors se borner aux bouillons gélatineux de grenouilles, de poulet, d'a-
gneau, de veau, d'ichtyocolle, aux potages légers
de fécules amilacées, voire même d'amidon,
insister sur les lavemens amilacés, qui ont le
double avantage de calmer le gros intestin et de
nourrir le malade quand il peut les conserver.

Les mêmes précautions dans le régime sont
à observer à la suite de l'adynamie, des fièvres
cérébrales consécutives au choléra. On doit éviter soigneusement de nourrir trop vite le malade,
de lui faire ingérer des alimens trop nourrissans,
de crainte de réveiller la fluxion en excitant trop
le cœur par l'abord du chyle, et ici la fièvre n'est
pas seulement symptomatique, mais elle est bien
réellement essentielle, car lorsque les recrudes-
cences ont lieu, ce n'est pas toujours sur l'organe
qui a déjà été fluxionné que le mal se déclare,
mais quelquefois aussi sur d'autres non encore
compromis.

Le malade doit encore, dans tous les cas, se
garantir des transitions subites du chaud au froid,
des travaux de l'esprit, des peines morales, etc.,
qui, dans l'état de faiblesse où il se trouve, peuvent troubler ses fonctions de statique et lui occasionner des maladies de nature excrétogénée.

APPRÉCIATION DES DIFFÉRENS MOYENS PARTICULIERS PRÉCONISÉS DANS LE TRAITEMENT DU CHOLÉRA.

Du calomélas ou protochlorure de mercure.

Ce moyen, le plus anciennement préconisé et dont l'emploi a été prodigué dans l'Inde par les médecins anglais, probablement à titre d'antidote ou de spécifique contre une maladie qu'ils considéraient comme pestilentielle dans sa nature, n'a pas répondu à l'attente des praticiens en Europe, c'est pourquoi on y a aujourd'hui généralement renoncé. En effet, le calomélas agit sur nous de deux manières, suivant la dose à laquelle on l'emploie : à forte dose (douze ou quinze grains à la fois), il est purgatif et, dans ce cas, il provoque sur le canal intestinal une irritation dont il n'a pas besoin, et à doses fractionnées (deux ou trois grains par jour), son action sur l'économie n'est sensible qu'au bout de quatre ou cinq jours au plutôt par une fluxion sur la membrane muqueuse de la bouche, qui est alors imprégnée d'une saveur métallique, quelquefois avec des ulcérations superficielles, et sur les glandes salivaires dont il provoque alors une sécrétion plus ou moins abondante de la salive.

Il est bien vraisemblable que si l'on pouvait

de prime abord, obtenir ce dernier résultat du calomélas que l'on administrerait à l'invasion du mal, on pourrait avoir à s'en applaudir, mais cela est impossible, attendu la rapidîté de la marche de la maladie et l'inertie des absorbans à cette époque, qui n'introduisent rien de ce qu'on leur présente, la nature s'épuisant alors en efforts d'expulsion sans rien réserver pour l'absorption. C'est ainsi que l'on a vu souvent des salivations orageuses s'établir à la suite de l'administration du calomélas au moment de la période algide, plusieurs jours après la période de réaction, par le rétablissement de l'absorption, circonstance fâcheuse qui ne fait plus que compliquer la marche de la maladie et retarder la guérison.

Du sous-nitrate de bismuth.

Le sous-nitrate de bismuth a été surtout préconisé par les médecins russes et polonais, au point d'être présenté par eux comme un véritable spécifique du choléra (1).

Il est certain que cet oxide métallique est un très-bon sédatif des irritations nerveuses de l'estomac, et qu'il peut être employé avec avantage

---

(1) Les essais en ont été faits, probablement d'après les écrits des docteurs Odier de Genève et Marcet.

dans les violentes cardialgies et les vomissemens trop fréquens, procédant d'un état convulsif de cet organe, comme je l'ai constaté plusieurs fois en l'administrant en pareil cas dans les hernies étranglées; mais il n'a et ne peut avoir absolument que cette action locale, n'exerçant aucune influence sur le fond de la maladie.

Cela n'empêche pas, dans tous les cas, qu'il ne soit un très-bon moyen antispasmodique auquel on peut avoir efficacement recours à titre de palliatif, surtout en l'administrant promiscûment avec de petites doses d'opium.

Voici une formule qui m'a toujours assez bien réussi dans ma pratique journalière :

Sous-nitrate de bismuth, quatre grains ;
Extrait thébaïque, un quart de grain ;
Sucre en poudre, dix grains ;
Mêlez exactement.

On administre chaque prise délayée dans une cuillerée d'eau fraîche, toutes les demi-heures, les heures, les deux ou trois heures, suivant l'exigence des cas, savoir, selon la violence et la fréquence des vomissemens et les douleurs gastrodyniques. Je dois observer que lorsque il y a une véritable inflammation dans la tunique muqueuse de l'estomac, ce moyen ne fait absolument rien que retarder les vomissemens, souvent en augmentant l'intensité de la douleur.

Ce médicament, lorsque ce phénomène a lieu, est toujours pour moi une pierre de touche que non-seulement il y a gastralgie, mais encore gastrite muqueuse, et dans ce cas il augmente la douleur en développant une sensation de fer chaud.

De l'usage de l'opium.

On a beaucoup aussi abusé de l'usage de l'opium seul ou étendu dans des véhicules appropriés, soit par la bouche, soit en lavemens.

Ce médicament, administré, comme tous les autres, au moment orageux, c'est-à-dire dans la période algide, a peu d'action, à cause de la suspension de l'absorption. Il est probable toutefois que, parvenu dans l'estomac, ou dans le gros intestin lorsqu'on l'administre en lavement, il a d'abord une action topique, stupéfiante, sur l'épanouissement des nerfs irrités, et que c'est de cette manière qu'il calme ou modère les vomissemens et les déjections; mais si, pour profiter de cet avantage, on continue à administrer le médicament, encouragé qu'on est par le défaut d'accidens occasionné ordinairement par son ingestion à fortes doses, il est bien à craindre alors, et cela s'est vu plusieurs fois, qu'au moment de la réaction, c'est-à-dire lorsque l'absorption aura

repris ses droits, que le narcotisme se déclare par
le fait de cette absorption, ce qui devient alors
une complication formidable, susceptible de faire
perdre tout le fruit de cette réaction.

Il faut donc être sobre dans l'emploi d'un médicament aussi dangereux, ne l'administrer qu'à
petites doses, soit sous forme de laudanum liquide
de Sydenham ou de Rousseau, soit sous forme
d'acétate de morphine en dissolution dans une
eau distillée avec un sirop mucilagineux.

Voici une formule simple d'un julep que l'on
peut administrer sans danger :

Eau dist. de laitue, quatre onces;
⸺ de menthe, une once;
Laudanum liquide de Sydenham, vingt gouttes;
Sirop de guimauve, une once.

Le laudanum de Sydenham peut être remplacé
par dix ou douze gouttes de laudanum de Rousseau, ou par un grain et demi ou deux grains
acétate de morphine.

Cette potion s'administre par cuillerées de
demi-heure en demi-heure quand les accidens
sont violens.

On peut administrer cette même dose dans un
demi-lavement d'amidon.

Tant que le malade ne le garde pas, il n'y a
rien à craindre pour le narcotisme; mais dès qu'il

est retenu, il faut s'arrêter, parce que d'ailleurs l'indication est remplie.

On peut aussi couvrir l'abdomen d'un large cataplasme laudanisé sans aucune espèce d'inconvénient.

De la jusquiame, de la belladona, de la digitale et autres médicamens sédatifs et stupéfians.

Ces moyens agissent à la méthode de l'opium, c'est-à-dire comme des sédatifs topiques et locaux; ils peuvent par conséquent être utiles pour calmer les grandes convulsions de l'estomac et les crampes musculaires, mais il faut en user avec modération, de crainte de leur passage en trop fortes doses dans les secondes voies; c'est aux praticiens exercés à régler ces doses et à en observer les effets.

La digitale pourprée, contenant de l'acide hydrocyanique, ne peut elle-même agir qu'en modérant l'action du cœur, elle ne pourrait, dans ce cas, être prescrite que d'après la méthode des homéopates, c'est-à-dire à de très-petites doses; mais quelle confiance un médecin éclairé et raisonnable peut-il accorder à de pareilles rêveries? De toute autre manière, elle ne peut qu'être nuisible.

Du camphre, de l'huile de cajeput et autres substances aromatiques.

On avait aussi, en Asie et en Russie, accordé une très-grande confiance au camphre et à l'huile de cajeput. Ces médicamens, de nature balsami-que et considérés comme des huiles essentielles, paraissaient, en effet, indiqués à titre d'excitans diffusibles, susceptibles de relever les forces abat-tues; mais on ne s'est pas aperçu qu'ils aient pro-duit aucun effet semblable, et cela devait être, d'après les explications données plus haut. Aussi y a-t-on généralement renoncé aujourd'hui. On peut en dire autant de l'eau de menthe et des infusions de camomille, qui constituent la base du traitement du choléra dans l'Inde. Ces eaux, de même que celle de canelle orgée, peuvent néanmoins être employées à titre d'adjuvant ou correctif, dans les cas où il faut soutenir les forces et calmer la violence des vomissemens.

De l'ammoniaque et des sels ammoniacaux.

L'ammoniaque liquide, ingérée par la bouche, étendue dans un véhicule approprié, à doses mo-dérées, dix ou douze gouttes et plus, dans une potion à prendre fréquemment, paraît égale-ment un médicament indiqué dans la période

algide, à cause de sa propriété alexipharmaque,
considérée comme héroïque dans la morsure de
la vipère; mais il n'a pas répondu à l'attente des
praticiens, probablement parce qu'il y a déjà
suspension d'absorption à l'époque où on l'administre, et une trop grande convulsion dans l'estomac et l'intestin qui le rejettent. Il est cependant probable que ce médicament, administré
de bonne heure, pourrait être utile, de même
que ses sels, l'acétate et l'hydrochlorate d'ammoniaque. Ce qu'il y a de certain, c'est que j'ai
constaté, par un assez grand nombre d'observations, que ces sels, administrés à la dose de
deux ou trois gros en vingt-quatre heures, augmentent notablement les contractions du cœur,
la diastole du pouls, et déterminent, par conséquent, un mouvement excentrique, très-conve-
nable dans le choléra.

Des affusions et des immersions froides.

Dans une maladie aussi désespérante que le
choléra et dont la nature est encore couverte d'un
voile obscur, il n'est pas étonnant qu'on ait eu
recours, pour la combattre, à tous les moyens
expérimentés en médecine. Les traitemens les
plus rationnels échouant tous, ou ne diminuant
nullement la mortalité, il a bien fallu avoir recours

aux méthodes empiriques et perturbatrices les plus énergiques. Telles sont les affusions d'eau froide sur la périphérie du corps, ou les immersions dans le même liquide.

Cette méthode, empruntée des Anglais, si fort préconisée par le docteur Currie sur la fin du siècle dernier, et par le docteur Janini, de Milan, au commencement de celui-ci, consiste à jeter des seaux d'eau froide, de haut en bas, sur le corps nu du malade, de manière à occasionner un spasme subit à la peau, et par suite un reflux de sang de la circonférence au centre, ce qui jette le malade dans un état d'angoisse extrêmement pénible ; la peau alors se refroidissant, le pouls devenant petit et concentré, et un frisson avec tremblement se manifestant aussitôt avec pâleur de la peau et des lèvres, comme dans un accès violent de fièvre.

Il y a dans cette médication hardie deux phénomènes physiologiques à analyser, savoir : le premier, c'est la commotion du système nerveux qui retentit électriquement des épanouissemens cutanés des nerfs sur le cerveau et le tronc rachidien, et qui pourrait produire chez un individu faible l'effet d'une forte commotion électrique instantanément mortelle, surtout si la température de l'eau approchait des premiers degrés de l'échelle thermométrique ; et le second, qui est

l'effet concomitant du premier, est le reflux de la
circonférence au centre, vers les gros vaisseaux,
du sang qui, par son abondance, vient aussitôt
apporter un grand trouble dans l'action du cœur,
ainsi que dans la circulation cérébro-spinale, d'où
pourrait aussi résulter une mort prompte par suite
de cette double action physiologique, susceptible
de déterminer la syncope ou une attaque d'apoplexie.

Toutefois, bien que cela soit arrivé au docteur
Janini, au grand hôpital de Milan, au moment
où il expérimentait ce moyen sur des malades,
en présence du podestat et d'une commission
nommée à cet effet (d'après l'assurance qui m'en
a été donnée), il est rare que les choses aillent jusque là, et ordinairement il s'établit une réaction
heureuse, un mouvement excentrique en vertu
duquel la peau se colore, s'anime, s'échauffe et
se couvre bientôt d'une vapeur halitueuse, accompagnée d'un sentiment de bien-être de plus ou
moins longue durée, après quoi la maladie reprend
son caractère avec moins de gravité, ce qui
oblige à revenir plusieurs fois à la même opération, jusqu'à ce que le mieux soutenu annonce le
triomphe de ce moyen.

C'est dans les fièvres tiphodes avec exaltation
cérébrale, force et impétuosité du pouls, chaleur
brûlante et sèche, soubresauts des tendons dans

la fièvre jaune, et, en général, dans tous les cas où il y a une violente réaction fébrile, que cette médication perturbatrice a été conseillée et a obtenu des succès remarquables, au rapport de Currie et de Janini, ce qui n'est pas dénué de vraisemblance.

Mais dans le choléra, à l'époque algide où déjà la compression vitale n'existe qu'à un trop grand degré, ce moyen me paraît peu rationnel; aussi le professeur Récamier en a-t-il fait un essai peu encourageant à l'Hôtel-Dieu, au commencement de l'épidémie; toutefois, comme, d'après ce qu'en dit le docteur Pigeaux, il n'employait qu'un liquide presqu'au degré de la température du malade déjà considérablement refroidi, on ne peut tirer aucune conséquence de ces essais, ni contre la méthode, ni contre son opportunité dans son application au choléra.

Il pourrait peut-être même être employé avec succès dans tous les cas où la réaction fébrile, étant très-vive, menacerait le cerveau ou la moelle épinière, même la membrane muqueuse gastro-intestinale, d'une fluxion ou d'une congestion dangereuse. L'économie ne pourrait alors en être qu'avantageusement modifiée comme dans les fièvres typhodes.

23

Des autres moyens particuliers préconisés par divers praticiens contre le choléra.

Nous ne verrions pas la fin de cet article si nous voulions seulement rappeler ici tous les moyens variés, tous les médicamens et toutes les formules qui composent aujourd'hui l'arsenal pharmaceutique contre le choléra. Il n'est pas de praticien qui ait tant soit peu de prétentions à la célébrité qui n'ait cru y parvenir en imaginant un système, ou en se créant une méthode particulière pour combattre cette maladie.

Les uns, mus par un noble dévouement, soit spontanément, soit par commission de l'autorité, sont allés au nord de l'Europe pour y observer de plus près et y vaincre le monstre avant son arrivée parmi nous ; on ne peut citer leurs noms qu'avec éloge, tant sous le rapport du zèle que sous celui du talent (1). Mais, hélas ! au lieu des lauriers de la victoire, ils n'ont rapporté de leurs pénibles efforts, avec un désappointement cruel, que des observations et des formules, dont tout l'intérêt ne fait que mettre en évidence qu'ils n'ont pas été plus heureux que leurs devanciers et

(1) Ce sont MM. Le Gallois, Foy, Brière de Boismont et Pinel.

leurs collaborateurs, puisqu'ils n'ont pas pu même couper à l'hydre un ongle de sa griffe cruelle.

Les autres, vénérables colonnes de la science, qui en forment, sans contredit, l'ornement et la gloire, forts de leur illustration, de leurs talens et de leur renommée, comme les anciens chevaliers, l'ont attendu en champ clos, dans le sein des capitales des empires, dissuadant même de prendre aucune précaution pour s'opposer à sa marche, tant ils étaient sûrs de la victoire. Ils ont en effet combattu avec une intrépidité, avec une vaillance dignes d'un meilleur sort. Mais ils n'en ont pas moins échoué dans leurs efforts héroïques, au milieu même desquels plusieurs ont trouvé la mort au champ d'honneur. Les plus grands noms, les plus légitimes célébrités de Paris comme de Londres n'ont fait faire aucun progrès sensible à la thérapeutique du choléra, qui est restée à peu près la même qu'avant; l'humanité n'y a rien gagné, sinon d'apprendre à se résigner comme les victimes du minotaure, quoique l'art se soit enrichi d'un arsenal formidable de formules, tristes preuves de sa pauvreté, comme au temps barbare des ténèbres et de l'ignorance.

Qu'on prenne en effet le relevé exact du nombre de malades traités par telle ou telle méthode, en mettant à côté le chiffre des morts, à Moscou,

Varsovie, Berlin, Hambourg, Vienne, Pest, Prague, Sunderland, Newcastle, Glascow, Edimbourg, Paris, etc.; qu'on fasse de tout cela un tableau comparatif, comme je l'ai fait pour ma propre instruction, et on se convaincra que les résultats sont pour toutes à peu près les mêmes, sans faire exception de celle du professeur Broussais, au Val-de-Grâce, quoiqu'il ait fait proclamer bien haut ses succès par les journaux quotidiens, et qu'il ait fait des leçons publiques familières, pour l'instruction du genre humain, à l'effet d'en démontrer l'excellence.

Partout on voit la même mortalité dans le commencement d'une épidémie; c'est ainsi qu'il meurt au moins deux malades sur trois dans sa progression croissante, ensuite la moitié, et successivement un tiers et un quart dans sa progression décroissante ; et ce qui prouve que ce n'est point le perfectionnement des méthodes qui contribue à cette amélioration, c'est que la marche de cette maladie est identiquement la même quelles que soient les méthodes employées et la réputation et l'habileté des médecins qui les emploient, ce qui revient à ma proposition énoncée plus haut, dans laquelle j'ai distingué tous les malades en empoisonnés au premier, au second ou au troisième degré. Tous les empoisonnés au premier degré meurent, il y a chance égale pour la mort ou la

guérison pour ceux au second, et, enfin, guérisons nombreuses pour ceux au troisième.

Telle est l'explication naturelle, la seule qu'on
puisse raisonnablement admettre pour rendre
compte de pareils faits. De ces insuccès et des
réflexions bien humiliantes pour notre amour-
propre médical qu'ils inspirent, concluons qu'une
maladie aussi cruelle et aussi rapidement mortelle que le choléra est peut-être au-dessus de
toutes nos ressources curatives ; que d'ailleurs,
même alors que nous trouverions pour la traiter
un spécifique infaillible, elle moissonnerait encore un grand nombre de victimes auxquelles les
secours de l'art arriveraient trop tardivement ;
que, par conséquent, tous nos efforts doivent incessamment tendre à en découvrir la nature, pour
nous en préserver et nous mettre à l'abri de son
invasion, avec encore d'autant plus de raison
que l'expérience n'a que trop appris que parmi
les victimes échappées aux atteintes du choléra,
il en est beaucoup qui conservent à sa suite
des souffrances et des infirmités qui tarissent le
bonheur du reste de jours qu'il leur laisse encore
à vivre.

On doit au reste, en attendant mieux, considérer, comme dignes de l'attention des praticiens,
tous les moyens excitans et rubéfians de la peau,
tels que le liniment du docteur Petit (un quart

ammoniaque liquide et trois quarts huile de térébenthine appliqués le long de la colonne vertébrale et volatilisés par un fer à repasser chaud), la proportion inverse dans les ingrédiens du même liniment employé de la même manière, à titre de vésicant, les cataplasmes sinapisés, le charbon de bois tamisé pour modérer le flux cholérique. L'usage de l'ammoniaque et de ses composés peut aussi, dans certains cas, être utile; il en est de même des frictions et des potions huileuses, etc., selon l'exigence des cas.

On doit, dans tous les cas, ne jamais perdre de vue que tous ces moyens ne sont que des palliatifs anti-symptomatiques et rien de plus.

Au surplus, de tous les moyens, le meilleur, à mon avis, c'est la destruction de la contagion.

C'est pour atteindre cet inappréciable but, je le répète, que j'ai pris la plume; mais pour y parvenir, d'après ma pensée, il faut nécessairement admettre que la maladie soit transmissible par cette unique voie; c'est dans cette espérance que j'ai fait autant de recherches et d'efforts pour me convaincre et convaincre les autres de cette nature contagieuse.

Que si, cependant, il était vrai que cette opinion ne fût qu'une chimère; que la cause du mal fût un mystère impénétrable à l'intelligence humaine et tout-à-fait en dehors de la sphère de nos

connaissances, ce que je suis loin de croire, alors
il faudrait bien se résigner à supporter toutes les
rigueurs de ce fléau, et force serait pour l'espèce
humaine de se laisser couler dans le gouffre du
fatalisme. Il ne resterait plus alors que la ressource des agens thérapeutiques, pour la recherche desquels il faudrait procéder ainsi que je l'ai
dit plus haut (1).

(1) Cette feuille allait être mise sous presse lorsque j'ai
reçu le n° 45 de la *Gazette médicale*, dans lequel j'ai vu,
avec la plus vive satisfaction, une communication faite
à l'Académie de médecine par M. Moreau de Jonnès, de
laquelle il résulte que les médecins anglais ne craignent
pas de combattre le choléra sur son véritable terrain,
c'est-à-dire dans le torrent de la circulation, et que le
docteur Thomas Latta venait de recueillir de grands succès
par d'abondantes injections dans les veines du cholérique (jusqu'à cinq ou six livres de solutions salines légères
dans l'eau).

La solution employée consiste en deux gros de carbonate de soude, dissout dans soixante onces d'eau. Ce moyen
ranime aussitôt la circulation, rend sa couleur rouge au
sang, et l'on a déjà obtenu, par son emploi, plusieurs
guérisons inespérées. Voilà qui justifie, sans doute, suffisamment mes inspirations. Mais ce n'est encore qu'un
acheminement à une méthode spécifique, qui pourra acquérir une bien plus grande extension dans la pratique de
la médecine.

Mon acide acétique pourrait donc être tenté à petites
doses, en injection, sans aucun inconvénient.

Si, comme je l'espère, cette méthode prend faveur, on

Mais, non! parce que l'esprit humain s'est fourvoyé dans ses recherches, parce qu'il s'est aveuglé et écarté du véritable point ou gît la vé-

pourra l'appeler transfusoire ou infusoire, et elle changera assurément la face de la médecine, dont elle augmentera, sans doute, colossalement la puissance.

L'un de nos grands moyens thérapeutiques, c'est, incontestablement, la saignée; parce que, le plus souvent, dans les maladies aiguës, entre autres toxicogénées ou excrétogénées, c'est dans le torrent de la circulation qu'existe l'agent morbide, les points fluxionnés n'en étant qu'un accident secondaire. Or, tirer du sang et ne rien mettre à la place, ou introduire l'agent médicamenteux par la voie détournée des organes de la digestion, c'est évidemment ne faire que la moitié de l'opération.

Tirer du sang et introduire aussitôt à la place des médicamens convenables, comme, par exemple, de l'eau dans laquelle serait étendu l'agent thérapeutique, comme des acides végétaux, dans les maladies inflammatoires, un antidote, contre une maladie vénéneuse, serait certainement le comble de la perfection médicale. Car, si les indications étaient bien remplies, on verrait assurément toutes les maladies s'arrêter subitement sous l'influence de cette médication. Un pareil succès élèverait plus haut le génie de l'homme que toutes les découvertes transcendantes par lesquelles il s'est déjà signalé dans les sciences physiques, puisqu'il aurait trouvé les moyens, en quelque sorte spécifiques, de détruire, dans leur source, tous les agens désorganisateurs qui sapent sans cesse son existence, et dont les tristes résultats sont souvent ou une mort prématurée ou bien des infirmités pénibles.

rité, il ne s'ensuit pas que cette vérité n'existe
pas. Elle est, au contraire, à mon avis, étince-
lante, et tous les voiles obscurs dont ont voulu
l'envelopper la prévention et l'esprit de système
ne doivent la rendre que plus évidente aux yeux
de tous les médecins observateurs et de bonne foi.

Et qu'on ne dise pas que cette vérité soit affli-
geante! la contagion bien établie est, au contraire, un fait consolant, car ce n'est que là
qu'est notre planche de salut ; ce n'est que dans
cette espérance qu'est notre ancre de miséricorde,
puisque, en prenant seulement quelques précautions, nous pouvons plus facilement nous en préserver; puisque, d'ailleurs, c'est peut-être à son
berceau seul qu'il nous est possible de terrasser
le monstre.

CHAPITRE VI.

MOYENS PROPHYLACTIQUES ET PRÉVENTIFS CONTRE LA PROPAGATION DU CHOLÉRA.

Efficacité des lazarets et des cordons sur les côtes maritimes. L'inefficacité fréquente des cordons sanitaires de
terre tient à la grande difficulté des moyens d'exécution.
Nature de la contagion et de l'infection miasmatique. Un
des élémens essentiels de son existence, c'est l'eau en
vapeur. Toutes les contagions miasmatiques naissent,
se propagent et se reproduisent avec rapidité dans les
lieux humides; elles s'éteignent, ou leur action est sus-
pendue dans un air sec, chaud ou froid. Moyens de désinfection. On a trop accordé cette propriété au chlore,
qui en jouit à un faible degré; il ne peut, d'ailleurs, être
dégagé au chevet des malades. Les gaz acides minéraux
sont les meilleurs désinfectans. Manière de dégager les
gaz nitrique et hydrochlorique. Série de faits qui prouvent l'efficacité désinfectante de l'acide nitrique. Moyens
désinfectans hygiéniques contre le choléra et plan général de désinfection pour le détruire.

JE ne parlerai point ici de toutes les mesures
de police sanitaire qui sont du ressort du gouvernement, telles que l'établissement des lazarets et

des cordons. De toutes les institutions de la civilisation, il n'en est aucune, à mon avis, qui ait
été plus éminemment utile, qui ait rendu de plus
signalés services à l'humanité tout entière. Ce
sont les lazarets et les intendances sanitaires des
côtes de la Provence qui nous garantissent, depuis
si long-temps, des irruptions de la peste orientale,
et nous ont préservés jusqu'ici de l'invasion de la
fièvre jaune; c'est là que ces deux fléaux viennent se briser constamment comme les vagues
de la mer.

Mais est-il aussi facile de se garantir sur les
frontières de terre par des cordons militaires que
sur les côtes maritimes? Le simple bon sens suffit
pour résoudre cette question. Pour que cela fût
possible, il faudrait que les communications de
nation à nation, de province à province, n'eussent lieu qu'au moyen de défilés faciles à garder,
ou de ponts établis sur de grands fleuves de séparation, et c'est ce qui, physiquement, n'a pas
lieu; aussi, dès l'instant où le choléra fit irruption
en Russie, il était facile de prévoir qu'il nous
arriverait infailliblement par nos communications
terrestres avec le nord de l'Europe. Contagionistes
ou non contagionistes, tous les médecins ont eu
la même crainte et exprimé la même prévision.

Eh bien! ce n'est cependant pas ainsi que le
choléra s'est introduit parmi nous; c'est par les

provenances maritimes qu'il a éclaté à Sunderland et qu'il a parcouru ensuite la Grande-Bretagne, au moyen de la navigation intérieure de
cette île; c'est aussi de cette dernière contrée
qu'il a été incontestablement importé parmi nous,
de la manière dont j'ai dit plus haut, ou par
toute autre voie jusqu'à présent inconnue.

Quoi qu'il en soit, ce singulier fait semble en
révéler deux autres non moins remarquables;
savoir : que la garde des côtes maritimes pour la
police sanitaire a été mal faite en Angleterre et
en France, probablement par suite de l'incrédu-
lité à la contagion, si favorable à l'activité du
commerce, et, en second lieu, que le fléau perd
beaucoup de sa puissance et de sa fureur par son
séjour dans l'intérieur des terres; mais qu'il se
retrempe en quelque sorte et reprend toute sa
cruelle énergie par son contact avec les eaux de
la mer.

On remarquera, en effet, que la maladie a été
en général beaucoup plus meurtrière dans les
endroits où elle a débarqué directement, comme
à Sunderland, Paris, ou bien dans les ports de
mer, comme à Saint-Pétersbourg, qu'à Varsovie,
Berlin, Vienne, Londres, le mal n'y étant arrivé
par terre qu'après deux ou trois mois, etc., en
tenant toutefois compte, dans cette manière de
voir, des mesures sanitaires employées dans ces

différentes villes, ce qui, au reste, va trouver
son explication.

Je passe actuellement au principal objet que
je me suis proposé d'éclairer dans cet écrit, celui
de faire connaître la théorie de la contagion ou
de l'infection miasmatique et les moyens de la
détruire efficacement, le tout fondé sur l'observation des faits.

De la contagion et de l'infection miasmatique.

Quels que soient la cause et le mécanisme
de la formation des maladies contagieuses, il est
certain que le fait existe, et qu'il est des maladies qui, une fois nées chez un individu, ont
l'incontestable-faculté d'être transmises à d'autres. Les plus incrédules ennemis de la contagion
n'ont pas osé la contester pour les maladies à
principes contagieux fixes, telles que la syphilis,
la gale, la petite-vérole, la rougeole, etc., parce
qu'il y a là, selon eux, une matière évidente,
celle d'un liquide infecté, d'un exanthême appa-
rent. Il résulterait de là qu'il faudrait toujours
le contact de la matière solide ou liquide de la
contagion pour qu'un individu sain en éprouvât
l'influence. Or, c'est ce qui est tout-à-fait contraire à l'observation ; car les individus qui n'ont

eu aucun rapport avec les malades contaminés n'en prennent pas moins la maladie.

Je donne en ce moment des soins à un enfant de trois ans, atteint de la petite-vérole, et qui a présenté dans les prodromes du mal des convulsions, un état comateux, tous les signes de la fièvre cérébrale, contre laquelle j'ai employé la thérapeutique la plus active, et dont l'éruption vient de se prononcer depuis hier, 19 juin 1832, au bout de quatre jours de l'apparition de la fièvre.

Or, il résulte des renseignemens que j'ai pris des parens, que le père, appelé Couard, fondeur sur métaux, était allé, quinze jours auparavant, dans une famille où il y avait des enfans atteints de la variole, et qu'il s'y était peu arrêté, sans les toucher en aucune manière.

Comment, dans ce cas, de même que dans tous ceux analogues, s'est fait le transport de la maladie à une distance de plus de deux cents pas? si ce n'est par le moyen des vêtemens du père, auxquels se seront vraisemblablement accrochés des embryons ou des germes varioleux voltigeant dans l'atmosphère, qu'il aura transmis à son enfant susceptible d'en être impressionné?

Ces faits-là sont si multipliés pour la variole et la rougeole, qu'il est inutile d'en citer davantage pour en faire ressortir la vérité. Les méde-

cins eux-mêmes, qui ne sont pas précautionneux
quand ils visitent des maladies contagieuses, sont
de véritables véhicules de la contagion qui la
transportent dans les familles, et je ne doute pas
que le choléra n'ait été, et ne soit encore tous les
jours, fortement disséminé de cette manière.

Certaines maladies à principes contagieux, fixes
et évidens, comme la variole et la rougeole,
sont donc encore susceptibles de fournir des émanations volatiles capables de s'élancer sur les
personnes et sur les choses qui sont dans leur
sphère d'activité. Ce sont précisément ces émanations volatiles, qui forment une sorte d'atmosphère autour du malade, que je nomme contagion ou infection miasmatique; et ces émanations
peuvent se dégager et exister tout aussi bien autour d'un malade qui n'a point d'exanthêmes que
chez celui où il en existe. Le typhus, la peste,
la fièvre jaune, etc., l'attestent suffisamment.
D'ailleurs qui vous assure que ces émanations ne
se dégagent pas aussi bien des surfaces muqueuses que de la surface cutanée ? et puisqu'il vous
faut absolument des exanthêmes pour croire à
la contagion, qui osera vous garantir que toutes
les altérations que vous trouvez sur la membrane
muqueuse intestinale, et que vous considérez
si gratuitement et si facilement comme les traces
d'une inflammation dévorante, ne soient pas de

véritables exanthêmes de la surface muqueuse? La psorentérie et la psorentérite du docteur Serres, si elle est bien constante, a de grands traits de ressemblance avec les exanthêmes cutanés.

Quoi qu'il en soit de cette opinion qui me paraît tout-à-fait probable, il n'en est pas moins certain qu'il existe des miasmes propagateurs de la contagion, comme il existe des effluves marécageux de la fièvre intermittente, de la fièvre jaune, de la peste, etc., et, en général, de toutes les fièvres endémiques, ce que personne n'ose nier relativement à ces dernières.

Poursuivons maintenant cette intéressante investigation par le raisonnement, et nous arriverons infailliblement à une proposition d'une haute importance, aussi vraie dans son essence que lumineuse dans sa manifestation.

Comparons d'abord les faits pour arriver de là aux conséquences.

1° Relativement aux effluves telluriques producteurs des maladies endémiques, tous les observateurs sont d'accord sur ce point, savoir : que le concours de l'humidité est une condition absolument nécessaire au développement des fièvres endémiques. Ainsi, pour les fièvres intermittentes de nos climats, il faut des marais, des étangs, des eaux stagnantes, témoin les rizières, les réparations contre les rivières avec des vannes pour obtenir des alluvions, les marais salàns, les Marais-Pontins, etc.

Ce n'est qu'aux premières pluies intertropicales, au second passage du soleil au zénith, lorsque la terre a été desséchée par six mois d'une chaleur ardente que naît la fièvre jaune sur les côtes du Sénégal et de la Guinée, et ce n'est que par l'humidité répandue dans l'atmosphère par le débordement du Sénégal et de la Gambie, qu'elle continue à exister; ce n'est aussi qu'à la faveur de l'humidité qu'après avoir été importée en Amérique, cette maladie a pu se naturaliser et se fixer dans cette partie du monde, à la Havane, à la Vera-Cruz, et c'est sans doute aussi par défaut d'une suffisante quantité d'humidité que cette fièvre ne trouve plus d'alimens dans l'intérieur des terres.

C'est enfin sous l'influence des mêmes conditions d'humidité que naissent et vivent la peste orientale dans le Delta du Nil, et le choléra dans celui du Gange, lorsque ces maladies ne sont qu'endémiques, ou sont à la fois endémiques et contagieuses.

2° Il est encore bien digne de remarque que toutes ces affections morbides se contractent avec d'autant plus d'avidité qu'on s'expose à l'insalubrité de l'atmosphère après le coucher du soleil, lorsque les vapeurs plus condensées par l'abaissement de température sont plus permanentes à la surface du sol, d'après le témoignage de Lind, et comme il a été dit plus haut pour les Marais-Pontins, pag. 81 et suiv.

3° Une atmosphère sèche et chaude, ou froide et sèche, non-seulement est impropre au développement des affections dont il s'agit, mais encore elle en arrête presque instantanément le cours lorsqu'elles existent, d'après toutes les observations locales.

Il suit de ces faits que l'humidité vaporeuse est une condition indispensable dans la production et l'existence des effluves morbigènes des maladies endémiques telluriques. Voilà pour les effluves.

Maintenant les miasmes contagieux miasmatiques ont-ils les mêmes conditions d'existence? les faits sont encore là pour répondre.

1° La petite vérole, la rougeole, le typhus, la fièvre jaune et le choléra, lorsque ces dernières maladies ont été importées, se multiplient d'autant plus vite, et ont une activité d'autant plus grande que les individus qui les contractent sont enfermés ou entassés en plus grand nombre dans une même pièce, qu'ils remplissent de vapeurs humides exhalées, soit de leur surface cutanée, soit de leur surface muqueuse. Voyez en hiver les arborisations de glace qui sont dessinées sur les vitres d'un appartement occupé par un grand nombre de personnes, lorsque l'air extérieur avec lequel ces vitres sont en contact est très-froid et vous aurez la preuve de cette vérité. Touchez aussi les murailles d'une salle de spectacle, d'un temple, d'une pièce d'appartement quelconque où il y a une nombreuse réunion d'hommes et leur humidité vous attestera la saturation de l'air par l'eau; portez-y enfin un hygromètre et vous aurez une preuve physique irréfragable.

2º Toutes les grandes maladies pestilentielles nous sont presque toujours apportées par les provenances maritimes, et leurs épidémies exercent d'autant plus de ravages que les lieux où elles éclatent sont entourés de plus d'élémens d'humidité, comme les ports de mer, ou bien qu'il y a un plus grand nombre d'individus occupés à des professions mécaniques, ou de malheureux plongés dans les besoins physiques qui les forcent à vivre en commun dans des espaces resserrés et peu aérés.

3º Le choléra lui-même, dans sa route vagabonde, a toujours affectionné et affectionne les bords des fleuves, des rivières navigables et des canaux de navigation dans l'intérieur des terres; c'est de ces endroits surtout qu'il lance ses émanations contagieuses, que viennent y puiser les populations voisines.

4º Un froid sec ou un vent sec ont toujours
fait cesser les épidémies du choléra dans les corps
de troupe en mouvement, tant dans l'Inde qu'en
Russie et en Pologne.

5º Enfin, le retour de l'hiver, le règne prolongé d'un vent sec du nord, diminuent toujours
la multiplication et l'intensité du mal dans une
épidémie pestilentielle meurtrière et l'on sait que
c'est sous cette influence qu'ont cessé la peste de
Marseille et celle de Moscou, dans laquelle nous
avons remarqué que lorsque le froid devint vif et
serré, les objets et les individus contaminés ces-
sèrent de transmettre la contagion. De toutes ces
observations, nous devons donc aussi conclure
que l'humidité vaporeuse de l'atmosphère est une
condition aussi nécessaire pour l'existence des
miasmes contagieux, que pour les effluves endémiques.

Aussi les uns et les autres naissent-ils dans l'humidité et sont-ils transmis par elle aux individus
sains; savoir : les miasmes des corps malades, sous
forme de vapeurs halitueuses se dégageant de
la surface cutanée ou des membranes muqueuses,
et les effluves du sol, après de grands versemens
d'eau dans l'atmosphère.

C'est aussi à la faveur de l'humidité que ces
miasmes se conservent, se propagent à de petites
distances des lieux où ils naissent, et qu'ils sont

absorbés par nous, ou déposés sur nos vêtemens,
d'où ils pourront se dégager et voltiger de nouveau pour s'accrocher à d'autres, ou se dissiper
dans l'atmosphère dès que vous leur fournirez de
la chaleur et de l'humidité pour se volatiliser.
Si le choléra n'a point encore pénétré jusqu'ici,
dans le midi de la France, c'est, je n'en doute
pas, en premier lieu, son éloignement de Paris;
en second lieu, l'absence, dans l'atmosphère,
d'humidité suffisante pour la conservation des
miasmes cholériques qu'on pourrait y importer
des lieux infectés. Mais il est bien à redouter que
si le fléau ne se rapproche pas davantage de nous,
d'ici à ce temps-là, l'humidité atmosphérique des
mois d'août, septembre et octobre ne facilite sa
rapide propagation dans toute cette partie de la
France, qui, déjà, s'applaudit d'avoir été oubliée
et même dédaignée par cette cruelle maladie.
Les lignes géographiques qu'on lui a tracées sur
un globe ou sur une mappemonde ne sont point
pour lui un ordre du maître de la nature, et je
ne doute pas que, dès qu'il en aura l'occasion,
il rompra aussitôt son ban pour se ruer sur nous
avec la même fureur que sur les autres populations.

Ces considérations expliquent la marche lente
du choléra dans les départemens environnans
de Paris, et notamment sa progression vers le

nord, attendu ses communications plus actives
dans ces contrées avec la capitale, et encore les
rivières et les nombreux canaux de navigation,
qui en sont les moyens de relation.

Ainsi se conçoit très-bien la contagion miasmatique et cette explication est trop en harmonie
avec les faits pour que ce ne soit pas la vérité.
Que le principe infectionnaire soit ensuite des
animalcules microscopiques vivans qui s'élancent
de leur berceau par le secours de l'eau en vapeur,
ce qui n'est pas impossible ; ou que ce soit des
atomes sans vie et sans instinct dans leurs affections et dans leurs habitudes comme les corps
inertes, peu importe à notre objet ; il nous suffit
de savoir qu'en leur ôtant un des élémens de
leur existence, l'eau en vapeur, on les anéantit,
soit en les privant de la vie, soit en les décomposant chimiquement.

Or, quels sont actuellement les moyens les
plus rationnels pour parvenir à ce résultat ?
telle est la question à la solution de laquelle
nous sommes enfin arrivés, après avoir parcouru une route longue et pénible, qui n'a pas
été exempte de difficultés, sur un terrain presque
entièrement occupé par des adversaires nombreux
et puissans qu'il fallait convaincre plutôt que conquérir.

De la désinfection miasmatique et des moyens
de détruire le choléra asiatique partout où
il existe.

D'après ce qui vient d'être dit sur la composition des miasmes contagieux, et leur manière de pénétrer dans notre organisme, le moyen rationnel, peut-être le moyen unique, de les détruire le plus efficacement et le plus avantageusement possible, consiste à les décomposer au moment de leur naissance, à l'état de gaz naissant, comme le disent les chimistes.

Un grand abaissement de température dans le lieu où ils seraient en suspension ou à l'état de mélange dans l'air atmosphérique, serait sans contredit, ainsi que l'observation l'a appris, un moyen puissant pour imprimer cette modification aux miasmes, comme il l'est pour les effluves; mais on conçoit qu'à la nature seule appartient une semblable ressource pour laquelle l'art ne peut que très-peu dans l'état actuel de nos connaissances.

Tous les corps hygrométriques, c'est-à-dire qui jouissent de la propriété d'absorber l'humidité atmosphérique, tels que la potasse ou l'oxide de potassium, l'acide sulfurique très-concentré, l'acétate de potasse et par-dessus tout l'hydro-

chlorate de chaux, doivent également opérer
cette décomposition, mais il en faudrait de trop
grandes masses dans un appartement pour obtenir
un résultat suffisant. On pourrait cependant placer avec avantage autour du lit des malades des
vases plats recouverts d'une couche d'hydrochlorate de chaux, qu'on remplacerait toutes les fois
que le sel serait en *deliquium*. Il est même vraisemblable que la propriété désinfectante des
chlorures de chaux et de soude n'est due qu'à
cette faculté déliquescente.

En général, de tous les moyens propres à purger l'air atmosphérique des vapeurs aqueuses qui
y sont répandues, et, par conséquent, à décomposer les miasmes pestilentiels, les plus puissans
et les mieux indiqués sont ceux qu'on peut y
répandre à l'état gazeux, tels que tous les acides
minéraux volatils, notamment l'acide nitrique et
l'acide hydrochlorique.

On sait en effet que ces deux acides à l'état
gazeux se répandent dans l'atmosphère sous forme
d'une vapeur blanche qui obscurcit la transparence de l'air, effet qui n'est dû qu'à l'avidité de
ces deux gaz pour l'eau. Ils s'emparent donc des
vapeurs aqueuses de l'atmosphère pour passer
eux-mêmes à l'état liquide, et c'est ce passage de
l'humidité de l'état de vapeur à celui liquide qui
trouble instantanément la transparence de l'air,

comme cela a lieu pour la formation d'un brouillard ou d'un nuage.

Il résulte de cet acte, bien facile à concevoir,
que les miasmes sont aussitôt décomposés par la
privation de la vapeur qui les constitue, et dans
laquelle sont vraisemblablement suspendus et dé-
layés les atomes pestilentiels. Ce qu'il y a de certain, c'est que le gaz nitrique, que j'ai fréquemment
employé, est un moyen infaillible de désinfection, pour détruire le germe du typhus et de la
petite-vérole dans l'air atmosphérique et les corps
qui en sont imprégnés, ainsi qu'on va le voir par
l'exposé exact de faits du plus haut intérêt.

Sans doute l'emploi de l'acide nitrique comme
désinfectant contre les maladies pestilentielles
miasmatiques n'est pas un moyen nouveau, on
sait que l'on en doit le premier usage au célèbre
docteur James Carmickael Smith, médecin de
Georges III, en Angleterre, qui en est l'inventeur, et qui désinfecta par son moyen, en 1800,
avec un succès prodigieux, tous les vaisseaux
d'une escadre de S. M. qui étaient en proie aux
ravages d'un typhus meurtrier.

On sait aussi qu'il reçut pour un service aussi
signalé une large récompense nationale (une
pension de deux mille livres sterlings).

Cependant, malgré qu'il ait été fait sur ce sujet
un rapport authentique et officiel par une com-

mission de la chambre des communes qui lui a donné la plus grande publicité, ce moyen est aujourd'hui presque tombé en désuétude, ou du moins, si on l'emploie, ce n'est que routinièrement et sans être éclairé par la théorie qui, comme on sait, donne toujours le sceau de la sanction à toutes les bonnes ou mauvaises découvertes.

La cause qui a détourné l'attention d'un moyen de désinfection aussi puissant, c'est certainement la découverte presque contemporaine ou peu antérieure de Guyton-Morveaux, à l'occasion de la destruction du cimetière des Innocens, dont la position, au centre de la capitale, était un foyer d'insalubrité publique.

Le célèbre chimiste français, consulté par le gouvernement pour désinfecter les habitations voisines de cette opération insalubre, proposa d'y dégager partout de l'acide muriatique oxigéné, à l'état gazeux, ce qui ayant été fait, on crut avoir retiré de l'emploi de ce moyen un grand succès. Remarquez toutefois que ce procédé n'était que le résultat d'une fausse induction théorique, fondée, comme en convient son inventeur, sur une erreur en fait, appartenant à l'époque momentanée de la science ; savoir : que l'acide muriatique oxigéné étant de l'acide muriatique uni par de faibles adhérences à l'oxigène, celui-

ci devait s'en dégager facilement pour se combiner avec les atomes insalubres répandus dans
l'air atmosphérique, et les neutraliser par ce
moyen. La théorie du blanchîment des toiles
qui commença à cette époque avait aussi les
mêmes fondemens.

Lorsque par la suite on a découvert que le
prétendu acide muriatique oxigéné n'était qu'un
corps simple auquel on a donné le nom de chlore,
force fut bien de changer les explications théoriques des faits acquis à la science. Raisonnant
alors, d'après la connaissance des affinités du
chlore pour l'hydrogène qui le convertit en acide
hydrochlorique, on attribua la propriété désinfectante du chlore à son action sur l'hydrogène
des miasmes ou des vapeurs insalubres qu'on con-
sidérait comme un de leurs principes constituans.
C'est ainsi qu'en substituant une explication théorique spécieuse à celle de Guyton, l'esprit humain
n'a rien fait pour s'éclairer, ou plutôt pour sortir
des entraves de cette doctrine, tant est grande
l'influence qu'exerce sur lui une idée préconçue
et arrêtée. De sorte que, aujourd'hui même, c'est
encore par l'affinité du chlore avec l'hydrogène
qu'on explique les propriétés désinfectantes des
chlorures de chaux et de soude et qu'on les re-
garde comme les neutralisans les plus énergiques
des émanations insalubres.

Cependant le chlore et les chlorures possèdent de graves inconvéniens, c'est celui de fatiguer par leur odeur l'organe de l'odorat, d'irriter par le contact du gaz les voies pulmonaires et de ne pouvoir enfin être employés sans nuire auprès du lit des malades, ce qui en rend l'usage extrêmement borné. Cette circonstance aurait donc dû ramener les médecins à l'usage des fumigations nitriques, même alors que la théorie ne viendrait pas à en éclairer l'action, et cependant je ne sache pas qu'on y ait eu recours avec cette confiance pleine et entière qu'il mérite, dans les épidémies de choléra, et surtout avec ces précautions raisonnées qui doivent assurer le succès d'un moyen puissant de désinfection.

Ce qui a sans doute contribué à entretenir la prévention relativement au chlore et ce qui assurément prouve qu'il n'est pas inerte, c'est son efficacité pour détruire instantanément toutes sortes d'odeurs tant animales que végétales.

Mais on sait que les émanations odorantes, bien qu'elles soient plus fortes lorsqu'il y a beaucoup d'humidité dans l'atmosphère, n'existent pas moins sans cette circonstance; on sait aussi que les odeurs les plus fétides émanant des substances animales en putréfaction sont tout-à-fait sans action pour développer dans les corps humains des maladies vénéneuses; on sait enfin que les miasmes morbides qui engendrent les maladies contagieuses peuvent être entièrement exempts d'odeur, comme l'expérience le prouve, et toutes ces circonstances n'ont pas fait ouvrir les yeux sur la véritable théorie de l'infection et de la dé-sinfection.

Au surplus, je suis loin de nier toute propriété désinfectante au chlore, seulement j'observe que, d'après les faits et le raisonnement, il doit être beaucoup inférieur à l'acide nitrique, et que de plus il a le grave inconvénient de ne pouvoir être dégagé dans les appartemens occupés par les malades, où il importe le plus de détruire les miasmes avant qu'il aient pu nuire aux indi-vidus sains.

Voici actuellement une série intéressante de faits qui viennent confirmer péremptoirement cette théorie de la désinfection, puisque ce sont eux, c'est-à-dire la répétition des mêmes actes et des mêmes succès qui lui ont servi de fonde-ment.

La ville de Grenoble a été pour moi un théâtre extrêmement fécond en observations relatives à la contagion des fièvres typhodes; place d'armes la plus importante sur la frontière orientale de la France, en deçà des Alpes, elle a été, depuis les guerres de la révolution, presque continuellement un point central des mouvemens de nos armées en Italie., tant dans nos victoires que dans nos désastres.

Dans la victoire, c'était sur elle qu'on dirigeait les nombreuses colonnes de prisonniers autrichiens, qui n'arrivaient guère sans être infectés du typhus auquel notre hôpital servait d'asile; et, dans nos revers, c'était aussi sur elle que refluaient nos troupes démoralisées, abattues par le découragement, en proie à toutes les privations et accablées par les maladies qui ne tardaient pas à revêtir le caractère du typhus contagieux.

C'est ainsi que plusieurs épidémies de typhus ont exercé de grands ravages à l'hôpital, à l'époque où Grenoble se trouvait encombré de prisonniers autrichiens; il y en eut une entre autres après la bataille de Castiglionne qui fit périr presque tous les jeunes chirurgiens et les infirmiers.

Mais celle dont on a conservé le plus douloureux souvenir parce qu'elle exerça sa fureur dans presque tous les quartiers de la ville, c'est celle qui eut lieu en l'an VIII de la république, à la suite de la déroute de Schœrer, et qui a été décrite par les docteurs Trousset et Laugier (1). C'était la même que celle qui ravageait Gênes

_____

(1) Histoire de l'épidémie qui a régné à Grenoble en l'an VIII de la république.

assiégée, et dont le célèbre professeur Razori nous a laissé une monographie si intéressante.

Elle emporta à Grenoble un grand nombre de militaires et d'employés de l'armée, le chirurgien en chef de l'hôpital et presque tous les chirurgiens subalternes; plus des trois quarts des infirmiers et le médecin en chef, le respectable professeur de botanique Villars, mort doyen de la faculté de médecine de Strasbourg, faillit en être victime; presque tous les médecins de la ville en furent atteints, et trois en périrent; il succomba en outre un très-grand nombre d'individus dans toutes les classes de la société, et bien que la maladie fût essentiellement contagieuse, elle finit comme les épidémies du choléra et comme toutes les maladies contagieuses, sans qu'on employât aucun moyen particulier de désinfection, si ce n'est peut-être quelques dégagemens de chlore, ce qui n'était praticable qu'en évacuant les salles des malades. J'étais alors à Paris et je n'ai par conséquent pas été témoin de ce qui a été fait.

Premier Fait. En l'an xi de la république, c'est-à-dire en 1803, l'hôpital militaire ayant été supprimé et le service de santé de cet hôpital ayant passé à l'hôpital civil, je fus chargé des fonctions de médecin en chef. En 1804, je faisais alors le service des salles des fiévreux militaires,

six individus étant tombés malades à la fois,
savoir : le garçon du bureau des entrées, l'infirmier attaché au magasin et quatre vieilles femmes de l'intérieur qui travaillaient à la lingerie,
je les visitai attentivement et je ne fus pas peu
surpris de voir que ces six individus étaient tous
atteints de la même maladie, de la fièvre putride
d'hôpital. Il résulta des renseignemens que je recueillis sur ce fait singulier que tous les six avaient
fait, dans le magasin des effets de literie, un mouvement de couvertures qui étaient probablement
encore imprégnées du principe contagieux de
l'épidémie de l'an VIII, et qu'ils avaient contracté
ainsi le germe de leur maladie.

Quoi qu'il en soit, les quatre femmes étant
couchées dans une salle où il y avait trente autres personnes du même sexe, je les fis aussitôt
transporter dans la salle d'humanité, et, en même
temps, je fis procéder à la désinfection de la première de la manière suivante.

Je fis placer dans trois terrines une demi-livre
de nitrate de potasse, et après qu'on eut bien
fermé les portes et les fenêtres, je fis arroser le sel
avec partie égale d'acide sulfurique, à cinquante-
six ou soixante degrés de l'aréomètre. Il se dégagea
aussitôt de mes trois appareils une forte vapeur
blanche qui eut bientôt rempli toute la pièce;
c'était comme un épais brouillard dans lequel on

ne se voyait pas à trois pas. J'étais resté moi-
même avec tout le monde dans la salle, et je fus
singulièrement surpris de ne pas éprouver la plus
légère incommodité de cette fumigation, non
plus que les autres assistans; nous éprouvions
seulement une saveur légèrement salée sur la
langue, mais ni la respiration, ni les yeux, ni la
tête, ni, en un mot, aucun organe ni aucune autre
fonction ne se trouvaient lésés ni fatigués (1).

Quand je jugeai que tous les objets mobiliers
avaient été bien imprégnés de la vapeur acide,
c'est-à-dire au bout d'une heure et plus, on ouvrit
les portes et les croisées. Cette opération fut
répétée trois fois en vingt-quatre heures, et tout
porte à croire que nous lui dûmes l'extinction
subite d'une épidémie de typhus, qui pouvait
atteindre d'abord les autres femmes occupant la
même salle, et en second lieu les autres habitans
de la maison, etc.

Je fis en même temps faire de semblables fumigations dans les salles militaires où l'on avait
employé les couvertures, surtout dans le voisinage
des lits où elles avaient été placées, en ayant soin
de les exposer en particulier à la vapeur nitrique,

---

(1) Je donnai la préférence à ce procédé sur celui du
chlore, à cause de son innocuité sur les personnes, qui sont
plongées dans la vapeur sans en être incommodées.

25

et enfin, elles furent rigoureusement pratiquées autour et au-dessous des lits des six malades dont un mourut, et personne autre ne contracta la maladie.

Ce fait prouve deux propositions bien importantes, savoir : 1° que les miasmes du typhus, tout comme ceux de la peste, peuvent se conserver durant plusieurs années lorsqu'ils sont adhérens et fixés à des objets lanugineux dans un endroit où l'air ne se renouvelle pas, ce qui exclut toute idée qu'ils soient des animalcules microscopiques, à moins qu'on ne suppose qu'au lieu d'avoir une existence éphémère comme tous les insectes de cette classe, ils jouissent d'une longue vie, ou qu'encore ils jouissent de la faculté de se reproduire dans de semblables conditions ; 2° que le moyen de désinfection employé est d'une héroïque énergie, puisque, mis en usage aussitôt l'apparition de la maladie, il en a entièrement empêché la propagation, bien que le mal fût tout-à-fait contagieux et reconnu d'après son certificat d'origine.

2ᵉ FAIT. Dans l'été de 1807, le typhus s'étant déclaré à Briançon parmi les prisonniers espagnols et anglais qui y étaient en dépôt, on évacuait tous les malades sur l'hôpital de Grenoble, au fur et à mesure que le mal se manifestait. La maladie était intense, l'appareil encéphalo-rachi-

dien fortement compromis ; il y avait à la fois
des symptômes gastriques, ataxiques et adynamiques; plusieurs présentaient des parotides symptomatiques et même quelques-uns des bubons
inguinaux et axillaires.

Dès le premier convoi, les fumigations nitriques furent faites et continuées incessamment, et,
quoique les malades fussent placés dans une salle
basse et humide, la maladie n'attaqua qu'un seul
infirmier faisant partie de ceux qui avaient reçu
le premier convoi sans précaution. La vapeur
nitrique était encore plus blanche que celle de la
salle des femmes, probablement parce que cette
salle basse est plus humide.

3e FAIT. En 1809, la Calabre étant en pleine
révolte contre le nouveau gouvernement établi
à Naples par l'autorité de l'empereur Napoléon,
celui-ci, à l'effet d'extirper la sédition et les horribles brigandages exercés sur les Français par la
population calabroise, y envoya des troupes suffi-
santes pour les contenir et un général sévère avec
un pouvoir discrétionnaire (le général Manès).

Le résultat de ces mesures fut l'enlèvement de
tous les habitans qui pouvaient porter les armes ;
ils furent conduits à l'état de captivité en France,
pour y être enrégimentés.

Tous ces malheureux, arrachés à leurs familles
et à leur patrie, abreuvés de chagrin et accablés

de privations, furent dirigés sur Briançon, Grenoble et autres places fortes de l'intérieur. Nous en eûmes pour notre part une colonne de sept à huit cents, dont la moitié entra bientôt successivement à l'hôpital, atteinte du typhus. Ces malades furent encore placés dans la grande salle inférieure.

Les mêmes moyens de désinfection mis en usage eurent les mêmes succès, sans qu'il y eût aucune extension de la maladie aux individus sains.

4e FAIT. En 1816, une maladie rapidement épidémique ayant éclaté dans la prison de Grenoble, M. le préfet m'écrivit pour m'inviter, conjointement avec mon collègue le docteur Silvy oncle, à l'effet d'aller visiter cet établissement, et constater la nature du mal.

Cette maladie était le typhus bien caractérisé. Nous fîmes notre rapport en conséquence, et comme c'était au printemps, et à la suite des évènemens politiques arrivés à Grenoble, dans la nuit du 4 au 5 mai de la même année, la prison renfermait déjà soixante-cinq malades, ce qui exigeait un prompt assainissement; nous conclûmes, dans ce rapport, qu'il fallait d'abord faire partout des fumigations nitriques pour empêcher la transmission du mal à ceux qui en étaient encore exempts, et ensuite désencombrer la maison

en élargissant les petits pécheurs condamnés en
police correctionnelle à quelques mois de prison.

MM. le préfet et le procureur - général s'empressèrent d'adopter cette dernière mesure, mais
bien que nous eussions fait un précepte impé-
rieux de ne point laisser sortir de prisonniers,
sans les faire laver auparavant avec de l'oxicrat,
et sans passer toutes leurs hardes aux fumigations
nitriques, le médecin de la prison, ancien chirurgien, entièrement étranger à la progression
de la science, ne tint aucun compte de cette
recommandation, et l'élargissement fut opéré
sans aucune espèce de précaution. Nous dirons
tout à l'heure ce qui en arriva.

Disons avant comment le typhus s'était introduit dans la prison. Moi qui ne crois pas plus que
le docteur Janini à la naissance spontanée du
typhus au milieu des individus sains, quelque entassés qu'ils soient dans des lieux peu spacieux,
et par le seul fait de cet entassement qui devien-
drait un prétendu foyer d'infection, bien que ce
soit l'opinion d'un grand nombre de médecins
(fruit de la négligence apportée jusqu'à ce jour
à l'étude de l'origine des causes des maladies),
je me rendis, le lendemain de notre rapport, auprès du concierge de la prison, pour savoir de lui
comment s'était développée l'épidémie. Il me ré-
pondit qu'elle était survenue tout-à-coup ; qu'un

premier malade, qui était dans un cachot, était
mort; qu'aussitôt, c'est-à-dire cinq ou six jours
après plus ou moins, ses compagnons étaient aussi
tombés malades, et successivement le plus grand
nombre des prisonniers des basses-fosses d'où la
maladie s'était rapidement étendue aux étages
supérieurs.

Enfin, poursuivant mes questions sur le premier prisonnier atteint et en visitant le registre
d'écrou, je reconnus que ce prisonnier venait de
la maison d'arrêt de Vienne (Isère), qu'il avait
été arrêté depuis peu dans les environs comme
malfaiteur; que, de plus, il revenait de la Russie,
où il était resté prisonnier de guerre depuis la
campagne de Moscou.

Je présumai alors de toutes ces circonstances
que ce malheureux pouvait bien avoir conservé
dans ses haillons le germe du typhus, que l'humidité et la chaleur du cachot pouvaient avoir converti en miasmes qu'il avait absorbés ainsi que ses
compagnons. Cette explication est bien plus naturelle qu'une génération spontanée de la maladie
que rien ne saurait justifier.

5e FAIT. Reprenons actuellement la trace des
individus évacués de la prison, ce qui n'est pas
moins intéressant et prouve combien sont utiles
les recherches de causalité.

Huit ou dix jours après l'évacuation dont il

s'agit, je fus appelé chez le sieur Meyrand-Villette, fermier de M. le marquis de Marcathy, à la Plaine, lieu distant d'un quart-d'heure de Grenoble. Il y avait dans sa maison sept malades, savoir : trois domestiques mâles, deux demoiselles, la mère et une malheureuse qui teillait du chanvre. Tous les sept étaient gravement atteints du typhus, et je ne dissimulai pas que j'éprouvai de fortes tentations de les traiter, au moins les plus vigoureux, par les affusions froides ; mais la crainte de l'insuccès de ce moyen, nouveau dans nos contrées, me fit reculer.

Je me bornai donc aux moyens ordinaires : je fis faire et répéter souvent les fumigations nitriques ; je fis même transporter les domestiques dans la salle des fiévreux de l'hôpital civil, dans trois lits voisins ; j'environnai ces lits d'appareils à fumigation nitrique, et quoiqu'ils aient été tous les trois en proie aux phénomènes les plus graves du typhus, tels que transports phrénétiques, délires, mouvemens convulsifs, parotides, etc., ils n'en sont pas moins tous trois guéris, encore vivans, et personne de ceux qui les ont approchés ou servis n'a contracté la maladie.

Il en fut de même à la ferme, où la dame Meyrand seule mourut, parce qu'elle était d'une faible santé, mais les demoiselles échappèrent, toutefois avec des reliquats nerveux inquiétans, tels que la surdité, un tremblement dans les membres, qui ont duré plusieurs mois. Aucun autre habitant de la maison ne contracta non plus la maladie.

Il est bon maintenant de dire que le typhus avait été importé dans cette maison par un prisonnier évacué qui, après avoir mendié une partie de la journée dans la ville, était allé le soir demander l'hospitalité dans cette ferme, accoutumée à ce genre de bienfaisance ; il avait couché sur de la litière, dans l'étable où il y avait quinze ou vingt bêtes à cornes ou chevaux qui font ordinairement de ces séjours des étuves de chaleur humide, aussi la teilleuse de chanvre et les trois garçons mâles qui couchaient dans cette écurie furent-ils les premiers qui tombèrent malades, et cette observation est une nouvelle preuve du développement et de l'activité des miasmes au milieu d'une chaleur humide.

Le prisonnier dont il s'agit avait dit à la servante de la maison qui l'avait accueilli dans l'étable, qu'il était des Adrets, commune à trois lieues de distance de Grenoble, sur le versant de la montagne qui règne tout le long de la rive gauche de l'Isère dans la vallée du Grésivaudan ; une épidémie meurtrière éclata, en effet, peu de temps après, dans cette commune et dans les communes environnantes, St-Agnès, Laval et

Theys. Je n'ai pas visité ces communes dans cette occasion, mais je tiens de l'un des médecins les plus éclairés qui y furent envoyés par l'autorité que l'épidémie régnante était bien réellement le typhus.

Dans le même temps que je fus appelé chez le sieur Meyrand, j'appris que dans une ferme située aux Granges-lès-Grenoble, chez la veuve Rolland, une jeune personne était tombée malade d'une fièvre putride; je m'y transportai aussitôt officieusement, pour satisfaire ma curiosité, car elle avait un médecin qui lui donnait des soins. Je reconnus aussitôt le typhus, et j'appris que la maladie s'était déclarée huit ou dix jours après qu'un prisonnier évacué de Grenoble avait couché dans l'étable, comme cela avait eu lieu chez Meyrand.

Je bornai ma visite à conseiller les fumigations nitriques qui furent exécutées, et la maladie ne prit pas d'autre extension. Ce prisonnier avait déclaré être de la Croix-Haute.

Le typhus a éclaté également vers cette époque dans cette commune; d'où, après avoir erré durant cinq ou six ans dans toutes les communes montagneuses du Trièves, Lans, Méaudre, Autrans, il était parvenu à Monteau, en 1823, et avait ensuite pris son extension sur la commune de Veurey, située sur le versant de la montagne de Monteau, sur la rive gauche de l'Isère, dans un local bien aéré.

6e Fait. Dans le courant de l'hiver de 1822 à 1823, au mois de décembre, M. le Préfet de l'Isère m'ayant écrit pour aller visiter la commune de Veurey, pour y constater l'existence d'une épidémie qui y régnait depuis un mois et demi, je me rendis aussitôt à son invitation. Il y avait dans ce village, composé au plus de trois ou quatre cents habitans, au moins cent malades et déjà il y en avait une dizaine morts. J'en trouvai jusqu'à deux ou trois dans la même maison ; tous étaient affectés du typhus le mieux caractérisé ; il y avait chez le plus grand nombre, stupeur, surdité, tremblement, fuliginosité des dents et de la langue, soif vive, langue sèche, abattement, délire taciturne ou rêvasserie ; chez d'autres il y avait délire phrénétique, mouvemens convulsifs, ou état comateux, carpologie et perte de connaissance ; chez deux ou trois enfin il y avait parotides, et chez une jeune fille de quinze ans un bubon inguinal avec éruption miliaire ; chez presque tous on observait, ou l'on avait remarqué, des ébullitions passagères et même des pétéchies lenticulaires.

Les médecins qui étaient venus visiter ces malades avaient désigné la maladie sous le nom de fièvre muqueuse intense ou de gastro-entérite.

Je fis moi-même aussitôt une enquête à laquelle je convoquai M. le maire (St-Ours) et le
garde-champêtre ; il en résulta les documens
suivans, pour l'intelligence desquels il faut savoir
que le village de Veurey, se compose de deux
groupes d'habitations, l'un situé à mi-côteau,
c'est l'ancien village, et l'autre à environ six cents
pas au-dessous, sur le littoral de l'Isère, est habité
par des bateliers occupés à faire des transports
sur cette rivière. La construction de ce groupe
d'habitations paraît toute moderne, pour ne pas
dire récente ; on l'appelle Hameau-de-la-Rive.

La maladie avait commencé par la première
maison au nord de l'ancien village ; cette maison
est même en quelque sorte détachée et isolée.

Le premier individu atteint avait fait un voyage
à Monteau, où il avait couché dans une maison
où il y avait un malade en délire. L'invasion de
la maladie avait eu lieu six ou huit jours après ce
voyage et il était mort au bout de dix ; sa femme
et une autre fille de la maison furent également
atteintes ; mais elles étaient convalescentes au
moment de ma visite.

Les individus de la maison la plus proche, qui
étaient venus donner des soins aux malades, y
passer les nuits, et qui étaient leurs parens, étaient
successivement tombés malades avant la guérison
des deux dernières femmes. Dans cette maison

un homme était convalescent, mais sa femme, qui était enceinte, était morte. La maladie s'était ensuite étendue ainsi, de proche en proche, de maison en maison, toujours par les communications de bons offices entre voisins, et, au moment de mon arrivée, toutes les maisons, à l'exception des maisons bourgeoises, avaient été ou étaient infectées, puisqu'il y avait encore une centaine de malades.

Enfin, toujours par le commerce des communications, le mal s'était propagé aux deux extrémités du Hameau-de-la-Rive où il y avait déjà deux malades dans chaque maison. La contagion était évidente, et la seule circonstance de la propagation de cette maladie me fit juger qu'il devait en être de même à Monteau.

Je fis mon rapport en conséquence, et, sur ma demande, on envoya une grande quantité d'acide sulfurique et de nitrate de potasse au maire, pour faire partout des fumigations nitriques; le docteur Pélon, résidant à Sassenage, commune peu distante de Veurey, fut chargé de l'exécution de toutes ces mesures, plus de suivre et de traiter les malades, ce qu'il fit avec tant de succès qu'il ne mourut plus personne; et que la maladie fut complètement arrêtée dans les deux maisons du Hameau-de-la-Rive et ne se communiqua plus à personne.

7ᵉ Fait. L'épidémie de Veurey était à peine finie que je reçus une nouvelle lettre de M. le préfet, pour me transporter dans un hameau de Noyarey, commune la plus voisine au midi de Veurey et sur la même rive de l'Isère (c'était dans le mois de mars 1823), à l'effet d'y constater la nature d'une épidémie qui y régnait, et que venait de lui dénoncer M. le maire.

C'était encore le typhus qui avait été importé de Monteau.

Les mêmes moyens employés à Veurey furent encore mis en usage ici, sous la direction du docteur Pelon, et eurent le même succès.

Pour cette fois, les matériaux des fumigations furent aussi transportés à Monteau où elles furent exécutées par les soins du même médecin, et la maladie y fut aussi anéantie.

8ᵉ Fait. A quelque distance de cette époque, c'est-à-dire à environ sept ou huit mois, au commencement de l'hiver de 1823, le maire de la commune de la Ferrière, dans les montagnes à sept ou huit lieues au nord de Grenoble, ayant écrit à M. le préfet pour en obtenir des secours, dans une épidémie de fièvres malignes qui s'étaient déclarées dans un grand nombre d'habitations de pauvres particuliers, M. le préfet me fit appeler et me donna communication de cette lettre, en m'engageant à m'y transporter. Mais sur mon observation qu'il existe à Allevard un médecin distingué, le docteur Châtain à qui il pouvait accorder toute confiance, il manda ce médecin avec lequel je m'abouchai. Les mêmes moyens de traitement curatif et prophylactique furent arrêtés et exécutés par les soins vigilans du docteur Châtain, et bien qu'il y eût plus de cent cinquante malades alités, l'épidémie fut arrêtée avec le même succès qu'à Veurey et à Noyarey.

Ces trois épidémies de typhus avaient une origine commune, et, d'après les renseignemens que je me procurai, soit au moyen des registres du concierge, soit des différentes localités que le mal avait parcourues, leur foyer primitif était la prison de Grenoble.

Il existe même encore aujourd'hui des traces de cette contagion dans les communes de Renage, Réaumont, ayant même pris son extension sur la commune de Rives. Mais on y fait peu d'attention, parce que cette contagion, très-affaiblie, est actuellement languissante. Elle pourrait toutefois se réveiller avec fureur, si quelques circonstances particulières venaient l'aviver, comme une nombreuse agglomération d'individus, un air chaud et humide. Ce que je dis pour ces communes est également applicable à plusieurs autres des contrées montagneuses du département, où la maladie a régné, et qui peuvent encore posséder les mêmes germes, soit dans les linges et meubles, soit en recélant de loin en loin des malades qui entretiennent le feu sous la cendre.

C'est ainsi, vraisemblablement, que nous verrons souvent se renouveler des épidémies du choléra dans des lieux qui en auront déjà été le théâtre, ou qui en auront été exempts jusque-là, au moment où l'on s'y attendra le moins, par la dilatation des miasmes contagieux, jusque-là fixés, à l'occasion des mêmes circonstances qui pourront déterminer cette extension. Voilà sans doute comment se perpétuent pendant un certain temps, et quelquefois même se naturalisent dans des contrées étrangères à l'origine et à la production de leurs élémens, des maladies contagieuses exotiques, la variole, la rougeole, etc., et comment aussi se perdent les traces d'une contagion (V. ce qui a été dit plus haut, pag. 56, à l'occasion de la variole).

9e ET DERNIER FAIT. Le typhus, ou la fièvre dite nerveuse, de 1814, qui fit tant de mal à nos armées dans nos désastres, infectait aussi l'hôpital de Grenoble, dont les malades, de même qu'à Mayence et sur le Rhin, périssaient dans des spasmes tétaniques par l'effet de la fluxion qui s'établissait de préférence sur la moelle épinière, où elle était attirée et provoquée vraisemblablement par les marches forcées des soldats d'ailleurs en

déroute et démoralisés , jointes au froid rigoureux de la saison , et bien qu'il y eût à cette
triste époque, au moins momentanément , quatorze cents malades dans notre hôpital , la maladie
ne prit aucun caractère extensible. Les fumigations avec l'acide nitrique , faites par mes ordres
(il n'y avait point alors de médecins militaires) ,
et exécutées avec exactitude par les soins des
pharmaciens , arrêtèrent complètement et en fort
peu de temps les progrès de cette épidémie (1).

Il résulte incontestablement de cette série de
faits nombreux, tous authentiques et de noto-
riété publique , bien que j'en aie possédé seul
jusqu'à présent la partie philosophique , ajoutés
à tous ceux que j'ai mentionnés dans le cours de

---

(1) Tout le monde sait à Grenoble que M. le lieute-
nant-général Charpentier étant venu inspecter la 7e division militaire, aussitôt après la restauration, avait fait,
en ma faveur, la demande de la décoration de la légion-
d'honneur, sur le rapport de M. l'intendant-militaire
Bourgeois de St.Paul, qui lui signalait ce service; mais que
la circonstance de l'arrivée, dans notre ville , du frère du
roi, eut pour effet de faire distribuer cette décoration à
trois de mes confrères, qui n'avaient pris aucune part à
cette œuvre salutaire, et d'en priver celui pour qui la récompense avait été réclamée ! *Sic vos non vobis !...* J'en
ai fait souvent la triste expérience.

On peut encore trouver le mémoire de proposition dans
les bureaux du ministère de la guerre.

cet ouvrage, relatifs à toutes les espèces de contagion, les caractères suivans du plus haut intérêt, sur lesquels j'ai fondé la théorie de la contagion miasmatique exposée ci-dessus, savoir :

1º La contagion miasmatique est un fait réel, dont la dénégation a les conséquences les plus funestes pour la société et la civilisation tout entière.

2º Cette contagion consiste en deux principes élémentaires, dont l'un, pouvant être considéré indifféremment comme formé par des animalcules microscopiques ou simplement par des atomes spécifiques invisibles, dégagés avec les vapeurs telluriques, pour les maladies contagieuses qui commencent par être endémiques, et successivement des corps malades, quelle que soit l'origine primitive du mal contagieux, n'est susceptible d'être absorbé par les corps sains qu'au point du contact, si toutefois il peut l'être à l'état sec ; et dont l'autre, qui lui sert de véhicule et de moyen de locomotion et de propagation, est l'eau en vapeur, soit que cette eau soit fournie par le corps malade lui-même au moment de la naissance de l'embryon, ou bien qu'elle soit empruntée à l'atmosphère ambiante.

3º Les embryons contagieux peuvent s'accrocher à nos vêtemens, à nos hardes, meubles poreux, tissus lanugineux, cotonneux, soyeux, poils,

feutres, etc., y adhérer, y être fixés pendant
plus ou moins long-temps, être conservés dans
des lieux fermés (exemple, les couvertures de
l'hôpital), ou être transportés au loin à dos
d'hommes (exemple, les prisonniers élargis),
ou dans des ballots de marchandises (exemple,
la peste de Londres de 1665, importée dans des
ballots de coton; la contagion de la petite-vérole,
transportée de l'Egypte dans des ballots de coton,
communiquée aux ouvriers de la filature de Ma-
nosque, etc. (1)), sans nuire pendant tout le
temps de leur fixité; mais dès qu'il sont en contact avec la chaleur humide, ils deviennent aussitôt miasmatiques, transmissibles, absorbables,
et constituent alors un foyer contagieux, dont
celui qui est le porteur de l'objet contaminé peut
être la première victime, témoin le prisonnier
de guerre du village de Caprera en Piémont,
le premier prisonnier de Grenoble et les autres
détenus évacués de la maison d'arrêt de cette
ville.

4° Un temps sec et chaud est peu favorable à
la contagion, quoiqu'il le soit plus qu'un temps
froid et sec, à cause de la facilité que peuvent
trouver alors les embryons contagieux à se dé-

_____

(1) Robert, *Histoire de l'épidémie varioleuse de Marseille*.

layer et à se volatiliser en miasmes à la première
rencontre de l'humidité (exemple, les prisonniers mentionnés, passant la nuit dans les étables).

5° Les vapeurs humides de la mer, fournissant
sans cesse l'élément de volatilité aux principes
contagieux, jointes à l'humidité des entre-ponts
des navires, font de nos communications maritimes le moyen le plus actif de transport de la
contagion sur toute la surface du globe. Exemple : c'est par les provenances maritimes que
nous sont arrivées en Europe presque toutes les
espèces de contagion, la variole, la peste orientale, la fièvre jaune et, en dernier lieu, le choléra asiatique.

6° Après la puissance de la mer pour transporter et transmettre la contagion, vient celle
des fleuves, des rivières navigables, des canaux
de navigation, témoin la marche qu'a suivie et
que suit le choléra de l'Inde, le long de tous ces
cours d'eau.

7° L'humidité locale, c'est-à-dire dépendante
de la topographie des lieux, augmente considérablement l'activité des foyers contagieux ; mais
ce qui l'augmente bien davantage encore, c'est la
cohabitation d'un grand nombre d'individus dans
des appartemens étroits et resserrés, témoin la
peste de Nimègue, de Marseille, de Moscou, etc.,
et, dans le choléra, la mortalité effrayante de

la classe ouvrière et indigente à Paris et dans toutes les grandes cités ; la rapide transmission du typhus à tous les prisonniers des basses-fosses dans la maison d'arrêt de Grenoble, etc.

8° Avec une observation attentive des faits, et une scrupuleuse investigation, on peut toujours reconnaître une maladie contagieuse, non-seulement à ses caractères symptomatiques, mais encore en suivant sa marche, sa filiation, l'enchaînement des faits par une enquête consciencieuse, on peut remonter à son origine. Exemple : les typhus qui ont régné, depuis 1817, dans les diverses contrées du département de l'Isère, avaient tous puisé leur germe primitif dans la prison de Grenoble. Je ne crains pas de le dire, il n'y a que les esprits légers, impatiens, tranchans, ou dominés par une théorie spéculative, une idée préconçue, des préjugés anti-contagieux, qui dédaignent ou négligent ces recherches.

9° Les moyens les plus rationnels pour détruire artificiellement l'infection ou la contagion miasmatique sont les corps hygrométriques gazeux, entre autres le gaz nitrique, et, à son défaut, le gaz hydrochlorique ; ils purgent, en peu de temps, lorsqu'on les dégage en suffisante quantité et surtout d'une manière permanente, l'air atmosphérique de toute son humidité vaporeuse, en pénétrant dans tous les coins d'un apparte-

ment, dans toutes les mailles des tissus, l'inters-
tice de tous les poils, dans les pores superficiels
de tous les corps, et, lorsque cette purgation est
faite, le nouveau gaz dégagé des appareils désinfectans ne se convertit plus en vapeurs blanches, ou du moins cette coloration diminue
sensiblement ; il ne reste plus alors dans l'air
qu'une vapeur légère qui, en retombant par son
propre poids sur le sol, communique à la langue
une saveur piquante, acide, très-sensible, pour les
fumigations nitriques, au lieu d'être salée comme
dans le principe de l'opération.

Par cette opération, non-seulement l'air est dé-
sinfecté, mais encore tous les objets que le gaz
a pénétrés ; et toute contagion cesse irrévocable-
ment. Exemple : tous les faits recueillis par moi,
et cités plus haut, ceux du docteur anglais Smith
et ceux du docteur Odier de Genève (1). Le dé-

(1) *Observations sur les fièvres des prisons.* Le docteur
Odier a prétendu, page 126 du mémoire du docteur
Smith qu'il a traduit, que les fumigations nitriques étaient
insuffisantes pour détruire l'infection miasmatique dans
les salles très-encombrées de malades ; sans doute, cela
doit être ainsi, si on se borne, comme il le faisait vraisemblablement, à deux ou trois fumigations par jour en
ouvrant les salles aussitôt après, mais si, outre le renouvellement de l'opération en grand 4 ou 5 fois par jour, on
a dans toutes les parties de la salle des appareils qui fonc-
tionnent sans cesse pour décomposer les moindres frac-

gagement de l'acide, en quelque quantité qu'il
soit fait, n'est nullement nuisible aux individus
sains ni aux malades qui y sont plongés ; celui
de l'acide hydrochlorique est seulement un peu
fatigant par son odeur safranée.

10° Le chlore qu'on a tant préconisé est très-
peu désinfectant, et il ne l'est vraisemblablement que parce qu'il est hygrométrique, toutefois
à un degré infiniment moindre que les gaz nitrique et hydrochlorique ; sa propriété s'exerce principalement sur les odeurs. Les deux acides gazeux,
nitrique et hydrochlorique jouissent aussi de cette
dernière propriété, pour le moins à l'égal du
chlore.

Il est néanmoins besoin de faire à cet égard de
nouvelles expériences comparatives.

Telle est, en résumé, ma doctrine sur la contagion ; elle est le fruit de trente ans d'observations, d'expériences et de méditations, et je serai
le plus heureux des hommes, si la publication
que j'en fais en ce moment peut répandre sur
l'humanité le plus grand des bienfaits, d'abord

tions des miasmes à mesure qu'ils se dégagent, on peut
être certain d'une complète désinfection. En 1814, mes
salles étaient encombrées, il y avait trois rangs de lits,
dans beaucoup il y avait deux malades ; et quoique la
maladie fût intense aucun infirmier ni élève ne la con-
racta, et la contagion fut anéantie en huit jours.

d'anéantir le fléau qui moissonne aujourd'hui les
populations européennes et ensuite celui de purger le genre humain de toutes les maladies contagieuses et transmissibles par miasmes, sans en
excepter la petite-vérole.

Ce bienfait pourra encore s'étendre sur toutes
les épizooties contagieuses qui se propagent de la
même manière chez les animaux de la même espèce, avec cette circonstance remarquable que
la contagion miasmatique dans leurs maladies est
un fait peut-être encore plus fréquent que dans
l'espèce humaine.

De la conduite à tenir pour désinfecter et assai-
nir, dans tous les cas de maladie conta-
gieuse, et, entre autres, pour détruire le cho-
léra.

Lorsque le choléra éclate dans un pays, par un
ou plusieurs cas, soyez certain de son importation, bien que vous ne puissiez pas toujours
saisir cette contagion en flagrant délit, et que la
connaissance de la transmission ait même échappé
à celui qui en est victime. J'en ai dit assez pour
vous faire saisir le fil de ce mystère incompréhensible pour le vulgaire des hommes, et qu'avec
un peu d'attention, les médecins ne laisseront
pas échapper. Faites faire aussitôt des fumiga-

tions épaisses d'acide nitrique dans l'appartement qu'occupe ou qu'aura occupé le malade,
et lors même que, l'appartement étant bien
hermétiquement fermé, ce qu'il faut toujours
avoir soin de faire, la vapeur sera épaisse au
point d'empêcher de distinguer les objets à trois
pas, soyez tranquille, le malade, ni les assistans,
ni vous-même, n'en serez pas incommodés. Le
malade sera même soulagé par l'insinuation dans
les poumons de cette vapeur bienfaisante où il
peut y avoir déjà peut-être du protoxide d'azote
formé instantanément.

Laissez une cassolette auprès de son lit pour
avoir un dégagement perpétuel, et, pour plus de
sûreté, renouvelez la fumigation en grand trois
fois par jour et plus.

Il serait à souhaiter que le malade pût être
traité à son domicile, sans cesse plongé dans
cette atmosphère nitrique, en renouvelant seulement l'air trois ou quatre fois par jour, pendant
un instant, et il est vraisemblable que, de même
que pour le typhus, la maladie ne se trans-
mettrait à personne, surtout en ayant soin de
soulever ses draps et ses couvertures et de faire
passer dans leurs interstices une colonne de gaz
nitrique, ce qui pourrait se faire au moyen d'un
chapiteau se terminant en un tuyau en fer-
blanc, qui serait bientôt oxidé à la vérité, mais

dont le fréquent renouvellement serait permis par la modicité de son prix.

Mieux vaudrait, sans doute, que ce chapiteau fût en verre, porcelaine, faïence, etc.; mais il faudrait en faire construire. On pourrait, dans ce cas, faire en même temps une cucurbite de même matière, et pouvant hermétiquement s'adapter ensemble. En attendant, on pourrait se servir d'une fiole à médecine, à laquelle on luterait convenablement un tuyau en verre; c'est le moyen que je me propose d'employer moi-même dès que je serai appelé pour donner des soins à des malades cholériques, car dans les épidémies de typhus je n'ai pas eu besoin de recourir à ce procédé.

Il est à observer que si je conseille de ne pas déplacer les malades, c'est que j'ai constamment remarqué que, dans le typhus, leur état s'améliore sensiblement sous l'influence des fumigations; ce qui a lieu probablement par suite de l'absorption, soit par les poumons, soit par la peau, soit par la déglutition de la salive, d'une petite quantité de l'acide à l'état vaporeux ou liquide.

Ce qu'il y a de certain, c'est que la fumigation communique à la bouche une saveur fraîche et agréable, peut-être due à du nitrate d'ammoniaque, qui ressemble beaucoup à celle du nitrate de potasse. Tandis que celle de l'acide hydrochlo-

rique y développe une saveur qui ressemble à
celle du sel ammoniac.

J'insiste même sur ce conseil de ne pas déplacer le malade, toutes les fois qu'il n'y aura pas
d'impossibilité physique à le faire, parce que je
suis bien convaincu, par l'expérience et les observations citées plus haut, que non-seulement le
malade s'en trouvera mieux, mais encore que sa
présence au milieu d'une atmosphère épuratoire,
sans cesse entretenue, sera sans aucun danger
pour les personnes qui habiteront la même pièce;
et que toutes seront, de plus, à l'abri de contracter la maladie au dehors, par la communication
avec la contagion, qui viendra se détruire sur leurs
vêtemens imprégnés d'acide nitrique ou hydrochlorique. Cette circonstance explique pourquoi
tous les individus qui travaillent ou qui habitent
les ateliers où l'on fabrique des acides ou de
la soude, (par son extraction du sel marin), même ceux d'acide sulfurique, les blanchisseurs par
l'acide sulfureux, et enfin les habitans des passages éclairés par le gaz hydrogène dégagé de la
houille ont été en général épargnés par le choléra; ce qui ne peut être attribué ici qu'au gaz sulfureux également hygrométrique.

Le traitement des malheureux à domicile
aurait encore d'immenses avantages, tant pour
le malade lui-même que pour la société, savoir :

1° Pour lui, de ne pas livrer, par son déplace
ment et son transport, ses organes à des secousses
physiques qui augmentent l'épuisement de ses forces;

2° De ne pas quitter sa famille, ses proches et
tout ce qui lui est le plus cher, et, par conséquent, de ne pas fatiguer son moral par des
réflexions sinistres et peut-être même désespé-
rantes, causes puissantes de débilité;

3° Pour la société, de n'exiger que rarement
des personnes étrangères à la famille pour soigner les malades, ce qui diminue la fréquence
de l'exportation du germe contagieux dans d'autres lieux;

4° De réduire, par conséquent, tous les secours
de la charité publique aux dépenses des fumigations, des besoins pharmaceutiques et alimentaires, et aux soins de propreté pour le renouvellement fréquent du linge.

Au moyen de cela, non-seulement plus d'hôpitaux, si ce n'est pour les ouvriers isolés et sans
famille, mais encore diminution prodigieuse de
l'extension de la maladie et sa prompte extinction partout où elle paraîtra.

Je ne voudrais donc plus de bureaux de charité que pour des secours à domicile, et des établissemens hospitaliers ou des ambulances que
pour les ouvriers isolés.

Il résulterait de cette mesure une économie immense, telle qu'avec la dixième partie de ce qui a été dépensé dans l'épidémie de Paris on aurait pu suffire à tout, en supposant même qu'il y eût eu le même nombre de malades, ce que je suis bien loin de penser.

Quant à la classe aisée de la société, rien ne lui est plus facile que de se garantir du choléra; elle n'a qu'à suivre les conseils suivans dont j'oserais lui garantir l'infaillibilité.

Il faut, dès l'apparition du choléra sur le point où l'on habite, 1° se séquestrer dans sa maison avec sa famille, que ce soit à la ville ou à la campagne, peu importe; 2° n'avoir plus, autant que faire se peut, de communications au dehors que par l'intermédiaire des domestiques, qui deviendraient dès-lors exclusivement les pourvoyeurs de la communauté pour tous les besoins; 3° mais, pour que ceux-ci n'apportent pas la contagion du dehors, s'ils y ont été exposés, il y aura dans la maison ou l'appartement, une pièce particulière (l'antichambre ou le vestibule seraient les plus favorables s'ils ferment hermétiquement), dans laquelle serait placé un appareil à dégagement nitrique, fonctionnant sans cesse, où l'on serait tenu de séjourner au moins cinq minutes avant de communiquer; on y plongerait aussi les provisions et les marchandises et les lettres venant du dehors avant de les toucher. Ce serait un purgatoire physique réel, dans toute son accep-tion littérale. Si un domestique venait à être atteint de la maladie pour l'avoir contractée im-médiatement, par ses communications, on le traiterait de même au milieu d'une atmosphère nitrique, et il ne communiquerait son mal à per-sonne.

Aucun étranger ne serait non plus admis avant d'avoir séjourné les cinq minutes dans le cabinet de purification, sans même en excepter les mé-decins, souvent véritables épidémies ambulantes. Au reste, si on suit mon plan exactement, tous les médecins, se trouvant toujours plongés dans une atmosphère purificatoire, cesseront dès-lors de recevoir et de transmettre la contagion.

Tels sont les moyens simples et peu dispendieux, à l'aide desquels j'ai la confiance intime qu'on anéantira le choléra dans tout l'univers, en bien moins de temps qu'il n'en a mis pour parcourir le chemin qu'il a fait, car on pourrait, en s'enten-dant, obtenir ce résultat en moins d'une année.

Ces mesures ne sont pas seulement applicables au choléra, mais encore à toutes les maladies contagieuses qui se propagent par miasmes, sans en excepter la variole et la rougeole. Car j'ai fait, à l'hôpital de Grenoble, l'expérience que les fu-migations nitriques, dégagées autour des malades

atteints de la petite vérole confluente, ont constamment garanti, quand elles étaient faites exactement, les individus encore vierges de cette
maladie, bien qu'ils fussent couchés dans la
même salle et à peu de distance des malades.

J'observe que pour que le dégagement du gaz
nitrique soit plus prompt et plus complet, il est
avantageux de placer le vase dans lequel on fait
l'opération dans un bain-marie, en prenant bien
garde de ne jamais le chauffer à une température supérieure à l'eau bouillante, de crainte de
donner lieu à du dégagement de gaz nitreux qui
serait très-fatigant pour la respiration. On se
souviendra qu'une partie d'acide sulfurique de
cinquante-six à soixante degrés est suffisante pour
saturer une quantité égale en poids de nitrate de
potasse; on pourrait encore, par économie, se
servir de nitrate de soude importé d'Egypte par
la voie du commerce, qui est à beaucoup meilleur marché que le nitrate de potasse. Il faut
aussi remuer, de temps en temps, le mélange,
soit avec un tube en verre, soit une spatule en
bois qu'on n'y laisse pas, pour ne pas donner lieu
à la décomposition de l'acide sulfurique.

Je n'ai pas parlé, dans la narration des faits
rapportés plus haut, des fumigations hydrochlori-
ques, quoique je les croie aussi efficaces que les
nitriques, parce que je ne les ai jamais employées

qu'à titre d'expérience et que les malades ont
toujours préféré le gaz nitrique à l'hydrochlorique dont l'odeur leur paraissait moins agréable,
ainsi que je crois l'avoir dit plus haut. A défaut
de nitrate de potasse on pourrait néanmoins les
employer avec un égal succès.

Mesures générales de police sanitaire.

Bien que ma méthode désinfectante ne tende,
en aucune manière, à entraver le commerce et
à gêner en rien les relations de la vie sociale, je
crois, cependant, qu'il serait avantageux qu'elle
fût aidée du concours de l'autorité, d'abord pour
l'appuyer de son influence et de son crédit, à
l'effet de la répandre le plus promptement possible, après l'avoir expérimentée, et, en second
lieu, en la secondant par les mesures sanitaires
générales qui sont exclusivement de son ressort.

La première de ces mesures, et la plus urgente,
serait de faire faire, sous les yeux d'un commis-
saire préposé à cet effet et assisté de deux témoins signataires, des fumigations d'acide nitrique ou hydrochlorique, lequel ici convient très-
bien, dans toutes les voitures, tant publiques
que particulières, qui circuleraient dans les villes
et qui partiraient des lieux infectés avec des
voyageurs, de tout quoi il serait dressé un pro-

cès-verbal, qui serait remis au maire. Il n'est
pas douteux, à mon avis, que l'exportation du
choléra de Paris, n'ait été faite fréquemment
de cette manière. En effet, un individu vierge
de contagion entre dans une voiture contaminée ; le germe cholérique peut être, pendant le
voyage, pompé par lui ou s'accrocher à ses vêtemens; et il peut le porter ainsi dans un pays sain.
Alors, la maladie éclatera, à son arrivée, soit sur
lui, soit, quelques jours après, sur les individus
qui l'auront approché, surtout au moment où une
chaleur humide de l'atmosphère convertirait ces
germes en miasmes, c'est-à-dire les dilaterait ou
les volatiliserait. C'est ainsi, d'après une lettre que
j'ai lue, qu'il vient d'être transporté à Douai
par un officier d'artillerie venant de Paris.

La seconde mesure de police qui ne serait pas
moins utile pour éteindre plus promptement le
choléra, serait celle de faire fermer les temples,
les salles de spectacle et tous les lieux où se réunissent de grandes masses d'individus, car rien
n'est plus propre à disséminer et à multiplier la
contagion que ces nombreuses réunions, attendu
qu'un seul individu, dont les habits seraient contaminés, pourrait la communiquer à tous ceux
qui seraient dans son voisinage, par le fait de la
dilatation subite des miasmes, déterminée par la
chaleur humide.

Une troisième mesure, qui ne pourrait avoir que d'heureux résultats, serait, dans les gros lieux et surtout dans les villes fermées, d'avoir une sorte de lazaret à chaque entrée de communication avec le dehors, dans lequel il y aurait un cabinet de purification nitrique, soit un purgatoire, à l'instar de celui des maisons particulières, et où on obligerait toutes les personnes qui viendraient des lieux suspects à séjourner, avec leurs effets, au moins dix ou douze minutes.

On ferait en même temps des fumigations avec l'acide hydrochlorique dans les voitures et dans les écuries des chevaux qui les auraient amenées.

Ce sont là, dira-t-on, de ces excès de précaution dont on pourrait se passer. J'en conviens ; mais contre une maladie aussi terrible, il faut encore mieux pécher par excès que par défaut, surtout si on désire obtenir une plus prompte délivrance du fléau.

Enfin, il est une quatrième mesure de salubrité, du ressort de la police sanitaire, et dont l'exécution est exclusivement confiée à la surveillance municipale, c'est celle relative aux assainissemens topographiques des villes, bourgs, villages et habitations.

Les médecins doivent être les conseillers et les principaux directeurs de cette mesure; et leur principale sollicitude doit avoir pour objet de

27

faire disparaître toutes les eaux croupissantes, tous les cloaques d'immondices, attendu que rien n'est plus propre à donner de l'activité à la contagion que l'humidité qui se dégage sans cesse dans l'atmosphère de ces foyers aqueux ou putrides.

- Par les mêmes raisons, les rues des villes ne doivent pas être arrosées pendant les chaleurs de l'été. Il vaudrait beaucoup mieux au contraire y placer des appareils desséchans de l'air. C'est dans ces lieux que l'on pourrait inviter tous les propriétaires et habitans d'une maison, à entretenir au dehors de l'entrée principale, lorsque l'atmosphère serait calme, et qu'on transporterait au dedans quand elle serait agitée ou qu'il pleuvrait, une cassolette dégageant de l'acide hydrochlorique et qui fonctionnerait jour et nuit; cette mesure serait peu dispendieuse, vu le bon marché du sel marin et de l'acide sulfurique, et décomposerait assurément tous les miasmes pestilentiels qui pourraient s'échapper des appartemens des malades.

Ce n'est que sous ce rapport rationnel que les assainissemens peuvent avoir un heureux résultat. Mais, je ne saurais trop le répéter, toutes les immondices, toutes les odeurs infectes de matières végétales ou animales en putréfaction, tous les effluves humides possibles dégagés dans l'atmos-

phère, ne sauraient produire à eux seuls le choléra dans nos climats.

Pour qu'une maladie spéciale et exotique éclate
et se propage dans une contrée, il faut que le
germe y soit importé; sans cela, l'insalubrité des
lieux ne peut produire d'altérations pathologiques
dans l'organisme humain, que celles que nous
connaissons déjà et qui sont propres à notre sol.
L'insalubrité toute seule ne peut pas plus engendrer le choléra que la petite-vérole, et elle produit
d'autant moins d'effet sur nos corps que nous y
sommes acclimatés de longue main. C'est pour
cela que les cinq mille cochons d'Edimbourg,
nourris dans les troisièmes et quatrièmes étages
des maisons, en quelque sorte pêle-mêle avec les
habitans, dont parle le professeur Delpech, n'ont
jamais produit aucune épidémie parmi eux, quoique cette pratique remonte à un temps immémorial, et que, le choléra survenant, elle leur a été
si funeste.

C'est encore ainsi que le seul quartier de Paris
qui fut exempt des ravages de la peste noire en
1400, fut, au rapport de Papon, la voirie de
Montfaucon, bien qu'il y eût, plus que partout
ailleurs, les élémens les plus multipliés d'insalubrité. Je ne doute même pas que les habitans de
ce local privilégié ne durent leur salut qu'à cette
prévention, existante de tout temps, que les ma-

tières animales en putréfaction sont des foyers
d'infection, ce qui empêchait tout le monde de
l'approcher, de crainte d'y prendre la maladie.

Toutes ces circonstances auxquelles on a attribué tant de puissance pour la production du
choléra y sont évidemment étrangères. Mais
lorsqu'on nie la contagion, qu'on s'obstine dans
l'erreur et l'aveuglement, il faut bien chercher
ailleurs d'autres élémens de causalité, et c'est
cette matière qui est exploitée avec un si spécieux
avantage par les non contagionistes. Mais la vérité éclatera et se fera connaître.

Il en est des allégations d'épizootie de poules
et de poissons; de nuages rouges et jaunes; du
trouble de l'eau des fontaines et des essaims de
mouches exotiques, comme des prétendues causes
attribuées à l'insalubrité locale. Ce sont évidemment des circonstances ou des accidens tout-à-
fait étrangers à l'épidémie qui nous désole; car,
outre que les lumières du bon sens ne peuvent
point s'accommoder de pareilles rêveries, on a
fait l'analyse de l'air et celle de l'eau, et on n'y
a rien trouvé d'extraordinaire.

Il se fait temps, je ne saurais trop le répéter,
de revenir enfin au temple de la vérité et de mar-
cher éclairés de son flambeau. Quant à moi qui
crois ne l'avoir jamais perdu de vue, je suis venu,
avec confiance dans mon opinion, en exposer les

motifs et révéler les seuls moyens de salut qui existent contre un fléau destructeur, dont la ténacité a fait échouer toutes les notabilités médicales du dix-neuvième siècle. Serai-je plus heureux, moi pauvre inconnu, en dehors du rayon très-court de ma résidence? J'ose m'en flatter, parce que j'ai en ma faveur d'abord une grande indépendance des idées du jour, et, en second lieu, une expérience redondante de faits que peu de personnes ont été à même de constater comme moi. Ce qui me le fait encore espérer, ce sont la simplicité de mes moyens et la facile exécution de mes préceptes, caractères qui ont, de tout temps, été le cachet de la vérité dans les utiles découvertes.

Ils ne portent d'ailleurs, ainsi que je l'ai dit, aucune entrave au commerce, peu à la libre communication des hommes et à leurs transactions.

Toutes ces considérations me persuadent que non-seulement ils ne rencontreront pas de sérieuses oppositions, mais encore que l'autorité ne dédaignera pas de seconder mes vues philanthropiques de son efficace intervention.

FIN.

TABLE

DES CHAPITRES.

—

CHAPITRE III.

CHAPITRE IV.

de sa propagation par l'absorption du principe contagieux par des individus sains. Description du choléra indien, ses causes, son prodrome, son invasion, ses symptômes, son diagnostic. Preuves lumineuses de son caractère contagieux. Réfutation des
allégations contraires à cette opinion. Indications
curatives que présente la maladie. Il vaut mieux la
prévenir que d'avoir à la combattre. . . . pag. 64

CHAPITRE V.

TRAITEMENT CURATIF.

La thérapeutique du choléra n'a fait aucun progrès
dans son voyage de l'Inde parmi nous. Sa mortalité a été la même à Paris que dans l'Asie. La cause
de cette improgression est due à la fausse direction des esprits, imprimée tout entière vers les
recherches nécroscopiques. Nécessité de porter ses
investigations du côté du sang, où existe réellement la cause matérielle du mal. Dans l'état actuel
de nos connaissances, les indications ne peuvent
être tirées que des symptômes. Indications rationnelles symptomatiques. Examen des différens
moyens généraux et particuliers qui ont été le
plus préconisés. 309

CHAPITRE VI.

MOYENS PROPHYLACTIQUES ET PRÉVENTIFS CONTRE LA PROPAGA-
TION DU CHOLÉRA.

Efficacité des lazarets et des cordons sur les côtes
maritimes. L'inefficacité fréquente des cordons sanitaires de terre tient à la grande difficulté des
moyens d'exécution. Nature de la contagion et de
l'infection miasmatique. Un des élémens essentiels

FIN DE LA TABLE.

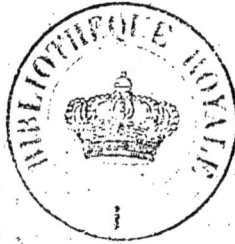

ERRATA.

Page 8, ligne 17, au lieu de, sous le giron, *lisez :* dans le.

Page 35, 1re ligne de la note, au lieu de, en conformité, *lisez :* en concordance.

Page 47 , ligne 8 , au lieu de , oméopathe , *lisez :* homéopathe.

Page 53 , ligne 5 , attouchement , *lisez :* accouchement.

Page 81, ligne 14, au lieu de , pulmonaire , *lisez :* muqueuse.

Ibid., avant-dernière ligne, au lieu de , pulmonaire, *lisez :* digestif.

Page 83, ligne 13, au lieu de , polonaise, *lisez :* napolitaine.

Page 107, ligne 26, au lieu de , nécropsiques, *lisez :* nécroscopiques.

Page 138, ligne 16, au lieu de , *sepulcrum,* lisez : *sepulcretum.*